体育运动中的力量瑜伽

提升柔韧性、恢复身体平衡和优化专项表现的体式与序列

[英] 格温·劳伦斯（Gwen Lawrence）著　舒思瑶 译

U0338693

人民邮电出版社

北京

图书在版编目（ＣＩＰ）数据

体育运动中的力量瑜伽：提升柔韧性、恢复身体平衡和优化专项表现的体式与序列 / （英）格温·劳伦斯（Gwen Lawrence）著；舒思瑶译. -- 北京：人民邮电出版社，2021.5
ISBN 978-7-115-55421-5

Ⅰ. ①体… Ⅱ. ①格… ②舒… Ⅲ. ①瑜伽—基本知识 Ⅳ. ①R793.51

中国版本图书馆CIP数据核字(2020)第237088号

免责声明

本书内容旨在为大众提供有用的信息。所有材料（包括文本、图形和图像）仅供参考，不能替代医疗诊断、建议、治疗或来自专业人士的意见。所有读者在需要医疗或其他专业协助时，均应向专业的医疗保健机构或医生进行咨询。作者和出版商都已尽可能确保本书技术上的准确性以及合理性，并特别声明，不会承担由于使用本出版物中的材料而遭受的任何损伤所直接或间接产生的与个人或团体相关的一切责任、损失或风险。

内 容 提 要

本书作者是多支职业运动队的随队瑜伽教练，她基于多年的瑜伽练习和教学经验所创建的体育力量瑜伽训练系统™被 ESPN Magazine 评为"最佳运动医学创新"。在本书中，作者毫无保留地分享了创建和教授体育力量瑜伽课程的方法，包括应掌握的基础知识、提升训练效果的方法、不同体式的图文详解及适合不同运动专项、身体部位和恢复阶段的序列设计方法、示例等。针对跑步、篮球、足球和游泳等十多个运动专项，作者介绍了运动专项常见损伤、接近运动专项动作的体式及有益于运动专项训练的体式、序列。本书所提供的体育力量瑜伽体式、序列指导及呼吸、心理技巧将帮助运动员、运动爱好者等全面训练身心，解决失衡问题，有效提升平衡性、力量、柔韧性和运动表现水平，同时预防损伤、延长职业生涯。

◆ 著　　　　[英]格温·劳伦斯（Gwen Lawrence）
　　译　　　　舒思瑶
　　责任编辑　王若璇
　　责任印制　周昇亮

◆ 人民邮电出版社出版发行　　北京市丰台区成寿寺路 11 号
　　邮编　100164　　电子邮件　315@ptpress.com.cn
　　网址　https://www.ptpress.com.cn
　　临西县阅读时光印刷有限公司印刷

◆ 开本：700×1000　1/16
　　印张：22　　　　　　　　　　2021 年 5 月第 1 版
　　字数：419 千字　　　　　　　2021 年 5 月河北第 1 次印刷
　　著作权合同登记号　图字：01-2019-3964 号

定价：168.00 元
读者服务热线：**(010) 81055296** 　印装质量热线：**(010) 81055316**
反盗版热线：**(010) 81055315**
广告经营许可证：京东市监广登字 20170147 号

从汤姆·库格林（Tom Coughlin）到弗兰克·吉福德（Frank Gifford），我在职业生涯中受到了很多人的影响、支持与启发，但让我不断创新、突破的最大动力来自我的灵魂伴侣，也就是我的丈夫特迪（Teddy），他也是我最好的朋友。

从大学校队队员到职业运动员，我非常有幸陪他经历了各种起起落落——我们一起分享成功的喜悦，一起面对伤病、失落和诊断——这样的经历让我创办了自己的公司。公司的目标是尽量服务更多的运动员和教练，帮助他们积极主动地保持健康，而不是等到受伤才不得不采取应对措施。我的丈夫让我建立起对运动的热爱，同时让我明白，可以通过减轻运动员的伤痛、减少他们比赛时间的损失及降低他们丢失潜在运动位置的风险来为他们带来益处，他在这些方面发挥了很关键的作用。我非常感谢他牺牲自我来让我快乐、让我成为想要成为的优秀女性。他还培养了三个优秀的运动员儿子，他们非常具有家庭观念，愿意为家庭付出。

我的儿子们，布鲁克斯（Brooks）、泰勒斯（Tyrus）和卡尔（Cal）总是告诉我，他们永远爱我，永远支持我，他们为我感到自豪；我对这些珍爱和感激感到难以言表。作为一位母亲，我有时会因为忙于工作、不能照顾家庭而感到愧疚，但儿子们明确、真实而纯洁的爱让我知道，我为自己的家庭做出了正确的决定，我成了他们的榜样，他们为自己的妈妈骄傲。他们的爱让我坚信，我能做好任何自己想要做的事情。

目录

体式目录　v

推荐序　viii

专业推荐　x

前言　xi

致谢　xiv

1　为什么运动员需要体育力量瑜伽　　　　　　1

2　解剖学、准直与评估　　　　　　13

3　正念工具　　　　　　33

4　最大化你的力量瑜伽练习效果　　　　　　51

5　站立体式　　　　　　61

6　坐姿体式　　　　　　111

7　地面体式和倒立体式　　　　　　131

8　专项运动的瑜伽序列　　　　　　209

9　拿来即用的瑜伽序列　　　　　　289

10　恢复序列　　　　　　329

体育力量瑜伽宣言　335

关于作者　336

关于译者　337

体式目录

体式	页码
2　解剖学、准直与评估	
盘腿坐式	21
坐姿扭转式	23
挺尸式	23
仰卧对侧手碰脚式	24
仰卧束角式	25
滚动式	25
站立前屈式	26
站立山式	27
下犬式	28
仰卧上伸腿式	29
儿童式	29
5　站立体式	
站立山式	62
站立前屈式	64
靠墙站立前屈式	66
幻椅式	68
三角式	71
金字塔式	74
侧角伸展式	76
半月式	78
新月式	79
女神式	82
双脚前屈旋转式	84
鸟王式	86
蹲式	89
战士一式	92
战士二式	94

体式	页码
战士三式	96
站立分腿式	98
树式	100
舞王式	102
单腿下犬式	104
半侧蹲式	106
弓步旋转式	108
6　坐姿体式	
简易盘腿坐式	112
束角式	114
坐姿山式	116
坐姿前屈式	118
船式	121
英雄式	123
勾脚趾英雄式	125
骆驼式	127
牛面式	129
7　地面体式和倒立体式	
仰卧对侧手碰脚式	132
仰卧手抓蹈趾式	134
仰卧脊柱扭转式	136
坐姿脊柱扭转式	138
滚动式	140
犁式	142
仰卧肩部拉伸式	144
桥式	146
反向平板支撑式	148
仰卧上伸腿式	150

（续表）

体式	页码
快乐婴儿式	153
仰卧束角式	155
平板支撑式	157
低位俯卧撑式	160
侧平板支撑式	162
前臂侧平板支撑式	164
手腕开放式	166
小狗伸展式	168
下犬式	170
上犬式	173
弓式	175
蝗虫式	177
俯卧肩部拉伸式	179
人面狮身式	181
猫牛式	183
穿针引线式	184
儿童式	186
鸽子式	188
轮回式	191
蛙式	193
辅助鱼式	195
挺尸式	197
髋屈肌开放式	199
肩倒立式	202
半头倒立式	204
靠墙倒立式	206

推荐序

在对体育力量瑜伽训练系统™或瑜伽法则的理解方面，我不敢自称好学生。但是，我已经在球员的身上见识了这种瑜伽的效果。格温·劳伦斯带领我们的球员练习瑜伽已有12年之久。她在工作上积极进取，能充分利用体育力量瑜伽训练系统™的法则来满足运动员的特殊需求。瑜伽能为每个人提供不超越其身体极限的练习，这种机制非常有益，因为很多职业运动员都有伤病史，这会限制他们的身体活动。无论患有膝关节炎还是背部疾病，你都能找到自己能驾驭的练习，并从中获益，同时了解自身存在的会导致伤病的不平衡并在伤病发生之前纠正它们，这很重要。

我看到格温的常规练习让我们的球员在很多方面受益。球员们的柔韧性和关节活动范围都有所提升；由于这些提升，他们在橄榄球场上能表现出更好的定位技巧，在举重室中的力量训练技巧也有所提升。对于熟悉瑜伽或体育力量瑜伽训练系统™的人来说，这并不令人惊讶，因为这项运动的重要基础就是提升柔韧性。这种日常训练帮助我们的球员从比赛和各种练习中恢复。身体练习和呼吸控制促进身体和精神恢复，帮助他们在更短的时间内准备好下一场比赛。

2015年，我给格温分配了一项工作，要求她向我们的教练和球员教授正念。上了三节课后，我要求她举几个例子，给大家讲解如何将正念应用在日常生活中。接下来的一个半小时，她给我们讲述了一个又一个故事，这些故事都是关于一些执法人员、消防员和其他紧急事件的第一响应者的，这些人在经过几个月的正念和瑜伽练习后，全部摆脱了压力并重新焕发活力。听完这些故事，我更加坚信这些技巧将帮助我们的球员大获成功。我非常高兴能学习这些技巧和体育力量瑜伽训练系统™的奥秘。

作为一名球员兼教练，我始终相信，努力拼搏、遵守纪律和保持专注是使我在橄榄球场上和人生中获得成功的方法，也一直坚持这么做。通过这样的方法，我不断成长，成了一名教练。当我来到纽约时，格温已经是纽约巨人队（New York Giants）教练团队中的一员。瑜伽对我来说是很新奇的事物，因此我决定召开会议并了解瑜伽的作用。从第一次会议到我离开巨人队期间，我了解到瑜伽训练能帮助我们的球员、教练及我自己。每年我们都会讨论如何以最佳的方式开展这项训练，并在训练计划中增加越来越多的内容。听到我们的球员和教练对瑜伽教学与训练的反馈，我意识到我们拥有的这些机会是其他队伍根本没有或者很少会有的。球员们日常定期进行训练和在赛季中保持健康之间存在非常紧密的关系。2007年，进攻球员的实力是决定我们球队能否冲入超级碗（Super Bowl）的一个关键因素，在那个赛季，大部分进攻球员在团队课程及私人时间里进行了瑜伽训练。经过这一切，我认识到，无论是那时还是现在，格温在我们的教练团队中是多么重要。回首往事，我意识到，当时将瑜伽作为训练内容并予以坚持的确是很大的突破，因为在我刚接触瑜伽时，它对我来说是如此不同。我开始相信这种方法，这也成了格温留在纽约巨人队的原因。她为我们带来一种提升运动表现水平的独特方式；我们能够让最优秀的球员在整个赛季的球场上都保持活跃，并展现出最佳水平。多年来，格温帮助我们的球员发挥出最佳水平，为此，我对她的感激无以言表。创建新的课程并将体育力量瑜伽训练系统™ 作为一个重要的学术研究领域是她的梦想；这本书是她向梦想迈出的第一步。

这本书适合所有的人，包括运动员、商人、正在服役的军人，以及承受着身体和心理双重压力、希望提升健康和体能水平的警察、消防员及其他应急响应人员等。我相信这本书提供的日常练习能帮助有需求的男性和女性重新开始健康的生活。最终，通过阅读这本书，每个人都能学习到所需的技术，而曾经只有一些教练经格温的面授才掌握了这些技术。

汤姆·库格林，纽约巨人队原总教练

"格温·劳伦斯的赛后恢复瑜伽是我日常恢复流程的重要组成部分，我从中受益匪浅。这些练习帮助我减少酸痛感，提升柔韧性，让我感觉自己已为下周的训练做好准备。"

克里·温（Kerry Wynn），纽约巨人队防守端锋

"我跟随格温·劳伦斯练习瑜伽已有 6 年，这已经成为我日常训练中不可或缺的部分。格温不辞辛劳地指导我们练习每个体式，还为我们解说每项拉伸的重要性。格温和蔼可亲且非常博学，她的每节课都让人感觉很舒服。"

马克·赫茨利希（Mark Herzlich），纽约巨人队线卫

"自从来到纽约巨人队与格温·劳伦斯共事后，我从日常训练和恢复流程中收获颇多。她的瑜伽课让我忘记时间而专注于通过她特意为橄榄球运动员设计的动作来提升柔韧性、力量和爆发力。"

瑞安·纳西布（Ryan Nassib），纽约巨人队原四分卫

"事实上，格温很了解体育。她花费了大量的时间去了解与她共事的从事不同项目、处于不同位置的运动员所具有的独特需求。我认为这正是让体育力量瑜伽训练系统™与众不同的原因，我已将其纳入日常生活。"

阿曼尼·图默（Amani Toomer），纽约巨人队原外接手

"我与格温只共事了几个月，但我发现自己的柔韧性、核心力量和平衡性已经得到了显著的提升，这些都是保持健康和高水平爆发力的基本要素。能够在如此短的时间内从格温那里学到这么多东西，我感到非常幸运。"

凯文·布思（Kevin Boothe），纽约巨人队原进攻后卫

"格温把极致的专业精神注入课堂，为运动员带来挑战。她与球员们的关系非常融洽，并且非常尊重每一位球员。我认为她是一位杰出的瑜伽教练，为持续参加课程的运动员带去了珍贵的体验。"

杰瑞·帕尔米耶（Jerry Palmieri），纽约巨人队原体能教练

"我是一名铁人三项运动员。由于技术原因，游泳项目对我来说难度最大。后来我遇到了格温和她的创新方法——体育力量瑜伽训练系统™。从那时起，我的柔韧性得到了显著提升，游泳技术也随之提升，我游得更快，还打破了自己的个人纪录！非常感谢你，格温。"

加布里埃尔·鲁伊沃（Gabriel Ruivo），私人教练兼铁人三项运动员

前言

我希望你能对本次的学习之旅感到兴奋。但我也希望你能先理解我所经历的事情，正是这些事情使我成为有资格为你介绍体育力量瑜伽训练系统™这一具有标志性且久经时间考验的训练系统的人。

我的学习过程非常长，它似乎是由一系列重要事件组成的。我从3岁开始学习跳舞，18岁开始专业健身。15岁时，我花了大量时间看我现在的丈夫打棒球，也与美国职业棒球大联盟（Major League Baseball）的专业球探沟通了很久。有了这些经历，我学会了如何与教练、训练师及球探互动。在每个周末的两场比赛中，我都和他们坐在一起；我向他们提问，我们也会分享用秒表测量的手臂速度。我直接了解了未来需要做些什么才能使自己达到一个新的高度。回首过去，这段时间的经历对我的教育和我独特的训练系统的发展都非常有价值。

在修完大学的艺术与舞蹈专业的课程后，我立刻回到学校，成了一名注册按摩治疗师。我与物理治疗师、医生和脊柱指压按摩医师一起工作，尽我所能地向他们学习。最终我成了明星按摩治疗师。这样的经历让我深刻地理解了身体的工作方式、伤病的恢复方式、达到最佳表现水平的训练方式，以及与明星运动员和其他领域的知名人士融洽共事的方式。

在按摩学校实验室的第一天，教授询问我们每个人学习这些技巧的理由及我们的梦想。教室里的每个人轮流回答了问题。在大家分享的故事中，每个人都有非常高尚的目标：与疾病抗争、让残疾人恢复健康等。轮到我时，我骄傲地回答："我想与专业运动员共事！"教室里迸发出一阵大笑，我想这笑声是对我的祝福，因为那次大笑激励我努力实现自己的梦想。提到这个故事是因为，无论你拿起本书是为了帮助自己的少年棒球联盟，还是想要实现和我一样的梦想，你都应该知道：无论别人说什么，你都能实现目标。

多年以来，我学习了各种职业技巧：如何与我教授的职业、大学、高中和少年棒球联盟的教练及训练师们高效地建立联系。我不停地向他们咨询运动员的需求，其中可能包括如何应对过去和现在的伤病，我与他们一起研究如何有效地改进强度已经非常高的训练方案。体育力量瑜伽训练系统™的实践者旨在提升运动员的强度本已非常高的日常训练的效率，而不是让他们重复无意义的动作。

作为一名瑜伽教师，你应当持续研究与学习解剖学。我曾经在一个职业橄榄球队执教，询问大家是否相信拉伸腘绳肌的作用。一名球员问我："腘绳肌在哪里？"我不得不再次强调，你应当不断学习和研究，这是你毕生的使命，因为只有这样，你才能将自己广博的知识分享给他人，并在对方的领域中获得最大的信任。纽约巨人队的前教练汤姆·库格林经常握着我的手请我评价他的球队表现如何。专业教练甚至给我发邮件询问，针对他们的训练需求，我有何训练建议。你也可以体验到如此的成就感和被信任感。

我非常渴望了解比赛的进行方式、每个位置的责任及教练希望每个位置的球员所具有的特质。这帮助我制定了能在最短的时间内获得最大成效的体育力量瑜伽训练方案。这些方案针对具体的需求，忽略无关内容。紧张的训练日程使运动员承受着很大的压力。我们需要明确而高效地利用可用的时间，帮助他们达到最好的效果。队员们告诉我，完成每天的体育力量瑜伽训练需要他们付出很多努力，他们非常希望自己还是年轻运动员时就已经开始这类训练。他们很快就能发现这个训练系统与比赛及场上位置之间的相关性，也了解到这个系统如何有助于减少伤病并最终延长他们的职业生涯。

最终，我拥有了解读身体的独特能力；我能分析运动员身体的不平衡和不对称，这些问题（如果不解决）不可避免地会带来伤病。我把这种能力视作一种馈赠，因为它让我能在伤病发生之前对其进行预防。通过本书，你也能学会如何发现这种不平衡。

当我第一次见到亚历克斯·罗德里格斯（Alex Rodriguez）时，立刻注意到他的身体向右扭转。我测试了他的主导视力，发现他有右眼优势，因此我知道他难以正确追踪正面投球。我将他的身体调整到中立位，尽可能扩大他的颈部旋转范围，让他能够以最小的努力获得最佳的投手视野。世界各地的人都给我发来了照片，请我分析他们的姿势，我也帮助其中一些人缓解了他们无休止的、奇怪的疼痛。准直问题会引发肌肉骨骼障碍和伤病，导致运动员比赛时间的损失及职业生涯的终止。如果未在最初阶段预防伤病，那么运动员为提高表现水平付出的努力都将付诸东流。我们应当积极主动地保持健康，而不是等到受伤时才做出反应。

我很高兴能将本书献给所有想要达到最佳水平的瑜伽教师、教练、运动员和训练师，你们理解我的工作的重要性，对缓解运动员的伤病、减少比赛时间的损失、降低失去位置的风险甚至是减少长时间获益能力的损失等充满兴趣。读了本书，你将不再做重复且无意义的练习。我在此分享自己的商业机密，这是我拥有美好生活和一定职业水平的机密及充分了解运动员的需求并成为他们生活中不可或缺个体的秘密。体育力量瑜伽教练会明白"不错"是"优秀"的敌人。现在就承诺成为优秀的教练吧。

体育力量瑜伽训练系统 ™ 的道德规范

　　我要求每一位学习该训练系统的个体都能够骄傲地坚持以下道德规范，以保护自己、体育力量瑜伽训练系统 ™ 的完整性及与你共事的运动员。本规范是对可接受的道德和专业行为的总结，所有体育力量瑜伽训练系统 ™ 的认证教师和从业者在教授瑜伽课程及经营相关业务时应自觉遵守并执行该规范，并保护与他们共事的运动员。体育力量瑜伽训练系统 ™ 的一个很重要的方面便是保护个体或机构在服务职业运动员方面的声誉，如此有助于在信任的基础上发展长期关系。

　　体育力量瑜伽训练系统 ™ 的道德规范如下。

1. 作为一名专业人员，必须以相同的态度对待精英运动员和其他练习者。
2. 永远不可向运动员索要照片。
3. 永远不可向运动员或教练索要好处。
4. 永远不可向运动员或教练索要门票；只有在他们主动提供时才能接受。
5. 尊重所有学生、运动员和教练的权利、尊严及隐私。
6. 避免可能被认为具有冒犯性的言辞和动作。
7. 永远不可向运动员讲述你的私人事务；应当让他们感到你工作的目的是改善他们的生活。
8. 遵守当地政府或国家关于瑜伽教学、手法调整和商业经营的所有法律。
9. 以专业、认真的态度维护职业的完整性。
10. 承认自己在技术和实践范围内的局限性，在适当时候建议学生更换训练指导、建议及治疗方法或方向。
11. 为瑜伽练习创建并维持一个安全、整洁而舒适的环境。
12. 尊重所有的学生，无论其年龄、身体限制、性别或民族等，积极地鼓励多样性。
13. 未经同意不可在课程中拍摄照片，除非是供客户自己使用的照片（用于展示或帮助客户理解自身问题）。不可发布运动员的照片、在教学时自拍或拍摄任何可能干扰你工作的照片［在一些情况下，应避免违反美国大学体育协会（NCAA）规范］。
14. 始终注意保护运动员在伤病、受限和困难方面的隐私。

致 谢

除了我的家人，我要感谢纽约巨人队让我有幸在 18 个赛季中担任球队的瑜伽教练，感谢纽约尼克斯队（New York Knicks）多年来的支持，感谢纽约红牛队（New York Red Bulls）、纽约城足球俱乐部（New York City Football Club）、纽约游骑兵队（New York Rangers）、纽约大都会队（New York Mets）及纽约洋基队（New York Yankees）信任我、让我负责维护球员的健康。我还要感谢所有容忍我不停地请教问题的专业教练们。

感谢在遇到问题时向我寻求帮助的支持者，他们用语言鼓励我、激励我，让我不断前进，他们让我感到自己能让这个世界变得有所不同。

感谢团队中的所有人，他们对我的支持从未动摇，他们是：汤姆·库格林、鲍勃·弗莱彻（Bob Fletcher）、比尔·斯维法杰（Bill Swerfager）、罗德·梅尔加德特（Rod Mergardt）、朗达·克莱门茨（Rhonda Clements）、布赖斯·库尔曼（Bryce Kuhlman）、迈克尔·沃特金斯（Michael Watkins）、内文·米查恩（Nevine Michaan）和尼克·贝纳斯（Nick Benas）。

感谢大力支持我的来自美国人体运动出版社的出版团队，尤其感谢米歇尔·马洛利（Michelle Maloney）、劳拉·普利亚姆（Laura Pulliam）和艾米·斯塔尔（Amy Stahl）。

最后，感谢最优秀的体育力量瑜伽训练系统 ™ 团队和教练，他们是：吉姆·贝尔迪（Jim Berti）、阿里·考尔菲尔（Ali Caulfiel）、金·波利维克（Kim Polivko）和朱迪·戴蒙（Judy Dimon），是他们理解我的梦想并坚信我能实现梦想。

为什么运动员需要
体育力量瑜伽

1

　　向运动员教授瑜伽，责任非常重大。运动员的需求与普通的瑜伽练习者不同。运动员一般不具有典型瑜伽练习者的柔韧性。由于所从事的运动项目要求不同，他们运动时的身体姿势是不平衡的，而这种不平衡会导致伤病。普通的瑜伽练习者能够投入大量的时间进行瑜伽练习，瑜伽课程的一般目标是达到内在平衡、提升对压力的敏感性并通过练习提升身体的柔韧性。虽然这些对运动员也很重要，但他们还必须对竞技体育的特殊训练需求保持敏感。运动员必须把时间投入能使他们达到最佳表现水平的运动中，此外他们的目标还包括延长运动职业生涯的时间和预防伤病。

　　体育力量瑜伽（Power Yoga for Sports，PYFS）教师在针对运动员的目标制定课程时，必须考虑运动员的训练需求，如可能性较大的潜在伤病、赛场上的任务、体型和常用的运动动作。体育力量瑜伽教师还必须制定常规例行程序以配合日常伤病评估和投诉。普通的瑜伽教师是根据自己的感觉来授课，但体育力量瑜伽教师必须要感受他人的需求。因此，当你在教授 PYFS 时，要随时了解运动员的最新伤病状况和运动科学方面的最新研究。

　　本书关注运动员身体的内部平衡和伤病预防的重要性。你将学到能帮助十分强壮的运动员提升柔韧性和动作活动范围的功能性力量动作。你还要学习如何培养坚韧的毅力，其能让运动员利用正念和呼吸技巧保持一种难度较大的体式并尽力坚持。最后，你还要学习如何教会运动员保持专注力，而不是机械地完成瑜伽动作，他们要全神贯注，避免被场地内外的事务扰乱心神。体育力量瑜伽训练系统™ 可以让运动员达到更高的表现水平。

我为什么要尝试练习瑜伽

你应当保持开放的心态，勇于尝试所有能使生活变得更加健康的方法，并且应当制订一个健身计划去训练自己的身体。当你第一次尝试练习瑜伽时，请坚持上完 5 到 10 次课程，然后再决定自己是否喜欢这项运动。这样能让你的身体有机会适应变化。你可以尝试不同风格的瑜伽和教师，因为他们会为你带来不同的练习重点。

体育力量瑜伽训练系统™的六个方面

在建立体育力量瑜伽课程的过程中，我将其有效性总结为以下六个方面：平衡性、力量、柔韧性、专注力、意志力和呼吸。每个方面都经过深思熟虑，并以运动员的能力为核心，以发挥他们的潜力。在棒球运动中，优秀的球员被称为"五好运动员"；在体育力量瑜伽训练系统™中，我们教授六个方面的内容。任何单一方面的优秀都无法实现真正的卓越；各方面是相辅相成的，运动员应在不同的时间段着重于不同方面的提升。瑜伽不仅仅是拉伸。

平衡性

平衡性可以从两方面来理解，即动态平衡和身体的对称与准直。根据体育力量瑜伽训练方案和本书提供的常规练习，运动员能够获得更好的本体感觉和身体平衡性。你可以将这种平衡形式简单地看作维持支撑基础的能力。无论从身体角度，还是从艺术角度，重力线都是用于定义平衡性的标准。想象在你的下颌到支撑基础之间有一根垂直线（如果是站立姿势），那么提升你的平衡性就意味着不断调整这条假想的垂直线，以提升使重力线保持在支撑基础之上的能力。

体育力量瑜伽训练系统™中所涉及的平衡性是指你在进行体育运动项目时，能够精准而高效地移动身体的能力。平衡性还包括足够敏捷，能以较小的立足点改变姿势而不会摔倒或失去重心。

平衡性和身体的感官系统

保持平衡需要协调身体内三种不同的感官系统：前庭系统、体感系统和视觉系统。

前庭系统

前庭系统由头部，尤其是耳朵里的感觉器官组成。这些器官负责调节身体平衡并向大脑直接发送有关头部位置、姿势改变及与周围物体的相对运动的信息。改善这一系统的最好方法是在练习中尽可能赤脚，就像在瑜伽中做的那样。瑜伽中常见的提升平衡性的练习就是使用凝视点（Drishti），或注意力焦点，即在瑜伽练习中和运动时把目光聚焦于一个选定的点。将注意力放在一个固定的点上，能提升比赛中的专注力，因为当你四处张望周边事物，或监视对手的动作时，非常容易分心。凝视点有助于建立正确、合理的准直。

学习比赛知识

作为一名 PYFS 教师，学习比赛知识是获得优势的重要途径。大部分运动员都没有很多休赛期；即使在休赛期，他们也不太可能学习瑜伽的基础练习。

PYFS 不仅提供柔韧性训练，而且要在有限的可用时间内为运动员提供易于完成的瑜伽练习。我们对瑜伽练习进行整合，使其不仅符合运动员的需求，更重要的是，符合特定运动特定位置上的每个人的需求。高效地利用运动员的时间是我们承诺的一部分。PYFS 教师不是要把运动员变成瑜伽练习者——事实上恰恰相反。我们要了解运动员的世界，学习这个世界的内在和外在、优势和缺点。之后，我们便能制定影响深远、无须过多时间、效果显著的瑜伽课程。如果与其运动项目或位置无关，如一位运动员并不在棒球或垒球的一垒位置，我们没有理由让她通过练习串联体式而最终完成站立分腿式。我们的训练目的是提升运动表现水平和运动员的能力，这个目标必须深入 PYFS 教师的头脑。

那么怎样才能了解运动员的需求呢？学习比赛知识。首先，观看现场比赛或电视比赛。要有意识地努力去看，不是以狂热爱好者的视角，而是作为比赛中的观察者，注意以下方面。

- 赛场上的常见动作。
- 运动员的移动方式。
- 每个位置的职责。
- 每个位置的不同运动方式。
- 运动员做出的大动作。
- 精细动作。
- 进攻和防守之间的差异。
- 该运动中最常导致的伤病，以及如何教授能让运动员更好地准备以预防此类伤病的动作。

其次，与教练、训练师和医生紧密合作，了解运动员的自身条件、训练情况以及他们的运动表现。可以提出以下问题。

- 队伍目前状况如何？
- 目前困扰运动员的伤病是什么？
- 最常听到运动员们抱怨的内容是什么？
- 他们认为引起这些伤病的原因是什么？

- ·他们目前处于训练周期的什么阶段？
- ·如何更加高效地服务团队？
- ·他们是否因旅行感到疲惫？
- ·他们对你的计划和课程的期望是什么？
- ·恢复性瑜伽体式是否有益？

PYFS 教师增加了运动员原本已经非常艰苦的训练计划的难度。你可以与教练和训练师一起安排每日、每周或每月的训练。当他们知道可以信任你的时候，你的工作就会更加高效，他们也会更加了解你的意图和你对团队的价值。

体感系统

体感系统由存在于肌肉和关节中的本体感受器和存在于皮肤和关节中的压力及振动感受器组成。这些感受器对周围组织的拉伸和压力非常敏感。一旦腿部、手臂、双手或身体其他部位有任何动作，感觉接收器就会做出反馈，向脑部发送脉冲，以维持平衡，防止跌倒。你可以在瑜伽练习时观察到这种能力。你有没有在尝试战士三式时感受到，为了保持姿势，脚部和脚踝的所有小肌肉时常做出的细微动作？现在就可以尝试一下，站在一个安静的房间里练习山式，双臂在身体两侧下垂，闭上双眼。注意你双脚的细微动作，这就是体感系统正在发挥作用。要证明这一点，可以在平常练习瑜伽时特别注意单脚保持平衡的体式（参见第 5 章中的站立体式）。

视觉系统

视觉系统主要取决于双眼对你的头部和身体处于空间中的什么位置，以及你与场地中其他物体或运动员之间的相对位置做出的判断。要提升视觉系统，你需要限制双眼受到蓝光干扰的时间，而蓝光主要来源于电视或计算机。尽量避免眼睛疲劳，例如，在适当的光源下阅读，每晚让眼睛休息 6 至 8 小时。你需要有敏锐的双眼、灵敏的双耳和健康的肌肉及关节来保持适当的平衡。提升视觉系统的一个练习就是用力把双手搓热，然后把手肘靠在桌子上，用双手捂住眼睛。以我的经验来看，这个动作能够让具有治愈作用的热量渗透双眼，到达视觉神经，最终到达大脑，舒缓和释放紧张感。

当你注意提升前庭系统、体感系统和视觉系统并进行体育力量瑜伽训练系统™的常规练习时，你的运动就会变得更加顺畅和轻松。这能让你在运动项目中更加高效。提升平衡性必然会让你在赛场上获益匪浅。你的身体必须能使你完成运动项目中的所有动作。如果你拥有了更好的平衡性，就能轻而易举地完成难度较高的动作，运动表现水平将会提升，受伤风险将会显著降低。

身体的平衡和对称

　　平衡的第二个方面，也是体育力量瑜伽训练系统™中更重要的部分，就是肌肉的对称和身体准直，同时考虑所有的外部轮廓和力矩。大部分运动都是由身体的一侧主导的：使用一侧进行的投掷动作，一侧的踢腿力量远大于另一侧，以一侧为主导的发球，等等。本质上最对称的运动就是游泳。所有人都有主导侧，因此你永远不可能实现完美的对称。然而，通过认真的正念和身体意识，你可以及时意识到身体在失去平衡。体育力量瑜伽训练系统™能教会你理解不对称现象，并在它发展成不平衡之前及时加以解决。主动预防伤病远好于受伤后再去努力地被动恢复。

　　这样思考：不对称问题就像保养车辆。如果你从不转动汽车上的轮胎，那结果一定是汽车方向偏离，轮胎被磨平，最终爆胎。再想象一辆巨轮卡车——就是那种装配超大轮胎的大型卡车！想象一下这种巨轮卡车的副驾驶侧安装的是双门小轿车的轮胎。听起来很不可思议，对吗？但是这类似于身体的情况。遗憾的是，我们往往对自己身体的关注还不如对汽车的关注。想象一下这辆巨轮卡车的底盘会遭受什么损坏、这辆车开起来会有多糟糕。我每天看到人们用严重不对称的身体走来走去，心里颇为难受。

　　要帮助运动员解决这种不平衡，你必须理解身体的各个平面及其与动作的关系。图 1.1 显示了身体运动的三个平面——矢状面、冠状面和水平面。如果结合这些运动平面来考虑不平衡性、紧张点、结节和过多的疤痕组织，你就会更容易理解为什么不对称会导致身体运动更加笨拙和糟糕，最后导致撕裂或拉伤。

　　矢状面就像在身体中间插入一个薄片，把身体分成完全对称的左右两部分。身体在这个面上做出屈伸动作，例如，前弯或后弯，甚至是更细微的动作，如膝关节屈曲或肩关节向前。当你从矢状面的角度

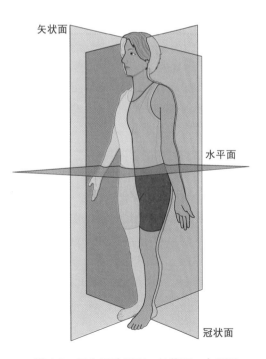

图 1.1 三个运动平面：矢状面、水平面和冠状面

看身体时，就更容易发现左右两侧不寻常的不平衡。你还可以想象所有矢状面上的运动都不能越过中间的薄片。例如，向前踢腿伸直，但不能和身体交叉，不然会破坏这个薄片。

接下来认识一下冠状面。冠状面将身体分成前后两部分。它不像矢状面那样完全对称（因为身体前后两部分看起来并不一样），但你仍然能以此判断身体是否存在过度前倾或前部超负荷，以及过度后倾或后部超负荷。如果你看见一个人姿势不良、弯腰驼背，那么你也能分辨出其身体的不平衡。冠状面上的运动是外展运动（远离身体中心线的运动），如侧踢或手臂向侧面抬起伸直。身体也会在这个平面上进行内收运动（回到身体中心线的运动），大腿内侧夹紧或双臂紧贴身体都是内收运动。

最后我们来分析水平面。这个平面从腰部把身体分为上半身和下半身。这个平面对运动员来说很重要，因为脊椎扭转就是在这个平面上发生的。所有运动都需要运动员扭转身体产生扭矩或产生更广的视野。只要坐着扭转身体，你就会立刻发现自己向哪边扭转更轻松，向哪边扭转的阻力更大。

水平面上的运动会显著影响你的表现水平。例如，你正在一场足球赛中带球跑向一个目标。你能轻松地向左移动，但向右扭转的角度却受到一定的限制。这种情况下你有可能看不到身体紧张一侧（右侧）的场地，对手就更容易从这一侧乘虚而入，劫走你的球。对方教练观看你的比赛视频时会发现这个漏洞，你的右侧技巧就是你的弱点，他们会对此制定对策。体育力量瑜伽训练系统™能帮助你解决这种不对称问题并将其纠正，让你更加优秀。在第 2 章讨论眼睛的主导和对称的重要性时，我们还会提到这个观点。

力量

在体育力量瑜伽训练系统™中，我们需要解决如何通过精心设计的力量体式练习来提升功能性力量。大众对瑜伽的一个较常见的误解是瑜伽无法增强力量。这个认识可谓大错特错，练习 PYFS 的瑜伽体式可以提升力量。你可以尝试保持前臂平板支撑姿势 2 分钟，你就会发现肩部难以支撑，核心部位拼尽全力，汗珠从你的面颊滚滚而下。无须多言！

功能性力量训练应当从运动范围的角度去考虑。作为运动员和普通人，我们都会在身体的运动平面和运动轴上进行各种范围的运动，如跑步、跳跃、举重、前推、回拉、弯曲、扭转、转身、站立、起跑、停止。要提升功能性力量，就必须通过训练改善相关神经和肌肉系统之间的关系。功能性训练的目标是提升一种运动的质量，从而提升另一种运动的表现水平。

很多运动员会在器械上进行无关其体育项目的典型运动训练。这种孤立关节和肌肉的运动——如腿部伸展对股四头肌的影响——只能训练肌肉。事实上，由于关节受压或器械的"万用式"设计，器械通常会迫使人们做那些他们可能没有能力安全完成的动作。只要能全神贯注地关注自己的感受，思考自己在体育项目中的位置以及常用动作，运动员仍然可以使用器械和自由重量进行练习。体育力量瑜伽训练系统™的理念能帮助你更上一层楼，但仍然需要你信任体能教练。除 PYFS 外，你还应当进行训练周期所适用的力量训练，以及和体育项目相适应的心血管训练。

柔韧性

体育力量瑜伽训练系统™的基础之一是一个重要的公式，如下所示。

力量 + 柔韧性 = 爆发力

多年来，我听到过很多专业运动员的各种理由，如"我的柔韧性不能太好，否则我的力量会减弱""柔韧性太好会导致肌肉拉伤"等。

记住，我们要注意的是如何平衡力量与柔韧性，同时相信体能专家及瑜伽教练具备帮助我们做到这一点的知识。是的，如果运动员肌张力不足而柔韧性过高，可能无法获得爆发力，但事实上运动员无须为这一点担心。另外，事情有利必有弊，强壮有余而柔韧性不足的运动员受伤的风险也会更高。和我们强调的对称性一样，我认为运动员应当努力在力量和柔韧性之间达到平衡。

我们从一个更容易理解的角度来看这个问题，其就好比弓和箭。想象一张弓非常结实，坚不可摧，而且弓弦极紧，根本无法拉开。如果用这张弓来射箭会发生什么情况？很可能根本射不中靶子，或能击中靶子但毫无力量。现在再想象一张弓非常结实，坚不可摧，而弓弦非常柔软，你能把将弓弦拉开至耳边。用这张弓射箭又会发生什么情况？爆发力、爆发力、爆发力加练习，正中靶心！另一个能清楚表现力量和柔韧性之间的平衡的例子就是精英体操运动员的完美表现。没有人会认为柔韧性限制了他们的表现水平；恰恰相反，正是完美的平衡促进他们成功完成各种高难度动作。

柔韧性常常被忽视。运动员往往投入很多时间进行力量或举重训练，因为这样看起来很好，而第一个被否决的就是柔韧性训练。因为柔韧性训练太过痛苦，而且需要很长时间才能看到效果；还因为运动员不擅长某事时，他们的自尊心会受到打击。本书中的常规练习可以帮助运动员掌握长时间、深度保持的方法以提升柔韧性，并让运动员真正地享受这些运动。

瑜伽因能够改善柔韧性而闻名。在 PYFS 中，我们使用长时间、深度保持的方法进行柔韧性训练以更好地提升柔韧性，并创建能焕发活力的恢复性课程。应当

预防是最好的恢复技巧

　　要充分利用运动员的时间。无论你是教授专业运动员还是少年联盟的运动员，如果训练时间有限，你提供的训练就可能被搁置。几十年来，运动员可能一直采用效果不好的团体拉伸运动来进行热身。这种运动根本不会提升柔韧性，只能让运动员发现紧张的身体部位。如果运动员快速跳过拉伸运动，甚至自欺欺人，那又有什么意义呢？

　　瑜伽应当作为每个运动员训练计划中的重要部分。有些运动员发现在比赛或训练前练习瑜伽的效果最好，而有人更喜欢在比赛或训练后练习瑜伽。骨骼结构、肌肉以及生活经历使我们每个人都有所不同，因此要鼓励运动员找到对自己效果最好的方式，让他们能够在最短的时间内最快地获得回报。

　　通过被动拉伸、呼吸和时间让自己减慢速度，打开身体。运动员在30到60分钟的典型课程里练习有限的几个体式，并以任意体式保持3到15分钟，让自己更加深入理解每个体式。在长时间的保持过程中，肌肉的放松效果优于运动员在中学操场上学习的两秒钟拉伸练习。相比其他类型的瑜伽，使用垫子、毯子和木块等支撑身体，可以让运动员更加自信。慢节奏的课程是运动员训练中受欢迎的"休息机会"，通常会在恢复日或休息日里进行。瑜伽课程可以缓解肌肉酸痛，增大关节活动范围，降低受伤风险，并优化运动表现。

　　关于拉伸的一个常见误解是必须要尽力，直到产生疼痛感。这会让身体产生抵抗，意识开始犹豫不决，最终导致无法提升柔韧性。这种类型的核心柔韧性训练可能适用于水平非常高的体操或舞蹈运动员，即便如此，他们也不会把它作为柔韧性训练的主要内容。运动员提升柔韧性的关键在于如下方面。

- · 找到紧张点和阻碍运动表现的点。
- · 持续进行柔韧性练习以保持效果并继续提升。
- · 在保持体式的时候倾听身体的反馈，并根据需要进行调整。
- · 呼吸。

　　遵循这些指导原则的运动员更容易坚持训练计划并得到较大的进步。你要做的就是比上一次练习时更加深入。阻碍进步的原因可能是在比赛后进行不恰当的体式练习、强烈的酸痛感、焦虑和压力，或不适宜的温度。要鼓励运动员牢记以下4点，以获得最佳效果。

- 在一个温度适宜的房间里练习体式。我倾向于让身体由内而外地拉伸，逐步热身。在过热的房间里，感觉良好的运动员可能会动作过大、速度过快，从而让受伤的风险升高，弊大于利。
- 每个训练周期中包含一天恢复日或休息日。
- 在主动热身，如有氧训练或热身运动之后进行体式练习。（我们会在第 4 章讨论热身运动，关于简单的柔韧性训练计划和完全恢复再生的常规练习，我们会在第 10 章予以提供。）
- 拉伸时用鼻子呼吸，并让气息深入腹部。

柔韧性课程必然涉及承受压力和张力，以及二者之间的区别。简而言之，张力就是组织被拉扯的感觉，这是我们在拉伸运动中体验到的典型感觉，这种感觉包括发痒、温暖，或恰到好处的疼痛感。当感受到肌肉张力时，你知道这种感觉最终会带来改善，让柔韧性得到提升。而压力是组织被挤或被压时产生的另一种疼痛感。当我们感到压力时，我们知道已拉伸至关节活动范围的极限，而且这种感觉不会消失。骨骼和关节的形状不可改变，因此无法进行更高程度的拉伸。

下犬式可以很好地展示承受压力和张力的区别。如果你仔细注意肩关节，就会发现肩关节非常脆弱，比较容易受伤。如果你把双臂以下犬式动作举过头顶，并且仔细感受胸部甚至腋窝的感觉，你就会感觉到肌肉张力，尤其是肌肉非常发达的情况下，这种感觉更加明显。但是，如果你的肩部上方有挤压感，就会感到肩关节卡住而无法进一步做动作，那就是骨骼结构在承受压力，这时候就该停止动作。

我们无法消除瑜伽练习或拉伸练习中的所有风险，但可以尽量做到最好。作为一名体育力量瑜伽教师，在调整时必须特别注意。你必须学会区分承受压力和张力这两种感觉的差别，在客户已经感觉到压力时，不应该帮助他们加大动作力度。每个国家都对教学中的亲自调整有特殊的规定，你有责任了解当地的调整规定，在调整姿势时一定要提前征得客户的许可。了解张力和压力之间的区别并不能消除所有危险；即使是经验丰富的瑜伽练习者和不过分激进的体操运动员，也会给自己带来压力。如果练习者没有全神贯注于做运动和接收身体发出的信号，进行恢复性瑜

什么是阴瑜伽和阳瑜伽

阴瑜伽节奏比较慢，体式的保持时间比较长。对于初学者来说，体式一般需要保持 1 ~ 3 分钟。高水平的练习者能将每个体式保持 10 分钟。阴瑜伽通过放松练习来影响身体深层的结缔组织。阳瑜伽更侧重于动态形式，它具有流畅、运动的特性，能够提升力量和耐力，旨在让体内产生热量。

伽练习时也有可能受伤。

专注力

专注力对于优秀运动员而言非常重要，有两种专注力值得我们进行讨论。从外在看，运动员应当能够让双眼保持专注，以更好地保持身体平衡；从内在讲，运动员需要在不舒适的环境中保持专注以寻求安宁，不因周围事物的干扰而分心，影响比赛或目标。运动员利用视觉焦点就会实现完美的身体平衡。例如，一个人在挑战树式时，东张西望无法保持专注力，那就一定会摔倒。

在不舒适的环境下寻求安宁，其实就是体育运动的本质，也是找到内在专注力的重要部分。有时候运动员想要休息，想要离开训练场，或是为一场比赛而争论，又或是思想已经脱离了当前正在进行的工作，这些最终都会损害他们的运动表现（我们将在第3章正念练习的部分进行详细的讨论）。我希望运动员能够专注于目标，在运动中不要寻求终点，不要寻找简便的方法，也不要寻求任何除了获胜以外的其他方法。在体育力量瑜伽训练系统™中，我们有一句口号是"尝试是未来失败的借口。"一位成功的运动员需要了解比赛的胜负在于最后一个季度、一个阶段、一杆或一组练习，因此要在比赛中坚持到底，这就意味着你不能停止，并且需要找到更深入的方法。在瑜伽训练中长时间更深入地保持体式，正可以教会你这一点。

意志力

当我们使用力量、柔韧性和呼吸来挑战保持体式时，在训练中就需要加入意志力。这种训练方式会给身体带来压力，也会让运动员为更严峻的比赛形势做好准备。"不要急着冲向终点"，是我们常用来表达意志力重要性的另一种说法。除了专注力以外，意志力是优秀运动员必须具备的第二个重要品质。这是一种渴望，渴望胜利，渴望超越下一个人，无论付出什么代价。坚持完成最难的瑜伽体式——动作复杂、涉及呼吸和平衡保持——教会运动员找到自己的领域并获得成功，并把相同的经验和感受应用于比赛。

意志力让人从失败、缺陷、失去自信中获得提升，不再焦虑苦恼，重新回到起点，开始新的篇章，活在当下。拥有坚韧的意志力能让运动员无论过去在相同情形下的表现水平如何，无论风险多么高、局势多么紧张或压力程度多么大，都能高水平地发挥。意志力可以理解为通往最佳运动表现的桥梁。描述意志力的一个好方法就是联想到新兵训练营和海军陆战队。充满活力的新兵最终会变得强壮，做好准备加入海军陆战队，但在成为能够在战场上存活的战士之前，他们需要经历近乎残酷的训练。海军陆战队的队员们从其中学习到了意志力。意志力的培养取决于投入、坚持和准备。强壮这个词通常被用来形容经过训练的肌肉；越是为了目标坚持锻炼，肌肉和身体就越强壮。

如果你问运动员，他们的比赛受意志力的影响有多大，他们很可能会说50%或者更高。如果事实如此，那他们针对比赛会如何训练意志力呢？即使你认为意志力对比赛的影响只有20%，我也要再问一次同样的问题，他们针对比赛会如何训练意志力？如果答案是根本没有意志力方面的训练，那他们就是自动放弃了20%的成功机会。面对身材和能力相同，却经受了意志力训练的运动员，没有采取意志力训练的运动员将会处于劣势。PYFS通过教学目标设定和可视化技术训练意志力，这些将在第3章中进行说明。

呼吸

呼吸是生命的基础。竞技运动中的呼吸方式会产生或改变相应的结果。胸廓和肺部扩张练习及瑜伽的呼吸练习可以提升肺活量，甚至有助于缓解运动诱发的哮喘症状。鼻式或腹式呼吸能产生平静感并缓解压力和焦虑。

有些运动员会经历赛前焦虑。焦虑是在压力环境下或面临抉择时的自然反应。这是我们的原始本能和自动反应，它会命令身体采取行动躲避危险。这种先天的本能反应是为了保护我们的生命或避免受到伤害。体育运动和比赛也会使人产生类似的反应，因为运动员常常为了获得成功而使身体形成有风险的姿势。如果运动员没有经过训练，无法跨越这种障碍，在面临明显超过运动员能力水平、要求严苛的训练或比赛时，就会产生焦虑。运动会为运动员带来很大的压力。比赛会使人的身体精疲力竭，运动员会面对水平更高的对手，对方有敌意的狂热爱好者的尖叫、评价、语言上的攻击，运动员还会面临不理想的天气情况，这些会给他们的身体带来挑战。然而面对众多的因素，训练有素的运动员仍然能够将注意力重新聚焦于压力、呼吸，并保持稳定的心态获取成功。

本书介绍的呼吸技术能教会运动员如何延长职业寿命，轻松地进行比赛，看起来毫不费力、轻松自如。呼吸听起来是每个人都具有的能力。但教给运动员呼吸的正确方式是他们取得成功的关键所在。

训练周期基础

从古时候起，就有很多培养或训练身体能力的方法。当你向运动员教授体育运动瑜伽时，考虑他们处于训练周期的哪个阶段是非常重要的。要根据运动员的赛

常见的呼吸问题

有些运动员患有运动性哮喘。体育力量瑜伽训练系统™会教给运动员扩张肋部的拉伸动作，提高肺活量，帮助缓解哮喘症状。例如，新月式、轮回式和三角式等体式尤其有效。教会运动员用鼻子呼吸，以及腹部的深度呼吸方式非常重要。这种技术能让身体恢复平静，减弱哮喘发作的程度。用鼻子呼吸对进行户外项目的运动员尤其重要，因为鼻子具有冷却或加热空气的调节作用，可以让身体更轻松自如地摄入空气。如果户外空气寒冷，而你又用嘴巴呼吸，喉咙更有可能紧缩，进而引发哮喘症状。将鼻子和腹部配合的呼吸习惯应用于运动场上，能够减弱面临抉择或成败时的反应。用嘴呼吸是在你感到胸闷或面临压力环境时，身体根据需要而做出的适当反应。

季阶段制定训练方案。将训练周期分解成赛季前、赛季中和赛季后这几个阶段。你应该了解运动员当前正处于这个周期的哪个阶段，并据以制定训练方案，使其在恰当的时间点达到巅峰状态，并在需要时进行恢复。

赛季前阶段是最长的一个阶段，这时的教学进度可以比较快，在加强某些特定拉伸训练的同时配合力量瑜伽的常规练习。一定要保证你的训练方案与体能主教练的训练方案相协调。

在赛季中阶段，运动员要减缓训练进度，注重与体育运动项目相关的动作。这时候正是设计恢复性练习，让每位运动员为下一场比赛做好准备的最佳时机。比赛日涉及更多的意志力训练、可视化和正念技巧的应用，重点关注运动员已经完成的所有训练，并发挥出他们的最好水平。

赛季后阶段是运动员尝试各种瑜伽类型，探索身体对不同技巧的反应的最佳时机。运动员可以交替练习有助于再生、需要长时间保持的串联体式，加快课程进度。更重要的是，运动员可以利用这段时间提升可视化技巧，并让这些技巧在赛季期间得以运用和提高。

那么现在已经很明确了，如果你想要把瑜伽纳入运动员的训练计划，那么体育力量瑜伽训练系统™正适用。我们已经了解了体育力量瑜伽训练系统™的相关内容，以及运动员如何从中受益。现在，我们来介绍身体的准直及其对运动员比赛获胜和职业生涯长短的重要性。检查并发现准直问题是体育力量瑜伽教学的另一个基础。

串联体式（Vinyasa）是什么意思

串联体式是指与呼吸同步的瑜伽体式，通常指一系列连续、流畅的体式。

2

解剖学、准直与评估

要成为优秀的体育力量瑜伽教师，你就必须努力学习骨骼、肌肉的相关知识和基础解剖学。很多瑜伽教师在完成培训之后都没有给予解剖学足够的关注。我认为如果需要尽最大能力调整运动员的身体，使其提高运动效率、避免伤病、获得更好的平衡性，解剖学研究是你取得成功的关键。以下将介绍简要的概况。我建议你主动地不断学习人体的结构，让自己超越他人。解剖学会帮助你取得成功。

解剖学

人的身体是进行体育运动的工具。理解身体的结构、运动方式和表现能力是你工作职责的一部分。作为一名体育力量瑜伽教师，你应当对所有肌肉和骨骼熟记于心。这将提升你的可信度，运动员会非常信任你，他们知道可以从你这里获得最佳的关注和护理。很多运动员并不了解基础解剖学和人体结构，因此，更重要的是，PYFS 教师应该为他们提供完善的教学指导和论证。

骨骼

骨骼为我们的身体提供支撑结构，并通过关节进行运动。你必须学习这一支撑结构，才能理解骨骼和关节结构如何影响每个运动员。每个人都具有相同的骨骼，但每个运动员的骨骼形状都略有不同，产生的阻力和限制也因人而异。关节也是如此。每个运动员都有相同的关节，但考虑到骨骼形状的差异，每个人的关节运动也存在差异。有的运动员动作优雅、流畅，但有的运动员会在活动范围内动作卡顿。无论运动员有什么需求或存在什么局限性，都有相应的训练加以解决。请参见图 2.1，了解人体骨骼系统中骨骼的名称和位置。

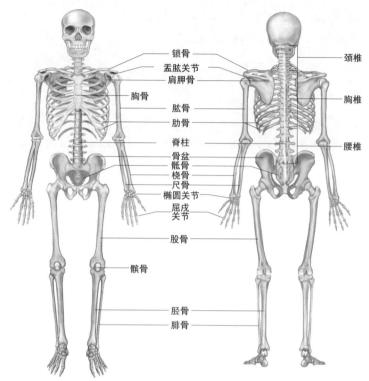

图 2.1　人体骨骼系统

锁骨
盂肱关节
肩胛骨
胸骨
肱骨
肋骨
脊柱
骨盆
骶骨
桡骨
尺骨
椭圆关节
屈戊关节
股骨
髌骨
胫骨
腓骨

颈椎
胸椎
腰椎

肌肉

肌肉是理解骨骼运动方式的关键。你应该不断复习肌肉的起始点（肌肉起始的位置）、附着点（肌肉附着在骨骼或软组织上的位置），以及与运动员共事的专业人士建议的位置。

运动员需要知道自己进行的运动和这项运动对他们的要求；你需要知道运动员使用到的肌肉，以及为了达成运动目标，这些肌肉需要被塑造成什么样。

人体共有 600 多块肌肉，这些肌肉可以被分为 3 类。

· 骨骼肌，附着在骨骼和肌腱上，负责进行随意运动。
· 平滑肌，负责进行内消化系统和呼吸系统等内部系统的不随意运动。
· 心肌，负责进行心跳这种不随意运动。

对于普通瑜伽来说，我们主要着重于骨骼肌，因为这些肌肉会直接受体育运动的影响，而且我们必须要学习这些肌肉的拉伸和排列。参见图 2.2，回顾人体肌肉系统。

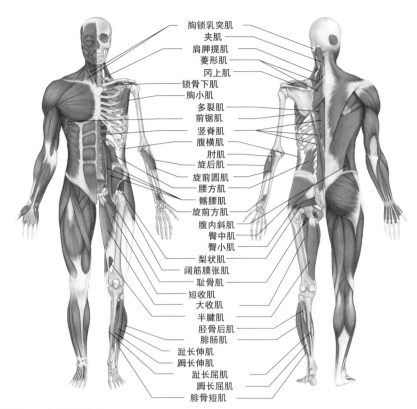

胸锁乳突肌
夹肌
肩胛提肌
菱形肌
冈上肌
锁骨下肌
胸小肌
多裂肌
前锯肌
竖脊肌
腹横肌
肘肌
旋后肌
旋前圆肌
腰方肌
髂腰肌
旋前方肌
腹内斜肌
臀中肌
臀小肌
梨状肌
阔筋膜张肌
耻骨肌
短收肌
大收肌
半腱肌
胫骨后肌
腓肠肌
趾长伸肌
踇长伸肌
趾长屈肌
踇长屈肌
腓骨短肌

图 2.2　人体肌肉系统

准直

在你确定最适合一个运动员的身体和体育运动的瑜伽体式之前，需要了解其所做运动所需的运动技术及这种运动对准直的影响。尽量去研究这种体育运动，可以亲自去看，也可以看视频或者电视。可以向教练和训练师咨询并思考以下几个问题。

· 这种体育运动是否涉及或需要耐力，如是否需要在比赛中跑几公里。
· 这种体育运动是否涉及或需要灵敏性，如橄榄球接球手和防守后卫等需要急停、急转。
· 这种体育运动是否涉及或需要扑跳，如足球守门员需要扑球。
· 这种体育运动是否涉及或需要扭转，如篮球、橄榄球或棒球涉及扭转动作。
· 这种体育运动是否涉及或需要跳跃，如篮球或排球运动员在比赛中需要跳跃。

· 这种体育运动是否涉及或需要核心部位驱动的静态运动，如滑冰涉及该类运动。

· 这种体育运动是否涉及或需要顽强的意志，如橄榄球四分卫和投手均需要。

· 这种体育运动是否涉及或需要上半身驱动的运动，如高尔夫和游泳均涉及？

· 这种体育运动是否涉及或需要下半身驱动的运动，如跑者和橄榄球接球手均需要？

身体如何移动

身体移动时，骨骼和关节要协同工作。大部分运动都有相反的运动，也就是拮抗运动。以下的对比描述了这样成对的运动。

屈曲和伸展

屈曲和伸展都发生在矢状面上。屈曲是身体两个部位之间的角度减小。例如，膝关节屈曲时，脚踝通过运动靠近臀部。伸展是身体两个部位之间的角度增大。例如，膝关节伸展时，下肢伸直，大腿和小腿之间的角度恢复至 180 度。

外展和内收

外展是远离身体中心线的运动。例如，肩关节外展时，手臂在身体两侧抬起。内收是朝向中心线的运动。例如，髋关节内收，双腿并拢。

内旋和外旋

内旋和外旋描述了四肢沿其长轴的运动。内旋是朝向中心线的旋转运动，内旋有时也称内转。想象一下，如果你伸直的双腿向内旋转，让双脚脚趾相对，这就是髋关节内旋或内转。外旋是从中心线向外的旋转运动。将伸直的双腿向外旋转，让双脚脚趾相背，均指向外侧，这就是髋关节外旋。

抬高和下压

抬高就是向上的运动，如肩部向上耸起。下压就是向低处或向下的运动，如从耸肩回到中立位，再将肩部向下压到比平时更低的位置。

俯卧和仰卧

俯卧和仰卧有时候比较容易混淆。如果你仰卧（正躺），则背部着地；如果你俯卧（反躺），则腹部着地。

背屈和跖屈

背屈和跖屈是专门用于描述踝关节运动的术语。主要指脚面，"背"指脚背，"跖"就是脚底。背屈就是踝关节屈曲，让足部指向上方，拉伸跟腱和小腿。跖屈是让足部指向下方的踝关节运动。

这些问题能帮助你了解这项运动的需求和动作的类型，运动员想要在这项运动中脱颖而出，就必须发展或保持一定的技能。在后续章节中，你将学习到一些瑜伽体式和技术，定期练习它们有助于加强或改进这些技能。当你感觉已经完全理解了一项运动的需求，就可以开始设想完善运动员当前训练并为他们增加挑战的体式了。记住我们在第一章中学习到的 PYFS 的六个方面。然后你就可以开始考虑额外的相关信息，帮你的运动员制定最有效的常规训练。

观察与提问

当你观看比赛时，要潜下心来关注细节，考虑体育运动中不同的位置。例如，棒球的投手、捕手和外场手在正常比赛中的运动都是不同的，他们会从针对他们位置安排的瑜伽技术中获益。考虑每个运动员在比赛中的职责以及他们身体的运动方式，对你来说极其重要。这种思考就是 PYFS 与"普通"瑜伽课的区别。还要记住，你不仅需要对身体重复运动的部位进行拉伸，还要练习一些体式，这些体式可以缓解身体重复运动部位持续承受的压力。捕手的下蹲就是一个很好的例子，捕手承受的压力主要在于背部和髋部。这种情况下，反向桌式就是很好的能打开髋屈肌的体式。

开始练习瑜伽后，运动员能看到哪些与比赛相关的提升

在持续进行特定运动项目练习 1 到 3 个月后（每周 2 到 4 次），你的运动员就会感到关节运动更加自如、功能性力量更大、身体对称性得到提升，并能够更好地控制呼吸。这些改善能够让他们在运动场上的动作更加轻松、运动更有力量、执行更加精准，比赛后的恢复也更快、更好。

此外，还要观察重复性动作。你是否观察到运动员在项目和位置中有规律地做出自然的动作？当然会有，因此你要对这些常用的肌肉和关节进行拉伸，并加强其力量。体育运动常常是一侧主导的，因此会产生不平衡。要关注重复性动作带来的不对称问题。这些问题通常都是源自过度使用一侧带来的不平衡。挑战在于如何纠正这些不平衡。我们永远无法使身体完美，因为身体总是由一侧主导的（右侧或左侧），但我们可以尽量减少这种不对称，更好地控制身体。

还有，要倾听你的运动员的声音。他们会向你提供相关信息，也会直接告诉你他们一直遭受的摆脱不掉的疼痛和痛楚的困扰。在每一堂课的开始，都向运动员询问是否有新的伤病、疼痛或痛楚，随时准备调整你的常规训练去应付这些小问题。PYFS 教师应当时刻谨记运动员的伤病和抱怨，并利用这些信息准备常规练习和课程。这样能够为运动员着想的 PYFS 教师才是成功的教师，才能证明自己的价值。观察运动员不平衡性的一个好方法就是在课程开始时做一些简单的体式评估，这样可以帮助你指导课程练习，以便带来最佳结果。我们将在本章下一节中讨论这些适合用于评估的体式。

教授自我意识

你不仅应教给运动员能让他们有所感受的工具，还应该授予他们进行自我学习和自我评估的工具，这一点非常关键。别担心，他们还是会回来上课的！但给予他们课程范围之外的工具，其价值是不可限量的。你可以为他们提供建议，让他们换一种方式观察自己的身体。我常会采用拍照的方式（照片上不露脸也不露出其他能显示他们身份的信息，这样他们的隐私就不会受到威胁），让他们看到我告诉他们的对称性和身体的情况。我的经验是，当运动员看到自己的问题时，问题对他们来说就更加真实，他们就会更有动力去解决问题。

作为教师，你应当练习这一点：注意不对称、不对齐及其他身体上可以纠正的毛病。在教授体育力量瑜伽课程时，要给运动员提供建议，帮助他们感受脚在鞋子里的感觉、衣服穿在身体上的感觉，以及自身形态的对称性。运动员常常会过于关注自己的锻炼、比赛或竞争对手，却忽视了身体和伤病。他们需要学习感受自己的穿着、脚下的地面、天气对自己皮肤的影响，以及呼吸的节奏。关注自己的身体和周围环境能帮助他们更好地调节身体，以达到最佳的运动表现水平，更不用说专注于感受和观察能带来的减少伤病的好处了。

感受身体、观察身体这一点对运动员来说至关重要。运动员需要找到不对称、凸块、鼓包或不对齐之处，这些都是不平衡带来伤病的先兆。鼓励他们照镜子，客观地观察，而不是简单地看看了事。他们应当每天观察身体的轮廓，并且对两侧进行比较。教会他们了解并注意身体的对齐，这样他们就不会忽视这个问题，并且由此训练不对齐的部位，这是体育力量瑜伽教师的职责。

为什么身体的对称如此重要

一辆汽车结构的完整性和平衡性对性能、安全和效率很重要，身体也一样，处于平衡状态的身体才能更好地工作。身体越平衡，运动起来就越不费力，受伤的风险也越低。

治疗伤病

当身体不对齐、过劳或意外产生伤病时，运动员必须采取一些措施让受伤的部位痊愈和恢复。你在与他们的训练师、医务工作者以及患有急性或慢性伤病的运动员协同工作时，要了解这些伤病会对身体其他部位产生怎样的影响，并要了解如何与运动员合作才能加快恢复，这一点非常重要。

在瑜伽世界里，我们用整体的眼光看待身体，这与健康专业人士的视角可能不同。如果你的肩受伤去看医生，医生很可能只治疗你的肩。但瑜伽教师会观察你的全身，以及肩的伤病可能会对身体其他部位带来的影响。

如果你受了伤，它对你身体产生的影响是巨大的。例如，髋部的伤病可能会有很多不同的表现方式。当你因为伤病而采取其他的姿势和准直来弥补伤害时，就可以用交叉效应来解释，你会在身体另一侧产生不平衡。例如，右髋受伤的运动员的左膝或左小腿可能会有问题，因为运动员在照顾受伤的右侧的时候为左侧增加了额外的负担。此外，运动员也会有意无意地产生步态和姿势上的改变，可能会开始变得无力，为了补偿伤病而使上半身和下半身都产生肌肉不平衡和不对称。伤病带来的僵硬影响到身体在三个平面上的运动，因此会对运动的流畅性产生阻碍。你必须从各个角度观察你的运动员在三个平面上的运动，并关注他们的运动方式。

当运动员有伤病或僵硬点时，观察这个点周围的区域，并观察运动员这个区域的运动方式。我们以一个患有髋部伤病，并可能因此产生膝关节问题的运动员为例。这个例子中，如果髋部能在各个方向上保持灵活性，髋臼就能吸收冲击力和突然强烈运动产生的潜在能量，为脆弱的膝关节分担可能的损伤影响。如果一位橄榄球防守后卫在急停和转向时髋部过于僵硬，那运动产生的能量一定会转移到某处——不是髋部就是膝关节区域，并且会为这个部位带来问题。对于几乎所有需要用腿部对抗地面的运动来说，这都是一种常见的伤病。

髋部保持强有力和柔韧可以带来思想和情绪方面的好处。压力、挫折、恐惧和焦虑情绪都保存在髋部。下次当你在生活中遇到艰难的一天或遭受严重的精神创伤时，你可能会发现髋部很难运动。这就意味着你需要在髋部投入更多注意力。另外，还要注意做髋部恢复性拉伸运动的时候不要咬牙，应当让下颌自然垂下。用鼻子呼吸，并且让气息深入腹部，静待时间和专注力的作用展现。在练习瑜伽不久后，我就听说颞下颌关节（即连接上颌与下颌的关节）与髋关节上的压力直接相关。观察专业的跑步运动员，你会发现他们的下颌有多放松，有时甚至是悬垂的。放松下颌就是要放松髋关节。你可以自己尝试一下：做一个标准的鸽子式，咬紧牙关，像非常生气那样。观察你的髋部、腿部和腹部的反应，这些部位也很有可能会紧张起来。

护甲

护甲是身体受伤部位的自我保护，会使伤处周围的肌肉和关节变得僵硬。这是肌肉组织遇到压力或类似情绪，或经历伤病后因紧张而产生的身体自然反应机制。愤怒、恐惧、悲痛等情绪如果未能表达出来，也会产生护甲。身体为了自我保护，利用僵硬和紧张做出防御姿态。肌肉组织进入一种拒绝改变、绝不放松的肌肉保持状态。身体上的创伤、对伤病的否认甚至麻木都是身体和情绪上的表现，这是对身体的保护和对伤病的防御，是为了让你的生活更加和谐。事实上，当你对身体的遭遇产生麻木或逃避反应，就会造成更严重的不对齐，为身体带来更大的损害，最终不可避免地导致和产生交叉效应。你要找到那些躲在护甲里的运动员，观察他们的僵硬部位，并准备好方法训练他们缓解僵硬，这样他们才会被治愈。

评估

适合用于评估的体式有很多，从评估结果和观察到的信息中，你可以很好地观察到运动员的需求。评估体式给了教练、训练师和运动员一种方法，让他们在伤病发生之前就避免其发生。在运动员进行并保持这些体式的时候，你要从所有平面的两边观察，用以下问题帮助你评估可改进的部位。

· 双手是否完全接触地面？

· 双脚如何摆放？是否对称？

· 是否转向同一个方向？

· 运动员的哪一只脚是主导脚？是否看起来像扁平足？

· 是否有痉挛导致的不寻常的凸块或肿块？

· 身体是否朝向一个方向扭转？

· 是否存在紧张的肌肉拉扯脊柱，使脊柱难以对齐？

如果你最初难以确认这些问题，那么要尽量将运动员的身体看作一个模型，而不是人体。要看模型的左侧、右侧、前面、后面及整体。观察身体形态形成的负空间，有时你会更容易注意到这种不平衡。例如，可以观察身体中的空间，如双腿内侧的空间和手臂与体侧之间的空间，这些就叫负空间。只给予运动员基本的指令让其做出评估体式，不要给予过多的细节指导，这一点很重要，只有这样你才能看到真正的不对齐。例如，让运动员做下犬式，我建议只告诉他们双手分开与肩同宽，双脚开立与髋同宽就够了，避免告诉他们双手中指向前伸直以及尾骨向上等细节。如果在评估体式中给予过多指导，就会在不经意之间纠正不平衡，让你错失帮助运动员的机会。

我们来看一些我推荐的评估体式吧。

盘腿坐式

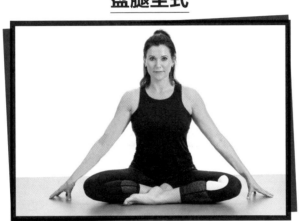

运动员盘腿坐直。让她摆出这个姿势，你很快就能看出这位运动员的身体是否紧张。她应当能够坐直，脊柱直立于髋部上方。如果运动员的腘绳肌和髋关节紧张，身体会位于坐骨偏后位置，膝关节也会悬在空中。你还应当观察其两侧膝关节是否高低不同，也就是是否有一侧膝关节比另一侧高，一侧髋关节、腹股沟或大腿内侧比另一侧紧张，以及是否存在需要解决的对称性问题。

确定主视眼

体育力量瑜伽训练系统 ™ 的一个基础就是关注主视眼。观察运动员的双眼能帮助你确定其肩部、颈部甚至胸部的不平衡性。我们知道扭转颈部有助于扩大视觉范围。要拥有开放的视野，运动员应当从各个方向通过屈曲、伸展和扭转来拉伸颈部和肩部。你是否知道，如果运动员双眼的大小不一致，那么较小眼睛一侧的颈部和肩部就很可能表现出僵硬？同样也要注意眼睛的形状：是不是一只眼睛睁得很圆而另一只几乎要闭上了？要解决这种不对称，就要打开颈部和肩部周围的肌肉，让适量的血液流过。这有助于防止肌肉紧绷，压迫神经。

为什么眼睛对于体育运动的表现如此重要呢？我们来想象一位在棒球运动中惯用右手的击球手。我们已经确定这位击球手是右优势眼。想象一只棒球正以95英里/时（1英里约为1.61千米）的速度从他的左肩上方飞来。如果他的右（主视）眼看得不够清晰、明确，没有睁大，那他就会处于视觉劣势。右优势手加右优势眼的情况让他处于劣势。如果是右优势手加左优势眼肯定会好一些，是不是？但我知道，主视眼是没法改变的，但你可以改变睁眼的方法，让视线更加清晰。更糟糕的情况是，想象这个球员（这个例子来自现实中和我共事的一位专业运动员）的背部和脊柱趋于紧张，将躯干向右扭转。现在你必须让他的脊柱恢复正常，这样他才能更清晰地看到球。脊柱没有打开，眼睛就无法看清楚，颈部也是紧张的，就像在开一辆没有后视镜的汽车。我们都知道这种感觉有多不舒服——想要把车倒进停车位却没有后视镜！想象一下在闭着眼睛、颈部僵硬的状态下做这些动作，对运动员带来的压力有多大。我们希望帮助运动员在各个方向打开颈部，双眼睁大，甚至肩部放松，脊柱在每个方向都保持灵活性。

要确定你的主视眼，可以将双臂向前伸展，与肩同高。双手食指和拇指靠拢，手掌向外（参见图2.3）。让双手逐渐并拢，使双手拇指和食指形成一个小圆圈。目光穿过这个小圆圈看一个人，让他或她告诉你，看到了你的哪只眼睛，它就是你的主视眼。

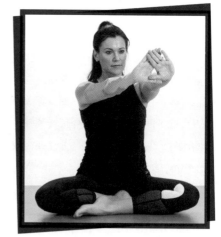

图 2.3　确定你的主视眼

坐姿扭转式

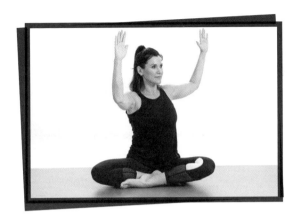

　　运动员双腿交叉坐直，双臂举起呈门柱姿势（上臂水平，前臂和五指向上，手掌伸展，掌心向前——译者注），并左右快速扭转。你应该能确定哪一侧更加紧张。更紧张的一侧比较难以深入扭转。她自己会感觉到，你也能看出来。这个动作很重要，因为两侧的对等和开放式扭转是大部分体育运动中必需的。当一侧的扭转更加紧张时，如左侧，而你恰巧又是右主视眼，那你的视野范围就从180度减小到了90度甚至更小。这对橄榄球运动员来说是一个问题，因为左侧扭转受限加上右主视眼，可能会让他们从左侧丢球。这种受限问题如果不解决，竞争对手和对方教练在观看视频提升他们的竞争水平时就会发现。对方教练会对他们观察到的弱点发起进攻。这里还应观察的一点是肩部的柔韧性和扭转度。运动员肩部应当能充分外展，使手臂呈门柱姿势时手指指向天空。

挺尸式

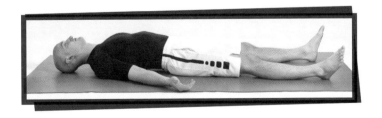

　　运动员自然地躺下，双腿伸直，双臂放在身体两侧。运动员平躺的姿势能让他们毫不费力地向你展示出很有价值的信息。观察运动员的双腿翻转限度，注意其一只脚是否比另一只脚外翻限度大，或是否对称。如果一只脚比另一只脚外翻明显，说明外翻不明显的脚这一侧髋部或腹股沟更加紧张。你还应该注意运动员的头部是否伸直。如果头偏向右侧或左侧（假设运动员没有梳马尾辫，也没有地面不平之类会为你带来误解的因素），可能说明颈部有不对齐情况。

仰卧对侧手碰脚式

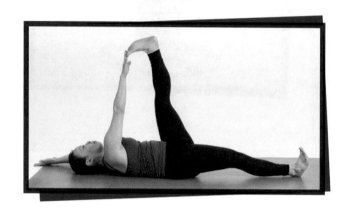

　　运动员呈仰卧位，面部向上，下背部压向地板以保护脊柱并激活腹部。手臂在头顶伸展，双腿伸直。运动员右臂和左腿抬起并相互触碰，然后恢复原位换另一侧重复上述动作。运动员头部保持放松，躺在地面上，重复这个动作2分钟。我在每节课中都以这个动作开始，因为这个动作能帮助运动员确认自己腘绳肌和髋部的紧张程度。他们还能感觉到哪条腿更加紧张，以便制订相应的训练计划放松双腿，最终使双腿达到同样的放松程度。只要仔细观察手碰脚的情况就能看出哪一侧更加紧张。紧张时手是无法触碰到脚趾的。例如，运动员的右手只能碰到左膝，但左手能碰到右腿小腿，这就说明存在不平衡性，左侧的紧张程度更严重，你就可以在她的训练计划中针对性地进行纠正。最终目标是让两只手都能触碰到对侧的脚，让两边达到相同的柔韧性。

仰卧束角式

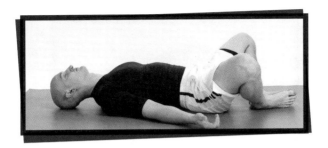

　　运动员呈仰卧位，面部向上，双膝屈曲，双脚踩在地板上。运动员慢慢将膝关节向外、向下放，要保证双脚脚底并拢，双脚之间的缝隙要在身体中心线上，一般是与肚脐对齐。如果一条腿的膝关节距离地面较高，说明这一侧的大腿内侧和髋部可能更加紧张，需要锻炼。

　　起初让双脚距离腹股沟 30 ~ 46 厘米，以测试大腿内侧的对称性；2 分钟后，让双脚进一步远离腹股沟。在这个位置上检查对称性，膝关节较高的一侧，说明这一侧髋部非常紧张。

滚动式

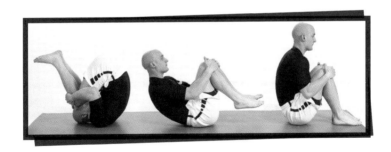

　　运动员双膝屈曲坐在地面上，背部着地向后滚动，然后再向前滚动回到起始姿势，动作幅度尽量大。闭上眼睛持续滚动 1 分钟。1 分钟结束后，睁开眼睛，观察自己结束时的位置。这个位置说明了很多信息，他现在偏离的方向就是身体紧张的一侧。例如，如果开始的时候头部指向 12 点钟方向，双腿指向 6 点钟方向，1分钟之后，你的头部指向 3 点钟方向，双腿指向 9 点钟方向，从偏离的方向来看，你很可能是右侧比左侧更紧张。我曾见过有人在做完这个动作之后转了一圈，到了别人的垫子上，这样疯狂的事情不胜枚举！

站立前屈式

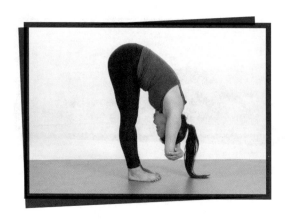

　　运动员双腿伸直站立，双脚开立略比髋宽，以髋关节为轴，上半身向前屈曲，朝向地面悬垂。运动员双手抱住对侧手肘，眼睛向后看。由于髋部和背部的疼痛，紧张和拉扯会改变她这时的步态，并会在扭转、屈曲或伸展时带来一系列限制。观察双脚的位置和双脚之间的区别。注意头部的悬垂方式，是否向一个方向拉扯，注意背部是否有凸块和鼓包。

　　对于女性运动员来说，要观察膝关节的轨迹。如果双膝向内指向对侧，可能说明大腿内侧与外侧的紧张程度不平衡。女性髋部的解剖学结构使其在应对膝内侧压力时具有劣势，会导致一定比例的前交叉韧带伤病。这一前屈体式还能很好地检测脊柱侧弯，因为你能观察到脊柱的弯曲和牵引。

用 PYFS 的方法解决不平衡

　　使用上述的体式可以明确辨认出身体部位的不平衡，对于你的运动员来说，你的价值就已经不可估量了。PYFS 教师能够看到这些不平衡，并对这些体式及其对身体的作用熟稔于心，能立刻评估出身体中存在的不平衡。然后他们会采取行动，利用自己在运动平面方面的知识和对与运动员体育项目有关的过劳部位的了解，改善这些不平衡。正如刚才说的，高效的运动员就是对称性与平衡性良好的运动员。

　　曾经有一位运动员来找我说他的肩部和上背部疼（参见图 2.4a）。经过一小时的 PYFS 锻炼后，他看起来是这样的（参见图 2.4b）。我用保持时间长、有深度的体式，如辅助鱼式、两侧的仰卧脊柱扭转式以及俯卧肩部拉伸式，缓解了他脊柱上的扭转、右肩的紧张并延伸了脊柱。这很明显是一个肩部锻炼过度并失去准直的例子，并且会导致损害。你能看出他拉伸后明显感觉更好了。随着持续的指导和监督，他会变得越来越强壮，越来越平衡。

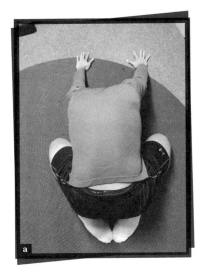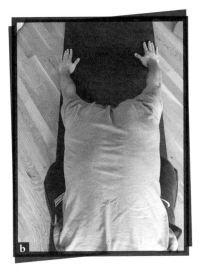

图 2.4　PYFS 拉伸前后：a. 运动员在 PYFS 拉伸前；b. 运动员在 PYFS 拉伸后

站立山式

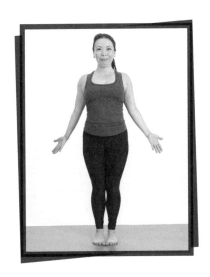

　　运动员站立，双脚平行，同时调整膝关节，让膝关节对准第二趾。运动员双臂在身体两侧自然下垂。观察头部，是否相对于肩部向前或向其他方向偏移、脊柱是否有侧弯及双肩高度、双臂长度或双脚位置是否有差别，这些都涉及不平衡的表现。如果运动员不解决这些问题而继续训练就会导致伤病。如果你难以确定这些不平衡，可以观察运动员身体中的负空间。注意运动员双手自然下垂的方式，特别注意是否有一只手掌心向外而另一只手掌心朝向大腿的情况。

下犬式

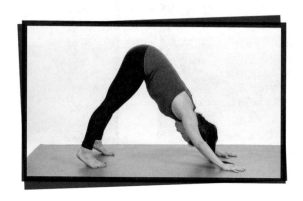

运动员从双手和双膝着地开始。然后，双手分开与肩同宽，双脚分开与髋同宽或与肩同宽，脚趾勾起，双腿尽量伸直。先不要给出任何准直指令，注意运动员双手自然摆放的相对位置。如果运动员无法伸直双腿或背部拱起非常明显，你就会知道她的腘绳肌非常紧张，需要锻炼。在这个体式中，你可以快速评估她的力量。如果她很快就放弃，说明需要更多的力量锻炼。观察运动员背部的拱起，这种拱起表明了她身体紧张的一侧。

仰卧上伸腿式

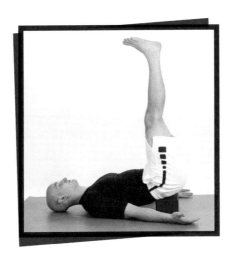

　　运动员呈仰卧位，面部向上，臀部沿着墙向上移动，双腿也顺着墙尽量向上伸直。双臂放于身体两侧。这时有许多需要观察之处。运动员是否能够将腿抵在墙上伸直？如果不能，说明他的腘绳肌很僵硬。运动员的双腿是一样长，还是双腿的长短有差异？如果存在差异，说明运动员可能天生如此，也可能是由髋部不对称和下背部僵硬造成的。运动员的双脚是对称地指向左右两侧，还是一只脚指向前方，另一只脚指向侧面？这可能是髋部外旋造成的不平衡。

儿童式

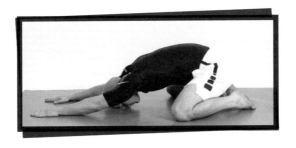

　　运动员从双手和双膝着地开始，双膝分开，大于髋宽，双脚踇趾相接触。运动员慢慢地将髋部朝向脚跟移动，尽量移动到最大限度，双臂向前伸展，肘关节伸直，掌心朝向地面平放。观察背部有无隆起和凸块，脊柱有无侧弯，以及头部的摆放位置，尤其要观察运动员的面部是垂直向下，还是向左侧或右侧偏转。观察运动员的双手，尤其注意是否有一只手比另一只手伸得更长的情况。同时还要观察髋部，特别注意是否有一侧髋部抬离脚跟而另一侧坐在脚跟上的情况。这些情况都可能显示严重的不准直问题，会导致伤病或因伤病产生的补偿行为。这个体式一直是我的最爱，因为它能迅速确定背部问题（参见图 2.4）。一侧僵硬会带来力量和运动的不平衡。

医生为我的运动员治疗伤病之后，我该如何开展康复训练

应对伤病是非常常见的。当运动员在医生治疗完成后来找你时，你需要谨慎对待。要重视伤病周围的关节和肌肉，这些部位很容易因动作补偿和护甲而变得僵硬。记住要持续评估运动员的平衡性，并随着进展每天调整训练。

想象一个优秀的接球手和他的运动需求。在本章，我们已经讨论过如何观察他在球场上运动时的常见动作和理解他的职责，以及他为了达到优异的表现水平而需要身体做出的运动方式。在你的帮助下，他能够在前场快速移动，能够感知周围的环境，他的外围视野会变得非常宽阔，这些都是因为你缓解了他颈部的僵硬，恢复了其颈部两侧的对称性。他能深度扭转脊柱，让髋关节和膝关节准备好随时转向、急停和奔跑。无论你的运动员参加的是什么体育项目，能够自由地做出这些动作就能释放他们的最大潜力，获得成功、释放力量并延长运动生涯。

伤病预防与康复问答

瑜伽能改善运动员的平衡性、力量、柔韧性、意志力、专注力和呼吸，是训练的重要组成部分，同时对伤病预防也非常重要。当你在学习一个体式及其对运动员的作用时，我建议你用一组日常练习来预防伤病或加快他们现有伤病的康复速度。我非常荣幸能参与到许多专业运动员的康复项目中，并看到了他们练习 PYFS 实现快速康复。

当学员背部疼痛时，我应教授哪些体式

这个说来话长，背痛几乎都与腘绳肌僵硬有关。当背痛发作时，可以抵住墙做站立前屈式（直到背痛有所缓解）、下犬式和两侧的坐姿脊柱扭转式。要确保医生同意你使用瑜伽帮助学员缓解病痛。每天进行 5 到 10 分钟的辅助鱼式。这些体式能帮助学员从各个方向打开背部，放松腘绳肌，让腘绳肌不再牵拉背部。

当学员经历了膝关节手术或膝关节有伤病时，我应当教授哪些体式

始终要确认学员可以接受瑜伽训练。拉伸股四头肌和腘绳肌来放松膝关节周围的

肌肉。缓解膝关节压力并使其放松的最佳方式就是前面提到的鸽子式、蛙式、英雄式和坐姿脊柱扭转式。

学员接受髋关节置换手术后，我该使用哪些体式

首先确认学员可以练习瑜伽，然后可以让学员定期练习髋部扭转的体式，如鸽子式（可能需要瑜伽砖进行辅助）和蛙式，但还需使用战士式及其变式训练腿部力量。学员还可以花些时间尝试站立平衡体式，如树式、舞王式等，锻炼腿部小肌肉，改善平衡性。

当学员有脊柱伤病时，我该使用哪些体式

这种情况一定要小心，只有在你确信体式有益时才能使用，否则就需要等待或将学员转介到适当的专业人士处。这个问题很难一言蔽之，需要具体病情具体分析，并要得到学员的医生的协助。如果你希望循序渐进地开始，可以让学员练习仰卧脊柱扭转式，并用毯子进行辅助，调控体式的难度。要时刻关注学员。较为保守的辅助鱼式也是有效的伤病康复方案中的一部分。

当学员有颈部伤病时，我该使用哪些体式

请记得，在开始前确认医生同意学员练习瑜伽，而且在学员康复之前要避免负重练习。利用支撑物和毯子协助学员练习轻柔的犁式和背部伸展体式帮助颈部放松。此外，还可以练习打开肩部、胸部的体式以及背部扭转的体式。这些部位打开的程度越大，颈部的压力就越小。

当学员患有腕管综合征时，应当教授哪些体式

可以尝试桌式并转动手腕以打开腕管，缓解前臂和手腕的紧张感。如果手腕支撑地面的压力过大，可以在墙上进行，直到学员可以做到桌式。在掌握桌式之后，可以进行平板支撑并转动手腕。

正念工具

3

什么是正念训练？它与运动员有什么关系？它是你训练自己的意志并将其提升到更高水平的机会。在高风险比赛项目中，你可能会经历肾上腺激素飙升——心跳加快、掌心出汗，腹部像是有千万只蝴蝶在乱撞。大脑在过去的记忆和担心今天的后果之间反复。处在这种压力状况下，你的大脑根本无法关注现在，反而更容易犯错或冲动。你的意识混乱，根本无法保持平静。

据估计，我们大脑中每分钟闪过的词语达 800 到 1400 个，不停加工各种想法、声音和看到的事物。为了在巅峰时期表现出色，运动员必须能够在紧急时刻做出正确的决定，保持沉着冷静，并依靠他们的训练积累冲过终点线。我们的身体可以应对偶发的、短暂的压力冲突。但在当今这个时代，我们不停遇到不同的压力；有时我们的身体难以应对，就产生压力反应。我们必须教会自己和运动员如何让自己保持安宁、如何给自己喘息的时间及如何摆脱杂念以让自己享有平静的生活。正念能平息繁杂的想法，创造出一个让我们只需关注自己能控制的事物和当下的环境。当你的身体和思想保持平静且什么都不用说的时候，你就关注到未曾注意的事物，变得更加敏锐，并能聆听自己内心的声音。

什么是正念

正念是一种保持专注的特殊方法。它让人有目的地将意识带到自己正在感受的当下。正念就是找到当下，它通过使用持续吸引注意力的技术、关注我们的体验而不做出反应及接纳脑海中各种不同的思绪来应用于感官体验、思想和情绪。正念创造了一个空间，让冲动的反应变成经过深思熟虑的反应。反应本身并无对错，但如果你的反应来自压力或是非理性的，并且影响了你的行为或状态，那么这样的反应就是不合适的。正念有一个非常重要的作用，就是为每个练习者提供应对脑海中不断产生的繁杂想法的方法。

我们在体育运动中需要一定程度的压力，这能帮助运动员安全地完成比赛。但运动员必须能够抵抗内部和外部的干扰，以最佳的状态进行比赛。他们必须能够避免失败导致的过度反应，并在比赛之后卸下压力，这包括不搭理狂热的球迷、忘掉不公的裁决及原谅自己糟糕的表现。没有经历过正念训练的运动员在受到刺激时，经常会迅速做出不恰当的反应。进行正念训练后，在面临同样的刺激时，运动员能快速做出巧妙、合理的反应。正念颇为流行，它既是一种简单可行、易于掌握的应对压力的方式，还能额外带来以下益处。

· 提升专注力。

· 缓解注意障碍（ADD）和注意缺陷多动障碍（ADHD）的症状。

· 让人变得更加平静。

· 缓解焦虑。

· 更好地控制冲动。

· 增强自我意识。

· 掌握更好的解决冲突的方法。

· 使前额皮质增厚。

有了上述的潜在益处，就很容易理解为什么这种训练能帮助运动员提升他们的运动表现水平了。各个年龄的人们都在寻求这种技巧，以帮助他们应对记忆重要内容（如剧本）、进行公共演讲、接受媒体采访、与他人竞争、与同龄人交涉和改善家庭生活等方面的问题。

这里有一个很好的向运动员解释正念训练的类比。假如你在训练一只小狗，你很明白其中存在的挑战：小狗充满活力、狂躁难耐，到处跑来跑去。你希望训练小狗不要把家里搞得一团糟。所以将小狗带到外面的草坪上并等待。小狗非常狂躁，到处乱跑乱跳，驱赶别的动物，四处探索。你将小狗抱回到草地原来的位置，小狗仍然发狂乱跑，上蹿下跳，四处驱赶、探索。然后，你再一次将它抱回到草地上原来的位置，小狗仍是如此。渐渐地，小狗开始明白这其中的道理。通过一次次的练习，小狗知道要回到草地上原来的位置，因为乱跑乱叫地发疯对它一点好处都没有。一个模式最终形成，一个新的习惯也形成了。你看到这个模式了吗？这和训练运动员思想的过程是一样的，需要耐心和坚持。

与之相反，让思想散漫地游荡会导致思想缺失。这是个严重的问题，尤其对运动员来说。思想缺失会削弱运动员的表现，让他们的注意力涣散，阻碍他们想起如何在赛场上发挥、如何阅读及如何比赛；因此，思想缺失会影响运动员的学习能力和智力。思想缺失让运动员脱离当下，被脑海中潮水般的思绪淹没，焦虑、挫败感和压力增多，从而妨碍身体上的表现。

当我们的思想清晰时，大脑会充满创造性的力量。我们在一生当中会学到很多东西，并学会相信我们学到的东西——例如，我们相信地球是圆的。我们从胎儿期就开始聆听一切，聆听每个人，并相信很多我们听到的内容，因为这是老师教给我们的，或者因为这是我们家庭一直以来的信念。要鼓励你的运动员提出质疑，为自己而学习和体验！当他们通过自己的体验来学习时，可以自行决定对该体验的信任程度，可以识别这种体验是来自嫉妒、羡慕、贪婪、判断、善意还是信任。大脑需要确信和重复来进行再学习，所以要有耐心。我喜欢用以下内容来类比这个原理。

想象遍布野草和石头的高山，其表面凹凸不平。想象一下将一块大石头从山顶推下山脚的场景。推着这块大石头翻过或绕过山上的石头并碾压途中的野草要费很大力气。假如你在同一条路上一次又一次地将石头推下去，会发生什么？会形成一条凹槽。一旦这条凹槽形成，再将石头推下山就毫不费力了。你只需将石头放进凹槽，它自动就滚下去了。习惯形成的方式和这个过程是一样的。

接下来，假如你想把石头从一个新的方向推下去，就要改变习惯。山上的其他地方仍然遍布石头和野草，要把石头再次推到山脚又需要费一番力气。既然目标是从其他地方推下去，即使旧的凹槽仍然存在，我们也必须制造一条新的凹槽，但这条凹槽不会立即出现，这就是关键所在。这块石头可能倾向于从不费力的那条路上滚下去。如果我们持续地推石头，一次又一次，那么新的凹槽就会逐渐形成。随着时间的推移，如果旧的道路不再被使用，它会重新布满野草和障碍物，成为不容易被选择的那条路。随着时间推移、持续关注和不停地练习，新的道路成为更为轻松的一条路。

正念和大脑健康

有研究得出一个非常令人振奋的发现：正念训练能够刺激前额皮质（PFC），使其得到发展并增厚，这或许能为应对高强度运动带来的损害提供变革性的方法。前额皮质位于前额。丹·西格尔（Dan Siegel）在他的 Mindful Brain 一书中指出，正念训练可以刺激大脑的这个区域，从而建立各方面的身心健康（Siegel，2007）。这些方面包括以下几种。

- 平衡性：神经系统关于停止和运行、高水平和低水平的调节。当你的身体处于平衡时，身体会自动产生当时情形所需的适量能量。
- 情绪调节：针对当前情形适当调节情绪。当情绪失调时，我们会被情绪淹没或感到情绪上的混乱，我们可能会感到沮丧或生活毫无意义。

· 恐惧调节：镇静、舒缓甚至忘记恐惧的能力。

PFC 负责管控功能，该术语指利于目标导向行为的一系列心理特征。我们在计划、组织、制定战略、关注和记忆细节（如剧本）及管理时间和空间时都需要用到 PFC。以上功能都是运动员需要的。

把正念作为一生的练习

我们每天都会花时间照顾自己的身体和做出与生理卫生相关的动作，如洗澡、刷牙、吃饭、穿衣。从现在开始，在精神卫生上花一些时间吧。你的身体健康和精神健康值得你花费时间和心神。把正念练习纳入你的生活能提高你的柔韧性和适应性。如果你感觉自己被困在老旧的习惯里，正念方法能够重新训练你的大脑，让你摆脱固有的习惯。正念让我们在冲动行事之前停下来，慢下来。它能帮助你感受当下，而不是为你无法控制的未来而过度担心。它可以让你不再自怨自艾，让你具有更好的耐心、善心，接受自己，接受他人。在你摆脱了负面思想、负面话语和负面意象时，你会感到日常生活更加充实且有序，并能投入当下。我们来详细看一下吧。

思想

思想可以分为几类。但是当你寻根究底时就会发现，很多思想都是源自对过去的忧虑，或将这些忧虑投射到未来而产生的恐惧。我们很少只考虑现在，扎根当下。记忆、担忧、计划、策略及梦想组成了思想永无休止的循环往复，这既有好处也有坏处。让思想停止就像要堵住耳朵一样困难，几乎不可能。这也是人们无法坚持定期进行正念练习的原因——不知道如何应对思想。思想就是思想，是对体验毫无意义的个人理解。让思想只是思想，而不是成为执念，这一点非常重要。有时候思想看起来也像有自己的想法。我们要努力让精神习惯按照对自己最有利的方式运行，而不是与不想要的思想斗争。接下来，我们就来学习如何做到。

心理对话

心理对话就是我们的内在谈话、讨论和辩论，是思想在讲故事。心理对话通常会包括不真实而无用的喋喋不休。有时候心理对话声音很大又很清晰，有时候是一番狂轰滥炸，而且尖酸刻薄。有时候心理对话非常微妙并有提示性，如潜意识发出的信息或只是混杂在诸多声音当中，你甚至难以注意到这些信息。通常在心理对话结束之后你才会意识到它们的存在。

心理意象

心理意象就是你闭上双眼时占据你脑海的图像。心理意象的基础是当前的情形、近期的经历和感受。例如，如果你饿了，你的脑海中就充满了各种食物，让你的胃暂时忘记潜在的不适感受。你的大脑会将你最近思考最多的内容创建成意象，并对你的情绪、感受、文化和训练产生影响。很多时候，思想运转得飞快，以至于意象只能暂时闪现，但是思想仍然如山呼海啸般汹涌。

瑜伽是否能帮助建立心理承受力

形象化和心理训练技术，如生活排毒，能改善运动员的心理。持续钻研这些技术能提升你的能力，让你能帮助运动员找到对他们最有益的方式。

告诉你的运动员，他们能掌控的只有现在，即使他们 99% 的时间都被卡在过去或未来。并不是让你完全摆脱这些思想，这些思想是我们生存的关键所在，也是我们之所以成为我们的根本。回顾过去和展望未来对我们的积极意义在于能帮助我们进行规划、设定目标，并避免再次犯相同的错误，有时还能为一些问题提出创造性的解决方法。要注意积极的思想能够以目的为驱动进行规划、寻找解决方法并保持警觉，但消极的思想会阻碍个人成长。

当你做大多数每天都在做的事情的时候，把正念练习融入日常生活是相对容易的。当你聆听别人谈话时，正是思考自己的身体、思想、情绪和判断的最佳时机。在谈话中要聚精会神。你是否在倾听、在诉说且意识到你何时想要打断谈话或增加一段谈话？你是否关注到自己的身体？例如，你的身体是否接触到椅子？有什么样的感觉？当你在行走时，脚下的地面是什么感觉？你可以选择每天都做的事情，如做饭、刷牙或打电话等，把正念引入这些活动中。能够帮助你的运动员轻松地把这些练习引入运动项目的策略包括以下几种。

- 把它加入运动员的日程表中。
- 每天进行不同的练习。
- 在手机上设置提醒，让运动员远离电子设备。
- 早上，把闹铃设置成贪睡模式，用 10 分钟进行呼吸或身体扫描式冥想。
- 晚上入睡前也可以做身体扫描式冥想。

· 在与爱的人交谈时，使用客观的词语技巧，让意识更集中于对方。
· 在每天的同一时间进行 1 到 10 分钟的坐姿练习。

正念工具

关于正念的误解

当你帮助运动员变得更加全神贯注时，要确认他们是否理解了正念。

· 正念不是强迫自己冷静和遵守严格的规定。

我们期待正念能为我们带来和谐与放松。我们希望自己所有的经历都一帆风顺，我们拒绝不好的感受。当我们想要什么而不得时，就会不开心。我们会认为是出了什么问题或我们做错了什么。我们会批判自己的经历，批判自己，而不再关注当下。尽管我们能从正念练习中获得宁静、平衡或放松的感受，但这也不是一定的。正念要求我们关注自身的体验，包括所有的思想、感受和身体感觉。

· 正念可以显著减压，但是不等于减压。

· 正念不是减压，而是帮助我们以不同的方式与压力产生关联。

· 正念不等于自满。接受并非意味着自满，它是让你基于善意或同情而非挫败感来接受正在发生的事情。

· 正念练习对每个人都有用，与精神信仰无关。

· 要从正念中获得益处，就必须将它视为新的生活方式，而不能在两周课程结束后就将其束之高阁。

要练习正念，我们必须制造一个正念工具箱。理解其概念，尝试所有的工具，然后确定哪种最适合你的生活方式。你不需要练习所有的正念工具，你可以根据每天在指定时间内所做的事情、你的时间限制和哪种正念工具能真正清空你的头脑来进行挑选。这些工具能让你清空杂念，回到现在，完全投入当下，消除脑海中阻碍你成功的喋喋不休。正念工具有六种：呼吸、呼吸计数、身体扫描式冥想、客观的词语、生活排毒和视觉化。

呼吸

可使用的简单呼吸技巧有腹式呼吸、完全呼吸和鼻孔交替呼吸。我们来逐一解释。

腹式呼吸

腹式呼吸非常简单，就是用鼻子呼气、用鼻子吸气，让气息深深地进入腹部。用鼻子呼气、用鼻子吸气是因为鼻子特殊的功能让其可以根据周围的环境加热过冷的气体，冷却过热的气体，让吸入的空气适合身体。同时，将气体深吸入腹部，而不仅是浅浅地吸入胸腔，是告诉身体关闭"战或逃"反应，立刻平静下来。

可以尝试一种自然的镇静呼吸模式。吸气数到四，憋气数到七，然后慢慢地吐气并数到八。呼气的时间是吸气的两倍。你可以在下次难以入睡的时候试试这个方法，也可以把这个方法教给你那些在场边很容易被激怒的运动员。这个方法让大脑有东西可想，也可以减少练习者头脑中的杂念。当我们处于高压下时，倾向于用嘴呼吸，吸入的气息也比较浅，只到胸腔。这样也没什么错，我们有时需要这种呼吸。腹式呼吸能激活让身体放松的生理系统或促进身体的气息调节；它能让身体平静下来，防止大脑的反应核心过度活跃。腹式呼吸还包括以下益处。

· 降低血压、心率和呼吸频率；清除血液内的乳酸盐（乳酸盐会加剧焦虑感）。
· 增强阿尔法脑电波，让你平静而警觉；向血液释放血清素，血清素是让你感觉良好的神经递质。

完全呼吸

要理解完全呼吸，最好自己尝试一下。准备练习是：双腿舒适地盘坐，脊柱保持直立，闭上双眼，放松手臂和肩部，双手放在下腹部；吸气时，腹部隆起；呼气时，腹部下凹。根据以下指导进行练习。

1. 吸气，将意识带到腹部。有意识地轻轻将横膈膜下压，让腹部像气球一样隆起。
2. 继续深深地吸气，将注意力转到胸腔。扩张胸腔和上腹部，让肺部中间充满空气。
3. 继续吸气，将意识带到锁骨区域，锁骨上提。在吸气的最后做一个短暂的停留，然后以相反的顺序开始呼气。

呼气结束时尽量让肚脐向内牵引，靠近脊柱。这样，一次呼吸就完成了。呼气结束时，做一个短暂的停留，开始下一次呼吸。继续呼吸 4 到 6 次。最后一次呼吸时，保持双眼紧闭，放松一会儿。

在这种深长而完全的呼吸中，我们使用了肺部的全部容量。据估计，我们平时进行的浅度呼吸只使用肺部七分之一的容量，携带的氧气量也只有最大量的七分之一。携带更多的氧气意味着血液能够为身体循环带来更多的氧气。从细胞层面来讲，我们可以通过气体交换把更多的二氧化碳从身体中清除出去。因此，深长的呼吸能够在每一次吸气时带来更多的普拉那能量和活力，在每一次呼气时更加深入地清洁和净化。深长的呼吸能镇静神经，缓解压力水平。这就是为什么在激动或生气时，大家都会建议做深呼吸！

普拉那是什么

　　普拉那是梵语，意思是"生命之气"，是指世间万物的精华、精妙的能量。调息法是控制呼吸的艺术。

鼻孔交替呼吸

　　要练习这种呼吸技术，我们需要使用深吸气和深呼气。当你的运动员投入时间练习鼻孔交替呼吸时，他们会重新建立起平衡，并让精神和身体都放松下来。当人们感到被思绪淹没，感到压力或负担了太多事情时，内在的准直就可能失去平衡。这种呼吸技术能很好地修复内在平衡，让左右半脑恢复稳定。除了平静思绪和减轻压力外，这种呼吸方式还能提升注意力、刺激呼吸功能、活跃神经系统，并排出毒素。

　　开始这项练习前，以舒适的姿势坐下，脊柱竖直，闭上双眼，肩部放松。右手轻轻握拳，拇指、无名指和小指抬起，食指和中指抵在拇指根部。拇指用来堵住右鼻孔，无名指用来堵住左鼻孔。根据以下指导进行练习。

1. 用右手拇指堵住右鼻孔。用左鼻孔吸气，开始第一次呼吸。
2. 呼吸完成时，用无名指堵住左鼻孔，打开右鼻孔。用右鼻孔呼气。
3. 现在，用右鼻孔吸气。吸气完成后，再次用拇指堵住右鼻孔，使用左鼻孔呼气。

　　如此算是完成了一次呼吸。以此方法继续呼吸6到7分钟，直到你感觉自己平静下来。每一次吸气和呼气都要深长而轻柔。

我的运动员最适合使用哪种呼吸方法

　　如果有疑虑，就使用腹式呼吸。在运动员清除头脑中的负面思想和不必要的杂念时，随时可以使用呼吸计数帮助他们平静下来、感到舒适。

呼吸计数

呼吸计数非常简单，从名称就能看出方法。在你或你的运动员想要放松时，或感觉被思绪、压力、各种情况淹没时，就开始数你的呼吸。吸气时数一，呼气时数二，再吸气数三，再呼气数四，以此类推。在这个练习中，思想会不可避免地开始徘徊。发生这种情况时，认清状况，把思绪放在一边，重新开始计数。让你的运动员不停地进行这种练习，直到新的平静的感觉涌来。当你关注思想，而不是关注计数的时刻就是全神贯注的时刻。有思绪没问题，但你不应该沉溺其中或让负面思想掌控你的头脑；认识到这一点，然后重新开始计数。

即便如此，你的运动员仍然可能会发觉把注意力保持在呼吸上超过五个回合，甚至超过两个回合都很难。如果发生这种情况，要告诉他们认可自己的思想，但不要给这些思想赋予意义，再重新开始计数，然后他们的计数数值就能增加了。

呼吸计数练习是思想运行的一个关键方式。要鼓励你的运动员无论数到多少，都对自己保持宽容，要努力接受自己能做到的程度，而不要带有评判。他们所做的和感受到的一切都没有好坏，这些内容都仅仅是存在而已。有时候集中注意力很容易，但有时候会很难。数字本身只是学习或过程的一个指标而已；只是你的大脑当时工作状况的一个衡量指标。当你的运动员开始注意他的思想时，这件事本身就很有意义。

身体扫描式冥想

身体扫描式冥想最好以仰卧姿势进行。身体扫描就是将注意力系统性地在全身移动，从脚趾开始，到头顶结束。持续进行身体扫描的人会对自己的身体有一个新的认识。身体扫描明显具有多重好处：能够集中大脑的注意力，摒弃倾听脑海中繁杂思绪的习惯，并能系统性地放松全身。

鼓励运动员找私密而安静，并让自己感到舒服的地方进行练习。一天当中的任何时间都能进行身体扫描式冥想练习。在越晚的时间练习就越有助于睡眠。身体扫描式冥想可以用 10 到 40 分钟的时间，这取决于练习的强度和可用的时间。

开始身体扫描式冥想时，首先要感觉舒适放松，可以仰卧，也可以双脚踩地坐直。闭上双眼，用几分钟整理呼吸。如果你感到疲倦但不打算睡觉，就在椅子上坐直，不要靠住椅背。尽量尝试意识到你当下的感受。接受正在发生的一切。放开所有的想法或目标。深刻而真实地接受自己的状态。根据以下指导进行练习。

有节奏地呼吸、把注意力放在呼吸上，保持一段时间。用鼻子吸气、鼻子呼气，把气体深深地吸入腹部，使用前面学过的腹式呼吸。接下来，你将一步一步系统性地让注意力在全身移动。首先，把你的注意力从呼吸转移到脚趾。感知你感受到的，无论是深远的还是不存在的。将你的注意力从双脚转移至小腿、大腿、骨盆区域、躯干下半部分、躯干上半部分、肩部、上臂、前臂，以及双手。在每个区域稍做停留。然后继续将注意力转移到你的颈部、面部、头部后侧上，最终到达你的头顶。整个过程可能需要花费 10 到 40 分钟。每次注意力飘远的时候，都注意再次集中注意力，把你的思绪带回你的呼吸和扫描中。想象你的呼吸对身体每个部位产生的影响。完成全部扫描后，花点时间注意身体的每个部位。然后吸气，想象吸气时气体从你的脚趾开始移动，一直移动触及你的头顶。呼气时，让呼出的气体从头顶扫描到脚趾。

保持平静，呼吸。

在身体扫描式冥想中可能会经历多种身体感觉、情绪反应和思绪。例如，你的运动员会感到刺痛、僵硬、疼痛、打击、麻木、发痒、紧张、放松、清凉、温暖或干燥，情绪可能有喜悦、焦虑、厌恶、满足、悲伤、愤怒、挫败以及幸福等。通常会出现的思绪包括计划、过去的事情、评价、希望、愿望、分析，这些都会打断一个人的正念练习。所有这些体验都是有效的。鼓励你的运动员接受这些思绪，并放手，然后专注于练习。

身体扫描式冥想练习把你的注意力放到身体的变化状态当中。通常我们只有在肌肉拉伤或生病时才会注意到身体，认识到在这之前身体的感觉有多么好。我们很少会花时间感受踩在地上的双脚或穿在身上的衣服。我们开始习惯于这一切而变得迟钝，直到生病或受伤才会关注内在，感受细微的痛苦和疼痛。汽车有警示灯，我们没有，好在我们有正念。

你的运动员意识越敏锐，就越能提前用身体的雷达发现一些事情，如颈部的不适或背部的僵硬。这正是身体扫描式冥想提供价值的所在。僵硬和不适可能早已存在，只是运动员没有注意到。他们现在可以注意到身体良好的感觉和深度的放松。有的人在注意力集中于某个部位时可能会感受到不适——如某些发痒的点。意识集中于某种感觉，有时仿佛会让感觉更加强烈，因为意识将这种感觉加强了。

客观的词语

客观的词语是简单而非常有效的正念工具，也是我的学生们最喜欢的一项技巧。使用客观的词语能立刻将你带到现在。它是对你当下时刻的描述。我常在开车时使用这种方法。我因为工作的原因，在一天中要去很多地方，而开车又很容易让人犯困。开车时我很容易昏昏欲睡，失去意识，有时候我会发现不知道自己身在何处。这时正是使用客观的词语的完美时机。开车时，我会观察周围的环境——我听到的、看到的、感觉到的、闻到的——然后用一个个词把它们描述出来。你可以小声描述，或者只在脑海中描述。例如，我在开车时看到一个路标，我会想"路标"；听到一声喇叭，我会说"喇叭"；看到干净的蓝色天空，我会说"蓝色"或"天空"；等等。在做这个练习的时候，你会驻足当下，完全意识到自己。进行这个练习时有一条规则：叙述时不能带有任何修饰，如昏暗的天空、烦人的喇叭。这些修饰会扰乱你的情绪，让思想开始徘徊。让练习保持简单明了。你会像从未见过这个世界一样看待它，并清醒而有意识地享受驾驶。在做一件事情或感到与世隔绝或脱离时，都可以进行这个练习。

你可以让你的运动员在被比赛环境打击到的时候使用这种方法。不安的情绪可能来自躁动不安的球迷、刚刚出现的一个失误或比赛中突变的天气，这正是使用客观的词语的时候。例如，一个篮球运动员，不会去听球迷呼喊，而是会在头脑中说"运球、摆脱、转身、上步、投球"。这种方法让大脑没有空余再去分身，能帮助运动员表现出最好的状态。

最初，新的方法可能不总是有效或感觉良好。我曾教过一位在飞机上练习正念的美国职业橄榄球联盟（NFL）教练。因为意识非常清晰，他能关注到飞机上所有的人和对话，这让他变得焦虑不安，甚至非常怀念练习正念之前的日子。他说他现在一点都不喜欢自己的意识如此敏锐。我非常了解，但是无论你是否愿意，为了保持安全和健康，你对生活中的每一种情况都应保持意识和主动，而不是被动。重复学习一开始会让你感到不适，但从长期来讲，拥有正念的生活为你带来的利要远远大于弊，因此请不要放弃。那位 NFL 教练已经认识到自己对周围环境变得麻木，他错过了生活给他带来的很多东西。拥有正念的生活会为你带来很多好处。

生活排毒

生活中有太多负面因素会扰乱运动员的精神，给他们带来压力，以至于让他们无法投入当下。决心拥有正念的生活需要有强大的头脑和遵守纪律的内心，否则很容易回到过去的生活方式，或再次搬运石头时让石头从老路滚下山。想一想我们重新建立谈话和思考时会遇到什么样的挑战。韦恩·戴尔博士常说："如果你看待事物的方法改变，那么你看到的事物就会改变。"

以下方法可以让运动员成为一个更好的人，并能帮助他忽略令人分神的事物，集中注意力于积极的事情。

建立无害行为

无害意味着不会在精神上、语言上和身体上对其他人造成伤害，这意味着要避免任何可能伤害他人的行为。暴力或伤害行为来自恐惧、愤怒或怨恨。这些强烈的负面情绪能够极大地影响一个人，让他失去敏锐的意识。我们都曾有过这样的经历，过后又又后悔不已，其他更多的负面情绪便也随之而来。

伤害别人很难让自己进步，这会让你难以在正念道路上取得成功。要鼓励你的运动员在采取伤害行为之前停下来，并要努力尝试学会同情。还可以在做出反应之前使用本章中提到的其他正念工具。为别人带去善意会带来十倍的回报。这种思想并不意味着一个人的软弱或对当前状态的满足，而是追求整体的提升。

练习不偷窃行为

不偷窃行为有很多种形式。它不是简单地指不偷东西，从广义的理解来说，不偷窃行为是指不占有无法承担的东西。这包括他人的时间、精力、感受、情绪、思绪甚至是想法。偷窃来自贪婪和嫉妒。这些感觉会为你带来沉重的负担。当你偷窃别人的事物时，不管所偷之物是大是小，你都很难进步。这种思想包括物质主义、过度消费、囤积以及贪婪的欲望和累积不必要的东西。贪婪扭曲了我们看待现实的方式，只为我们留下不快乐。无论我们是否得到了想要的事物，自私的欲望都会让我们受到折磨，迷惑我们脑中的判断与影响头脑的清晰度。要教会你的运动员大度、珍惜简约的价值，要练习学会慷慨。慷慨的行为可以很简单，可以是奉上真诚的赞美，也可以是付出时间。

训练语言

训练语言不仅是要出言谨慎，更是要意识到从你口中说出的话，不要抨击他人，不要说对提升无意义的话；要倾听，暂停，然后给出深思后的回应。

语言可以带来快乐，也可以带来痛苦。鼓励你的运动员充分投入，说那些能激发自信心、带来欢乐和希望的语言。教会他们不要传播不知真伪的信息。语言能导致分裂和不和谐，不要让自己成为这其中的一个环节。当你对一个人撒谎或苛责时，会很难进步，这只会在你的大脑中留下多余的繁杂思绪，而让你难以充分投入当下。

远离毒素

这个练习可以教会你的运动员意识到他们正在消费什么。要认识到所有真正或在象征意义上可能成为毒素的事物，包括不适宜的电影、电视节目、书籍、杂志，甚至是对话。对于无法让他们更加有智慧、更加优秀或让世界更加美好的事物，就不要去碰。不仅要认识到有毒的食物、药品、酒精，还要认识到有毒的媒体、电话交谈、网络、社交网络，以及"观念"。有毒的信息会让我们的运动员头脑迟钝，毒害他们的注意力和智力，降低他们学习的能力，并会助长 ADD、ADHD 的流行。所有这些有毒物质都会迷惑专注力，让人们难以专注于当下环境。

远离毒素能够让你的头脑更加清晰，让你享受生活，同时减少压力并提升专注力。想象在生命之初，你的身体是一块纯净、清澈的水晶，没有任何杂质。水晶在与环境、毒素、人接触时，来自外在世界的所有事物都会被反射回去。要保持你的身体和你的水晶永远清澈、透明。外在事物只能以积极的方式影响你。告诉你的运动员特别注意被允许进入他们生活的人、他们周围的事物，以及要去的地方。所有这些人、事物和地方对他们的影响比他们所知道的要大。对其他人来说，他们也会成为这样一种存在。为了帮助保持头脑和身体的清澈，他们要注意与自己相处的人、搜索的视频和观看的图像，并只与对他们灵魂有益的人接触。

视觉化

视觉化就是在你的脑海中重新创建与一项活动相关的所有图像、声音和感觉，以便在一个完美的环境中进行练习。这是一种为未来事件建立精神画面的技术。

外部影响和媒体时间带来的危险

让生活远离毒素的一个挑战在于我们很多人都过于相信自己从杂志和新闻广播上看到的内容。我们成了建议的奴隶，失去了根据自己的个人信念形成自有观点的能力。要提醒你的运动员，他人的观念，包括媒体新闻中的观念是基于他人的教育和经验，而不是基于你的或你的运动员的教育和经验。这些叙述可能是不完全的，或有其他目的的。

简单来说，互联网可能正在伤害我们的头脑。我们不停地使用着各种设备。以下是畅销书作家迈克尔·海厄特（Michael Hyatt）引用 2012 年 *Newsweek* 的文章所述的一些有趣事实。海厄特致力于帮助人们在工作中取胜、实现个人目标，并在人生中获得成功。很多遵循他理念的人在生活中的各个方面获得了成功。

- 美国人平均每天至少盯着各类屏幕看 8 小时。
- 2008 年，时任美国总统的贝拉克·奥巴马（Barack Obama）刚刚进入他的办公室的时候，苹果手机才刚发布。现在我们的生活显然已经离不开它了。
- 超过三分之一的用户每天下床之前都会先上网。
- 青少年每个月的平均文本处理量多达 3700 个。

脑部扫描技术显示我们的大脑正在被重塑，前额皮质正在发生改变。互联网成瘾者的大脑与酒精成瘾者的大脑非常相似。据海厄特称，大脑负责处理语言、记忆、运动控制、情绪、感受和其他信息的部位发生了实质性的萎缩。研究还显示一个人在网上花费的时间越多，在精神上感觉越糟糕。网络使用者占用了睡眠、锻炼和面对面互动的时间来上网，这会带来孤独和沮丧。控制这种状况的方法有三种。

· 完全不使用网络，这种方法可能不现实。

· 忽略这个研究，继续我行我素，这可能不健康。

· 使用折中的办法——有计划地使用网络，明白网络带来的影响。

我们天生就要用一天中三分之一的时间休息，也就是每天要花八小时睡觉。丧失投入当下的能力最快的方法就是自欺欺人，剥夺身体需要的"关闭"时间。告诉你的运动员，每周需要休息一天，他们需要度假，需要远离媒体，并且每天要睡八小时。每天找一个安静的地方暂停下来进行反省非常必要，哪怕只是用几分钟练习某一项正念工具。

此外，人天生就需要生活在与他人的关系之中。在社交媒体和虚拟对话的世界中，我们必须有意识地建立起现实世界的关系和加入真实的团体。决定过这样的生活就意味着我们会在家庭成员和真正的朋友身上花费更多的时间。除了培养人际关系之外，我们还必须空出时间进行娱乐。娱乐指所有给予我们表现创意的机会的活动。这些活动的类型都不是紧急的，但对我们的精神健康至关重要，能使我们感到快乐。教会我们的运动员这些非常重要。

我对艾伦·理查森（Alan Richardson）多年前进行的一项实验非常着迷。这项实验中，让三组篮球运动员进行投篮。在实验开始时，首先让所有的运动员投篮100个作为基数。

实验的基础是证明视觉化的力量和运动表现。

第一组每天投篮20分钟，持续一个月。第二组运动员在这一个月内进行与篮球无关的活动。第三组在视觉化的指导下进行投篮，每天也投篮20分钟，持续一个月，但这组人员并没有真正地触碰篮球。

在完成自己所在组指导的一个月后，所有运动员再次投篮100个，与自己的基数结果做比较。

第一组运动员的投篮成绩提升了24%。第二组不出意外地没有提升。最后一组，即视觉化组的投篮成绩提升了23%。这项惊人的结果证实了在训练计划中加入视觉化训练的重要性。我喜欢给我的运动员讲这个实验，尤其是在他们受了伤并认为自己不能真正进行练习而无法进步的时候。视觉化的积极作用可能会带来不同的影响，使自己更上一层楼，其可以在伤病康复期或休赛季时，给予清晰的指导以保持自己的技术水平。

运动视觉化在艾伦·理查森做实验之前就存在了，但时至今日仍没有被视为一种训练技巧。对于一些敬业的运动员来说，视觉化运动就是一种反运动。但事实恰恰相反，运动员既可以进行实际的训练，也可以进行视觉化训练。这些运动员可能因为想得过多而持谨慎的态度，在体育世界中，我们会听到"过度分析导致麻痹"或"当心左脑"之类的表达。但视觉化并不是要取代实际训练，而是作为实际训练的补充，让运动员获得更快的提升。

Stanford Encyclopedia of Philosophy 中一篇关于脑部图像的文章称，视觉化是有效的，因为大脑并不知道执行实际动作和视觉化动作的区别（Thomas，2014）。这篇文章称，当我们视觉化一个动作时，大脑会发出执行该动作的脉冲。由于脑细胞共同协作制造记忆并学习这种行为，无论你是在实际运动还是仅仅使用视觉化运动，神经和肌肉都会以相同的顺序启动。从专业运动员到演员及成功商业人士都可以使用视觉化技术。

要教会你的运动员每天练习视觉化。这样能快速实现他们的梦想和目标。主动视觉化你的目标能让你获得各种好处：能激发你的创造意识，带来创造性想法，让你必然地向自己的目标靠近。它会让你的大脑更容易认清为了达成你的目标需要的资源和采取的行动。视觉化非常具体，你必须能够真实地想象该情形及在整个过程中的体验。

你可以用以下几项说明中的相关感受来解释视觉化技术。

图像

在视觉化一个事物时，你首先要做的就是尽量清晰地看到它。假如你想要看到一辆新车，用你脑海中的眼睛看到汽车的颜色和细节，它可能是荧光糖果蓝色配铬金色，非常特别的铬金色轮毂，深褐色的皮革内饰配上在夜晚闪着红光的仪表盘，变速杆上印着黑色的罗马字母，地毯是深褐色的，后座是狭窄的。当你踏入这辆车时，你脑海中的眼睛就应当看到这整个画面。尽你的能力详细想象。

声音

如果我们用汽车举例，你可能最先想象打开车门时听到的声音，然后想象启动车辆的时候你会注意到发动机发出的轰鸣声。想象立体声系统传出的你最爱的歌声、变速箱转换齿轮的声音及你踩下油门时发动机隆隆的声音。

味道

视觉化一辆新车时，你可能不会用到这一点，但我们假设你会用到。你驾驶新车时可能会在一家本地咖啡店门口停下。你在想什么？你会把一杯咖啡放在哪里？你喝到的味道是甜的、咸的、酸的还是有点苦的？准备好尝一尝吧。

气味

现在回到汽车上。人们最喜欢汽车的一点就是里面的香气。当你坐在里面的时候，会闻到什么？你是否能闻到新皮革座椅的气味？它是不是闻起来就像一辆新车？你有没有在车里放一盒你最爱的空气清新剂？摇下车窗的时候，你是否能从车内闻到清爽的秋天流淌的气息与皮革混合后的气味？

触感

让你的手顺着车身侧面摸去，感受车漆在手下的光滑。坐在驾驶位上，感受身体下的座位多么舒服。双手握住方向盘，感受它。是不是很柔软？现在握住变速杆，挂挡。注意你手上有什么感觉。

情感

想象你驾驶那辆新车会有什么样的感觉。是不是很兴奋？你是不是在微笑？你把这辆车展示给朋友的时候是什么感觉？你会不会感到很自豪？你是不是摇头晃脑的？他们有什么反应？

这就是视觉化的整个过程。不要跳过任何一个步骤，要相信这个方法，并经常去做。对于运动员来说，视觉化能够通过增强动机、协调性和注意力以提升运动表现水平。它还能帮助你放松并有助于减轻恐惧和焦虑。视觉化技术能帮助你的运动员训练自己的头脑，让自己相信他们想要达成的目标已经实现。

在生活和工作中，成功源自目标。你的目标可能是减重、参加超级碗或世界联赛等职业比赛，或想要提升。无论是大是小，目标都给了我们前进的方向和持续的动力。实现人生目标需要付出很多努力和决心。很多运动员都卡在设定目标的阶段。可能开始时他们有很好的意愿和计划，但之后看起来很难实现。这其中可能的原因有很多，如忙碌、没有耐心、恐惧和压力。在他们相信一个目标并能够清楚地看到它之前，他们首先必须知道这个目标是什么样子的。在设计未来时，他们必须能在头脑中为自己的未来创造出一个画面。通过视觉化，他们可以看到什么是可能的。当这件事发生时，他们会开始感到兴奋并有动力。

另一个有用的方法是使用道具，这会让你的头脑相信你的目标是真正的事实。有一个关于演员吉姆·卡里（Jim Carrey）的有名的故事可以作为这个技术的成功案例。吉姆·卡里出身贫寒，但他梦想成为一名演员。他非常认真地进行视觉化，想象有导演来找他，为他提供了一个表演工作。吉姆利用道具相信了这个想象。他为自己写了一张一千万美元的支票，在上面签上日期，并写明是"片酬"。距离他的道具支票上的截止日期还有几个月的时候，他真的收到了一千万美元的支票，这是他出演 *Dumb and Dumber* 的酬劳。

使用道具时要尽可能发挥创意，让道具尽可能真实。例如，如果你的运动员想要参加职业运动，就鼓励她模仿职业团队给自己写一封信，向她发出邀请，表达想要与她签约，或者让她在梦想的团队的队服上印上名字，挂起来，让自己每天都看到。

我在每年的一月都会写下 20 个年度目标。我会自行思考这一年的目标。我把目标定得很大，并写下实现目标的日期。写下你的目标非常重要，这样你就能看到它们，它们就是你使用的道具，但最重要的是每天为实现它们采取行动。没有付出努力是不会有奇迹发生的。等到 12 月时，我的目标怎么样了？我通常都会至少实现目标的 60% 到 70%。我会为某些目标重新设定时间，由于一些事情的发生，这些目标还不具有充分的实现条件。我还会找到因完全没有行动而没有实现的目标，这对我来说可能并不重要，因此事情在该发生的时候就会发生。

以下是一些可以与你的运动员分享的关键建议。

· 每天都进行视觉化，越多越好。可以使用任何空闲的时间，哪怕两三分钟也可以。
· 使用描述性的语言将视觉化的内容写下来。用文字写下来会使记忆更加深刻，并会加强人的想法，提升实现目标的可能性。
· 要积极主动。如果你努力，视觉化法就会生效。

正念应当是用一生学习、每天练习的事情。它应当融入你的生活中，就像是你日历中待办事项清单里的事情一样。正念没有任何风险，每天用一些时间进行正念练习，我们会成为更出色的运动员、更优秀的伴侣、更好的儿女、更专业的导师，为别人树立更好的榜样。

正念带来的好处非常令人兴奋，它应当被视为训练的一个必要组成部分。要鼓励你的运动员练习所有能激励他们的技术。记住，正念不是一蹴而就的，而是持续一生的锻炼头脑、实现心理健康的方法。它会改变你思考、行动、训练、康复的方法，有目标地实践可以使这些改变更加明显。

参考文献

［1］Hyatt, Michael. "What the Internet Is Doing to Our Brains (And What We Can Do About It)." *This Is Your Life*, July 25, 2012. Podcast audio.

［2］Richardson, Alan. "Mental Practice: A Review and Discussion Part I", *Research Quarterly*. 1967. American Association for Health, Physical Education and Recreation, 38(1): 95-107.

［3］Richardson, Alan. "Mental Practice: A Review and Discussion Part II", *Research Quarterly*. 1967. American Association for Health, Physical Education and Recreation, 38(2): 263-273.

［4］Siegel, Daniel. *The Mindful Brain*. 2007. New York: W.W. Norton & Company.

［5］Thomas, Nigel J.T. 2018. "Mental Imagery." *Stanford Encyclopedia of Philosophy*, edited by Edward N. Zalta.

最大化你的力量瑜伽练习效果 4

就运动员练习瑜伽时需要补充的水分、营养和其他必需品而言，不存在硬性的规定。我相信人们需要关注自己的身体并明确如何才能最好地发挥身体的作用。每天将注意力集中于你的感受，并接受它。如果你累了，对这一天的训练有疑虑，那就不要训练。如果你饿了，想要吃蔬菜，就吃。如果你某一天特别想吃奶酪，那就去吃。你应该适度而明智地做到这一切。以下是一些让健康和身体表现达到最佳状态的建议。

保持充足的水分

我听过很多关于适当补水的规则，例如，如何喝水、不要喝什么、以怎样的频率喝。有的人每天喝 6 到 8 杯（0.24 升一杯）无糖饮品感觉非常好。有的人一天要喝相当于自己体重一半的无糖饮品。有的人用咖啡补充水分，但咖啡并不应该被包括在水分摄取的范围内，而有些人只喝佳得乐和其他运动饮料。所有这些方法的共同问题在于，饮用它们的运动员每天都需要进行大量的思考、计划和跟踪。依我的经验看来，这些通常都是徒劳无功，很多运动员到了晚上仍然没有补充恰当的水分。我将帮你把这件事情变得简单：不要想、不要数、不要担心你喝的是哪类饮品。只要根据图 4.1 的"尿液颜色比对图"进行即可。

多年来，我很荣幸地与职业团队一起工作，我见证了他们通过用户友好指南获得成功。我甚至看到一些团队为了不让球员在比赛中缺水而让他们坐在替补席，以保护他们的健康。鼓励你的运动员拍下这张图表，通过观察这张图表获知自己是否已经适当补充水分。在我的卫生间里，这张表格被框起来挂在显眼位置。

适当饮食

你可以轻松找到很多营养指导，它们声称能帮助你的瑜伽练习获得成功。我不会向你或你的运动员宣扬什么是对的。每个人都应当全身心投入，并探索什么能让自己感觉最自然。所有体育项目的运动员都必须关注他们的饮食和趋向性，牢记训练周期、营养摄取时间、身体类型、运动需求以及整体目标。如果一名摔跤手需要减重，那么需要忽略很多的规则。这是一个极端的例子，但它是一个需要考虑的因素。运动员和运动项目都有具体的需求，因此很难给出一个通用的指导。真正理解并定时练习正念的运动员会非常清楚地知道自己的需求。如果说全世界有 8 亿运动员，那么就有 8 亿种不同的饮食方式。

以下是关于瑜伽练习的简单指导。

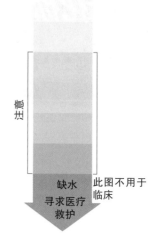

图 4.1　用尿液颜色比对图确定适当的饮水量

· 上课前 2 至 3 小时不要进食或大量饮水。

· 关注你的身体对不同类型食物的消化情况，如奶制品，如有需要对食物进行替换。

· 尽量吃高品质的全食物。

· 细嚼慢咽，充分咀嚼食物。

· 摄取所有食物类别中的不同食物。

· 不可追寻饮食潮流。

· 向专业人士咨询所需的适当的补充剂。

· 考虑进行全面的过敏原血液监测，即使是很微小的过敏也会危害健康。

· 相信你的直觉，一种食物是否对你的身体有利，你的直觉会知道。

大概每个运动员都有过饥肠辘辘地进行练习或比赛的经历。在比赛日当天和前一天，正确地饮食是出色发挥的必要条件。训练和技巧当然很重要，但人体的能量水平也相当关键。而且，瑜伽练习的需求和比赛日、训练及其他活动的需求也不一样。

你很可能听过"早餐是一天当中最重要的一顿饭"这样的说法，我对这句话坚信不疑。用包含碳水化合物和蛋白质的丰富早餐开启你的一天吧。在饮食建议方面，我最喜欢的一本书是亚当·克林森（Adam Kelinson）写的 *The Athlete's Plate*。很多运动员的一天都满满当当地充斥着各种高强度训练，为了达到最佳表现水平，他们需要提前计划好饮食，而且坚决不能落下任何一顿饭。如果在比赛或练习前需要进食，运动员可以选择全麦面包、饼干、麦片和意大利面，这些食物可以持续提供能量。如果在一段时间内不吃，要把零食和其他食品储存在适当的温度下，以防变质。运动饮料能为进行耐力项目或持续一小时以上的训练的运动员提供足够的能量，但挑选时要仔细，通常这些饮料都会包含不必要的糖分且无法提供适当的水分。

运动员喜欢蛋白质，以及蛋白质为他们的身体所做的贡献。肌肉也喜欢蛋白质。蛋白质有助于提升肌肉力量，增强运动恢复能力，并能塑造更多的肌肉。运动员应当把摄取蛋白质分布在一整天内，这样便于消化，并且应当选择高品质的蛋白质来源，如瘦肉、坚果和蛋白粉。排除脂肪类食品和蛋白质选择，这些食物消化缓慢且易使身体快速疲劳。进食的时间的影响重大，因此运动员在比赛或训练前进食时应当保持全身心投入。身体完全消化食物大概要三小时，遵守这个时间框架非常重要。如果身体同时进行消化和训练，那么运动员一定会经历绞痛、生病或其他消化问题。没什么比胃绞痛、恶心、呕吐或腹泻的同时还要在运动场上拼搏更糟糕的事情了。

定期练习

运动员会问他们应该多久练习一次瑜伽。这个问题同样没办法针对所有的运动员一概而论。运动员首先需要考虑训练周期，然后根据自己的感觉确定最佳的练习频率。大部分人感觉定期练习瑜伽的好处最大。

我教学的场所没有镜子怎么办

我喜欢在没有镜子的地方上瑜伽课。我希望我的运动员能体会自己的感受，并在我的语言指导下正确地做各种体式。你的运动员必须相信，如果他们的体式有误，你会适当地指导、纠正他们。比赛中没有镜子，那么训练中也不应该有。

定期的瑜伽课能改善平衡、功能性力量、柔韧性、意志力、专注力，使呼吸顺畅并缓解压力。定期练习不仅能提升运动员在某一特定项目上的运动表现水平，更能为长期健康带来深远的益处。很多益处是立竿见影的，如缓解焦虑；还有很多长期益处，如使关节和肌肉灵活。瑜伽呼吸能激活控制放松的副交感神经系统，进而减小压力。瑜伽练习的频率有助于确定运动员的健康水平、专业知识和放松程度。

　　每个人都应当倾听自己的身体的声音。我常说只要每周都进行瑜伽练习，无论多大练习量，都比不练习强，很多知名的老师建议每周进行 2 到 3 个小时的课程。所有的运动员都应当了解自己身体的反应。我训练过一个 NFL 运动员，他每次比赛前都会跟随我的瑜伽视频进行练习。还有一些运动员喜欢在比赛前保持平静，他们常进行一些能帮助自己进入这种状态的瑜伽练习。还有人发现在比赛前练习恢复体式有助于他们在比赛中更好地发挥。

　　一般情况下，每周参加 2 到 3 次瑜伽课，坚持 8 到 10 周以上，就能看到定期练习瑜伽带来的力量和柔韧性增长，因此运动员应当在训练周期内做计划。我喜欢在一天中较晚的时候练习，我发现自己的身体在这种时候的反应最好。有的人在晚间进行练习会产生过多能量导致入睡困难，那么夜间正念练习对他们更加合适。

选择正确的装备

　　在何时饮食、何时练习以及何时补水方面，我的观念会有所变化，但在合适的装备方面我有着清晰的想法。练习瑜伽的人需要穿舒适而不紧绷的服装。你肯定不希望运动员在本该关注体式的时候担心自己的上衣是不是不雅地挂着，或短裤有没有缩回去。

　　每个人都需要一条约 3 米长的带有快松装置的带子，在快要抽筋或开始抽筋的时候用这条带子来终止体式。我建议使用两块 7.6 厘米厚的泡沫瑜伽砖和两块 10.2 厘米厚的瑜伽砖帮助完成教学中不同的体式和恢复姿势。定时器在专注于呼吸时非常有用，能让你无须考虑体式的时长。在稳定的地面上放置优质的瑜伽垫能提供适当的支撑。在人工草坪上练习并不总是可行的。我经常看到运动员在草坪上进行恢复体式的时候把人工草皮粘在眼睛上。

在真正的瑜伽垫上进行练习很重要吗

　　有时候我会在人工草坪和户外场地上瑜伽课，但瑜伽垫仍是最好的选择。瑜伽垫能增强信心、保证安全。运动员无须担心滑倒，从而可以利用正确的肌肉进行练习。

适当热身

　　热身运动是在练习主要体式之前进行的运动。热身运动能激活全身的每一个关节，促进运动员的呼吸，让其为拉伸做好准备。从举重室或运动场回来的运动员不需要进行热身运动，因为他们已经足够放松，可以准备开始了。放松、呼吸，然后开始进入体式练习。有关热身的详细信息将在第 8 章和第 9 章介绍。

设定强大的目标

大部分时候，运动员做事情都没什么计划。如果你想要盖一幢梦想之中的房子，单单雇佣一位建筑工人，交给他钉子、石膏板和木材就转身走开，那么这座房子是永远不会盖起来的。令人惊叹的是，大部分运动员就是这么生活的。运动员，或者说每个人，都应当仔细地思考、寻找梦想、制定战略，然后每天采取行动，直至享受到期待的成果。

在与运动员共事时，要帮助他们想象一幅巨大的画面，教他们如何设立短期和长期的目标。询问他们以下问题。

你是否生活在自己的梦想当中？

你是否每天都快乐？

你是否正在过着自己最好的生活？

每一天是否都充满可能性？

你是否在为社会做贡献？

你是否感受到宇宙正通过你服务于他人？

如果以上问题的答案是"否"，那么现在正是帮助你的运动员在生活上和广义的感觉上进行改变的完美时机。如果你的运动员在每个问题上都回答"是"，那么他们清楚地明白自己在事业上想要达成的目标，这个目标会激发他们立刻采取行动。这些问题能帮助他们在生活中形成清晰的愿景和目标。

建立愿景

你的运动员必须有清晰的愿景，知道自己想要的生活是什么样的。所有项目的运动员都希望一举夺冠或获得完美通关的比分。目标提供了长期愿景和短期动机。在目标设置中，我们会清楚地想象出几年之后的生活是什么样的。从这个愿景出发，我们可以创造出自己真正想要的生活。作为一名教师，你需要以身作则，因此你要为自己设定目标，那么你的学生也会希望做同样的事。目标设定是一种非常好的为人们提供动力的方法，当然也包括为你自己提供动力！

当你的运动员列出自己的目标时，你要让他们考虑所有的可能性，并大胆设想。问他们一些问题，例如，你的生活目标是什么？你认为自己来到这个世界是为了完成什么？他们可能会列出对未来的期待、想要完成的职业突破以及预想的收入成就等。如果运动员说想要拥有很多财富，就问他财富是什么。他需要清晰而具体的目标：因为财富的定义有很多，对一个人来说的富有对另一个人来说可能是贫穷。

你应当让你的运动员描绘出宏大的画面，其中的关键词就是"宏大"。要创造理想的生活，一个人首先需要有清晰的愿景。你可以用以下活动激发自己，然后激发你的运动员，帮助其建立愿景并规划成功。

1. 闭上眼睛，问自己10年之后在哪里。尽量具体，具体到你睡的床单的颜色。

2. 睁开眼睛，拿上纸笔，开始头脑风暴。只要没有能阻碍你的事情，就尽可能详细地写下你想要实现的内容。你可能一开始不知道写什么，但只要开始把你的想法写在纸上，各种想法就会源源不断地涌出来，让你自己都感到惊喜。你想要什么，就写下来。尽量多想，然后把你的崇高目标写下来。如果你认为自己是下一个迈克尔·乔丹（Michael Jordan）或者你在一生中从来没有打过高尔夫球，但想当一名专业高尔夫球员，那么就把它写下来。这些信息使你明确而有动力。这是属于你的，因此要对自己忠实。

3. 接下来，写出你擅长的。通常我们不确定要如何描述自己的才能和技能。你应当对自己的天赋有充分的了解。如果你实在想不到，可以向3个以上家庭成员或朋友询问意见。如果把这些问题写下来，让你的支持者们回答，也同样有效。他们可以通过电子邮件或书信回复你。不面对你的时候，他们回答问题可能会更加诚恳。

> ▶ 我的主要优势是什么？
> ▶ 我的哪方面很独特？
> ▶ 我的哪方面会让你觉得讨厌（如果有）？
> ▶ 你或其他人可以在哪方面信任我？
> ▶ 你是否能告诉我一些我自己不知道的事情？
> ▶ 我在什么时候最强大？
> ▶ 我在什么情况下最软弱？
> ▶ 我在什么时候最受鼓舞？
> ▶ 如果你能为我的明年许一个愿望，这个愿望是什么？

4. 分析你的结果。你是否从答案中看到某种模式？哪些回答特别让你吃惊或印象深刻，为什么？这时候你就能知道你的梦想和你的优势以及兴趣是否统一。当你开始领悟到这些并找到方向后，你就要反复回想过去。大家都说要忘掉过去，但是回顾和回忆能让你洞察那些你不愿意再犯的错误。

5. 在这一步中写下你所记得的与目标相关的 5 个具体的成功事件。你可以再一次使用头脑风暴。然后，写下你经历过的 5 次失败。这些是你学习的重要来源。最后，写下在你脑海中不断盘旋的过去未实现的目标。你需要确定是重新为这些目标奋斗还是放弃这些目标。

改变想法

除了物质上的财富外，运动员还可能会表达出对充实生活的向往。如果他们以积极的方式思考，这个目标就能很好地达成。你可以说有些人的思想非常悲观，那可能会弄巧成拙。

悲观思考的例子包括拿自己与他人做对比、遵守自我约束的生活标准，或按照"应当"的方式思考。例如，一些人可能想："我曾经应该回到学校拿到硕士学位，但现在已经太晚了，我做不到了。"还有人会表现出基于"我"的想法，这些想法非常自私，并不会带来更好的结果。也就是说，他们会想："这件事会为我带来什么好处？"有着这样狭隘思想的人难以找到空间去接受信息或学习。这种想法表现为："我是对的，你是错的，我早知道了。"最后，你还会遇到一种运动员，他们始终抱着"上天注定"的想法。他们的典型表现是："不可能的，这个世界就是这样的。"所有这些悲观的想法都会把人置于负面的精神状态下，并能创造出自我应验的预言。

我们来分析一下，以为我们带来挑战的典型语句作为开始时，我们应当怎样转变自己的想法。建议你的运动员尝试思考和看到事物的积极方面。他们应当将这种思考方式运用到努力、合作关系和工作中，并对所有可能性持开放态度。这种新的态度能驱动他们按照自己设想的方向前进。考虑以下悲观思维和积极思维的例子。

悲观思维	积极思维
"这很难。"	"一切皆有可能。"
"这很冒险。"	"只要我有计划并且相信宇宙的能量，就不会失败。"
"这会花很长时间。"	"我拥有的只是现在；我要充分投入当下。"
"这事儿太扯了。"	"我必须遵从内心的召唤。"
"我不值得。" "这不是我的本性。"	"每个人都值得拥有真正的美丽和幸福。"
"我负担不起。"	"如果我坚信宇宙的力量，我需要的都会得到。"
"没人能帮助我。"	"帮助别人；没有分享的成功就是失败。"

（续表）

悲观思维	积极思维
"我不够强大。" "我不够聪明。" "我太忙了。"	"只要敢想，就会获得激情和创造力。"
"我太害怕了。"	"没什么可怕的。"

缩小范围

现在你已经对你的愿景进行过头脑风暴了，你可以开始将愿景进行分解，这样你才能专注于最重要的目标。目标被设置在不同的水平上。首先，要创建一个你想要的"大蓝图"，并确定你想要达成的大范围目标。然后，将这个蓝图分解成你可以逐个击破的小目标。最后，一旦有了计划，就开始行动去实现它。

如果你知道自己不会失败，你可能会思考要以什么样的方式开启组织流程。这个宏大蓝图的目标可能是去洛杉矶成为一名知名的演员。要实现这个目标，就要设置一个实现目标的时间表，例如，六个月内移居到洛杉矶。没有时间规划，这就不是目标，只是随便想想或愿望罢了。然后往回计划，分析搬家需要多少钱以及需要存多少钱，因此你需要去找工作，思考在哪里能找到经纪人、如何从现有公司离职等细节问题。在这个案例中，一旦有了行动计划，就要与你的现任领导沟通，接着去银行开一个存款账户，然后再找一份工作帮助自己存钱。

你可能会遇到一些总爱为自己无法达成目标而找借口的运动员。他们会说："我想要打职业篮球，但出于家庭和学校责任，我没有时间训练。"这种情况下，你可能需要帮助运动员了解没时间只是一种错觉或感觉，我们每个人每天的时间都是一样的。我们可以决定如何使用自己的时间。如果运动员真正为一个目标而努力，他就会为之奋斗，让目标实现。如果他需要成为一名职业选手，他就会思考参加什么队伍、训练的流程、需要联系谁，以及何时联系等。运动员在设定目标时要尽量具体，设定SMART目标就是一种很好的方法。

SMART是一系列方法的首字母缩写，能帮助目标设定者组织思维，构建目标。使用这种方法能帮助你理顺思维方式。SMART去掉了猜测的部分，为你提供逐步的指导来帮助你获得成功。SMART代表具体的（Specific）、可衡量的（Measurable）、可达到的（Attainable）、现实的（Realistic）以及时间敏感的（Time-sensitive）。以下是一个如何使用SMART建立目标的例子。

· 具体的（Specific）：我要在2020年7月2日前完成第一次半程马拉松。

- 可衡量的（Measurable）：我要存下 10 000 美元，这样就能在 2021 年 7 月 2 日前住到离我的梦想大学更近的地方。
- 可达到的（Attainable）：我要在 2022 年 9 月前完成 PYFS 训练。
- 现实的（Realistic）：我要在 2020 年 12 月前攀登塞多纳红岩。
- 时间敏感的（Time-sensitive）：我要在 30 岁之前组建家庭。

指导运动员上课的首要建议是什么

注意你的声音和课程内容。始终用你充满自信的语调获取运动员的注意。确定你教授的内容，并随时准备回答问题。

写下来

花些时间把你的目标写下来，这样你会明确自己的目标。你想要实现的事情会持续存在于你的脑海里，这些目标要求你全神贯注。它们包括你看到别人在做的、擅长的事情和那些让你感到兴奋的想法。坐下来，首先把你的意识写下来，写下你思考的一切，不用理会标点符号问题。想想你羡慕的人，甚至有一点嫉妒的人，以及为什么会这样想。我把嫉妒重新定义为，通过对其他人获得事物的反应，进而确定我想要的方式。在你把自己的想法全部写下来的时候，现实的画面就会出现，然后返回来重新写下具体的目标。此外还有以下一些建议。

- 以第一人称现在时书写，就好像目标已经实现了一样。
- 使用明确、具体的语言来表明你的承诺。
- 允许自己看到梦想中的生活画面。
- 用积极、肯定的语言写下目标。
- 每个目标中都要包括时间轴。
- 如果你需要明确说明，可以拓展到未来。
- 以个人、健康和事业三个领域为开端。

一旦运动员明确了自己的目标并将目标写下来，就鼓励她把写好的目标贴在家里或练习场所的各处，这样就能时刻提醒自己努力的方向。她应当每天都能多次看到自己的目标：自己房间的软木板上、镜子上贴的便条上、智能手机的备忘录上以及计算机弹出的信息上。

跟进

只把目标写下来扭头就走开是不够的。要实现你的目标，还必须时常返回来看看。你应该养成习惯，每天都看看清单中的每一项，直到你的大脑已经习惯于追寻它们，那么这些目标就变得像现实一样清晰而真实。

另一个建议是将你最引人注目的目标写在一张便利贴上，并故意把它贴在每天都能看到好几次的地方。我还建议在你的手机上设个闹钟，每当闹钟响起的时候，手机上就会显示你的目标。每天当你的目标闹钟响起的时候，做一个深呼吸，花一点时间想象你实现愿望之后的感觉。

以下还有一些关于成功设置目标的其他建议。

· 为生活中发生的每件事承担全部责任。

· 时常返回来看你的目标。

· 如果有需要，可以修改目标。

· 找一个目标伙伴，两人可以在奋斗的路上互相帮助。

· 与你信任的人分享你的目标。

· 为你的目标创建愿景提醒，如愿景板。

· 如果你偏离了目标，要正视它，然后原谅自己，并重新开始。

· 不断前进。

毫无疑问，只要你始终如一地执行上述列出的目标设定练习，你不仅会达成自己的目标，还会成为一名积极分子和你的运动员的榜样。向他们展示目标设定对达到自己的巅峰表现和实现生活目标是多么重要，并让他们看到目标设定多么令人满足。

5

站立体式

站立体式占据了瑜伽练习的一大部分。在很多体育力量瑜伽课程中，课程的前一半甚至更多时间都用来练习具有挑战性的双脚站立体式。在站立体式中，你可以形成更好的姿势、改善呼吸、提升稳定性和平衡性。一些平衡性的体式还需要用到你的腹肌做辅助，因此站立体式的练习还可以塑造腹部形态。

在开始之前，还需要记住一些事情。

· 将目光始终固定在前方一个点上，以保持平衡和集中注意力。

· 当你重新调整身体准直并强化经常被忽略的细小肌肉时，你的双脚和小腿可能会感到酸痛。坚持下去，只要两个星期你就会得到改善。

· 如果你不确定自己做某个体式时的感受，可以在瑜伽练习之前和医生交流，并考虑接受有资质的瑜伽教师的专属指导。

· 如果你是瑜伽新手，前几周的练习可能需要在墙壁附近进行，直到你的信心和平衡性得到提升。

· 站立体式最好在稳定的平面上进行，例如，铺着瑜伽垫的木地板。人工草坪和土地会使保持平衡变得更加困难。

站立体式中可以用墙壁辅助保持平衡吗

如果你的运动员处于伤病康复阶段，那么借助墙壁是可以的。其他情况下，我还是建议站在垫子中间。一开始，我倾向于让运动员尽自己所能在短时间内保持平衡，让他们锻炼平衡性、力量和耐力，之后便可以保持更长时间。

61

站立山式
TADASANA

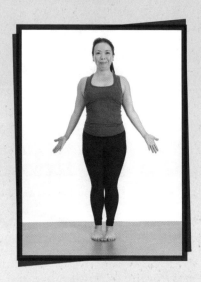

　　站立山式看起来并不难，但它是其他体式的基础，应当在每节课开始的时候进行。这个体式能让你看出自己是否已为课程做好准备，并提供了站立机会，让你进行深长、高效而放松的呼吸。

　　站立山式不仅是加强下半身力量的好方法，在镜子前进行这个体式或在有瑜伽教师在场的情况下，它还是一项很好的评估工具。在体育力量瑜伽哲学和所有瑜伽哲学中，持续将自己的身体认知作为一项工具是非常重要的。运动员、参与各项体育运动的小孩及陪他们上培训班、参与比赛的妈妈都需要了解自己的身体，如此才能提前避免伤病的发生或加强身体的力量以防发生意外。持续加强力量能够让你避免摔倒和进急诊室。

　　当你定期在镜子前或在教练的指导下练习站立山式时，你可以比较身体的两侧，注意不准直、发现不对称，并通过训练解决这些问题。例如，我时常通过观察自己的双肩判断是否存在压力和紧张。我会观察自己是否有一侧肩部更高、肩部的扭转、两侧双手的朝向，以及背部是否向一侧扭转。然后，我会向我的瑜伽教师寻求建议。把第一次练习视为一个基准测试，与生活中其他时候的情况做对比。你可以拍照，留作以后对比使用。

益处

- ✓ 改善姿势
- ✓ 加强双腿、膝关节和双脚的力量
- ✓ 加强臀部和腹肌的力量
- ✓ 帮助扁平足发展足弓
- ✓ 提供全身评估的机会

禁忌证

本体式不适合患有低血压、严重坐骨神经痛或近期有伤病史的人练习。

方法

1. 双脚蹬趾并拢站立，脚跟分开 3 至 5 厘米，重心落在脚掌中间位置。
2. 两侧大腿向外旋转，膝关节轻微上提，让双腿发力。
3. 肩部轻轻向后，打开胸部，手掌翻转向前，感受背部的肩胛骨。
4. 背部保持中立位，放松骨盆。
5. 吸气时，伸长脊柱；呼气时，维持刚才伸长的高度。

变式

- ·脚跟、骶骨靠墙或下背部及肩胛骨紧贴墙壁站立练习本体式。
- ·站立新月式作为山式的变式能拉长一侧身体和背阔肌，打开肺部，提升肺活量（参见变式 1）。在山式中，吸气时双臂举过头顶，右手抓住左腕，身体向右弯曲，拉长左侧身体。全身保持面向前方。
- ·站立后仰式是山式的一个变式，能伸展脊柱，加强背部的力量（参见变式 2）。在站立山式中，双手在头顶合十。尾骨勾起以保护背部，保持上臂位于头部两侧，后仰时胸部上提。在保持背部不变形的前提下尽量向后仰。

变式 1

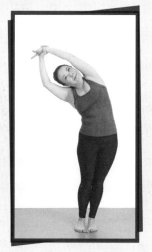

变式 2

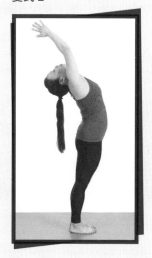

站立前屈式
UTTANASANA

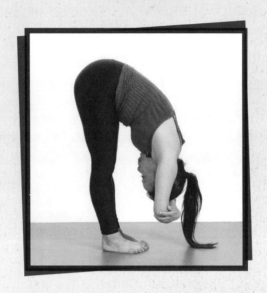

    站立前屈式和下犬式一样被广泛认识，它应当是你瑜伽定期练习中的主要体式。即使你从未踏入瑜伽室，也没有跟着视频练习过瑜伽，你也有可能做到这个简单的站立前屈式。

    站立前屈式能打开腘绳肌。腘绳肌的打开对缓解背部压力和僵硬非常重要。长时间辛苦地工作、长时间驾驶以及较差的睡眠等因素都会造成背部僵硬。腘绳肌附着于骨盆下部，如果双腿僵硬，就会将骨盆向下拉扯，引起不必要的背部压力。久而久之会产生一系列连锁反应：腘绳肌僵硬、背部紧张、髋部不稳定、膝关节问题。定期进行站立前屈式练习，你不会在一夜之间看到改善，但随着时间的推移，你会感到双腿的放松，身体感觉也会大有不同，因此要坚持练习。这也是一个很好的练习可视化的体式：要在内心看到你的腘绳肌在打开。尽管你可能会认为这是一个非常基础的体式，但仍要注意学习适当的技术，以保护背部的安全，并充分打开腘绳肌。

    对于运动员来说，这个体式对于评估姿势需求和不平衡很重要。运动员必须持续评估自己的身体。所有运动员都可以从腘绳肌的改善中获得益处。拥有灵活的双腿的竞争者可以提升自己的速度。我强调爆发力来自力量加柔韧性。速度和灵敏是运动员优先关注的要素。减轻背部的压力能预防伤病并延长运动参与时间。

益处

- ✓ 使大脑平静
- ✓ 缓解压力
- ✓ 可以缓解轻度沮丧
- ✓ 拉伸腘绳肌、小腿和髋部
- ✓ 加强大腿和膝关节的力量
- ✓ 改善消化
- ✓ 缓解焦虑

禁忌证

近期接受过背部、膝关节或腘绳肌手术者不适合练习此体式。运动员可以在有限的幅度下练习此体式，但需要在有资质的瑜伽教师的监督下进行。

方法

1. 双脚分开与肩同宽站立，双脚平行。
2. 双脚均匀地踩在地面上，身体重心略微向前，但不要过于向前达到需要脚趾抓地的程度。
3. 略微弯曲双膝，从髋部开始折叠，不要从腰部折叠。
4. 尝试用你的胸部和腹部触碰大腿，双膝仍保持弯曲。身体前屈时保持你的膝关节位于脚趾上方。让膝关节一直保持在这个位置对安全性和保持膝关节的整体性都非常重要。
5. 保持胸部和腹部与大腿的相对位置不变，进一步慢慢地伸直膝关节，感受髋部向上提升。如果你感到胸部移动了，说明髋部提升过多了。
6. 如果你感觉足够稳定，可以用双手抱住对侧手肘，并悬垂下来。继续检查你的双脚是否对齐、是否保持平行。虽然很想闭上双眼放松一下，但是不能闭上眼睛，否则会失去平衡。
7. 你完全可以放心、大胆地让身体前后摇摆，或让膝关节弯曲和伸直——这些动作都能让你深入锻炼腘绳肌。我鼓励我的学生们在保持站立前屈式时，在手臂上吊一个约 5.44 千克重的沙袋。这种方法能帮你更快地提升至下一个水平。

靠墙站立前屈式
UTTANASANA

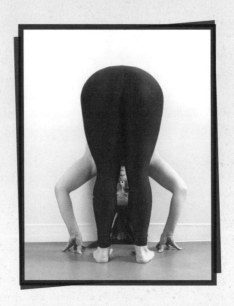

很多人都想改善腘绳肌的力量和柔韧性。我在这个体式上的经验是，因为你利用了重力，所以无须担心摔倒。我喜欢这个站立前屈式的变式，可以利用墙壁的辅助进行充分的放松，快速、安全地提升柔韧性。你可以在这个体式下更快地释放和放松，因此能更快地提升腘绳肌的柔韧性。你也可以让头部和颈部同时放松，这样有助于缓解这一区域的压力。

僵硬的腘绳肌不仅会减慢运动员的比赛速度，还会造成下背部的压力并缩小脊柱的扭转范围。僵硬的腘绳肌会为膝关节带来不必要的需求，并对髋屈肌和爆发力造成负面影响。综上所述，提升腘绳肌的柔韧性并不容易。由于此处肌肉群的厚度及尺寸较大，所以需要花费不少时间和精力。利用站立前屈式的变式，你能更快地看到结果，并无须为站立前屈式其他变式中可能造成的过度拉伸而感到担心。柔韧的腘绳肌能为脊柱提供更大的活动范围，并能减轻下背部的负担。这个体式能帮助腰部维持恰当的曲线，为比赛场地或草坪上的跳跃着陆带来更好的减震效果。

益处

- ✓ 拉长腘绳肌
- ✓ 为颈部施加牵引力
- ✓ 拉伸小腿
- ✓ 缓解背部压力

禁忌证

本体式不适合近期接受过背部手术、有眩晕症病史或青光眼的人练习。

方法

1. 找一面安全、光滑的墙壁，墙壁上不可悬挂墙画或其他物品。
2. 面朝墙壁站立，双脚分开与髋同宽，双脚平行。
3. 努力向下弯曲双膝，小心地（不要让头碰到墙壁）让你的胸部和腹部靠近大腿。
4. 双手垂在地面上，双眼睁开，保持平衡。确保双脚距离墙壁30厘米。
5. 让你的背部和后脑勺靠在墙壁上，让墙壁支撑住你的身体。双脚平行，利用重力加深拉伸。
6. 逐渐伸直双腿，身体的重量仍旧靠在墙壁上。你的尾骨应感觉在向上提升。
7. 悬垂、呼吸并保持这个体式2至3分钟，同时让你的上半身向地面下沉。
8. 如果脚跟离开地面，重新放置双脚，以保持稳定。有些人身体过于僵硬，只有后脑勺能抵住墙壁。随着时间的推移和练习的推进，你能做到的程度会逐渐加深，中背部也能接触到墙壁。
9. 本体式结束时，弯曲双膝，臀部坐到地面上。站立时你可能会感到有点眩晕，可以小心地慢慢站起来。

幻椅式
UTKATASANA

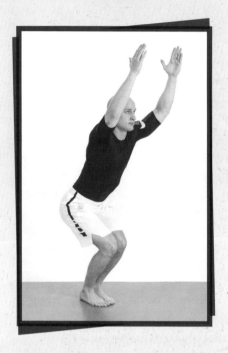

　　这个体式是瑜伽练习者们喜爱的拜日式 B 中的一个体式，有时被认为是激烈的体式或强大的体式。幻椅式对于大部分人来说都很容易学习，但不要因为它的简单就小看它。长时间保持幻椅式能发展出一些对大腿或股四头肌有好处的训练体式。

　　幻椅式能延伸背部，并使脊柱的前侧和后侧充满力量。这个体式能打开胸腔，增强脊柱的力量，因此对具有呼吸问题的人来说，它是一个很好的体式。打开胸部和胸腔能让肺部拥有更多的呼吸空间，并能扩张肋骨之间的空间（肋间肌肉），发挥肺部的额外潜力。幻椅式也适合有膝关节问题的人，因为它能增强股四头肌的力量，从而为膝关节提供支撑。

　　运动员会注意到，幻椅式与滑雪的姿势以及棒球内手的准备姿势相似。对于冰球运动员和橄榄球线锋来说，这是一个很好的强化股四头肌力量的体式。

　　幻椅式还能加强脆弱的跟腱的力量，因为它能轻柔地拉伸跟腱，让脚踝更具柔韧性，活动范围更大。你脚踝上的肌肉打开程度越大、越强壮，你跑步的爆发力就越大。这个体式还能帮助运动员打开肩关节，延伸身体侧面，因此对篮球运动员等非常有用。这些运动项目中肩部的活动范围越大，在防守时双手举过头顶就越顺畅。

益处

✓ 加强肩关节、髋关节、膝关节和踝关节等主要关节的支撑肌肉力量

✓ 发展核心力量

✓ 加强股四头肌和臀肌的力量

✓ 增强膝关节稳定性，以保护膝关节

✓ 让身体产热

✓ 打开肩部和胸部

✓ 改善呼吸

禁忌证

本体式不适合有严重背部问题或近期接受过踝关节手术的人练习。患有膝关节疾病者应抵住墙壁开始练习。

方法

1. 以站立山式开始，双脚并拢，身体重心放在双脚之间。

2. 延长并收紧腿部肌肉，骨盆略前倾，避免为下背部带来太大压力。

3. 提升脊柱，打开肩部和胸部，进行几次深呼吸。

4. 髋部向下运动，好像要坐在身后的一张椅子上一样。尽量向下坐，同时保持双脚并拢。保持脊柱中立和背部挺直非常重要。开始的时候可以双膝并拢进行练习，随着练习的推进，可以让双膝分开 3 至 5 厘米（双脚仍并拢）。

5. 膝关节要保持在双脚上方，平稳地呼吸，胸腔打开，下颌与地面平行。

6. 双臂举过头顶，肩部下沉。手臂伸直，翻转手掌使其相对。

7. 双肩尽量下沉，远离耳朵，肩胛骨向后收紧。从一侧看，你的髋关节和躯干应当在一条直线上，你的手指应当在肩关节上方。呼气时尾骨下沉，吸气时伸展躯干和手臂。要意识到这种动态的对抗力量。

变式

· 初学者可以抵住墙或将双臂抬起与地面平行，无须举过头顶。

· 幻椅扭转式是幻椅式的变式，可以重新校准脊柱并从各种角度锻炼平衡性（参见变式 1）。在幻椅式中，将左肘靠近右大腿外侧、左侧上臂后侧抵住大腿外侧能增大扭转的强度。在幻椅扭转式中，要确保你的膝关节保持平行，并指向正前方。

· 平背幻椅式是幻椅式的变式，能激活腹部和背部肌肉，同时能进一步锻炼腿部力量（参见变式 2）。在该体式中，背部向前伸展，直到与地面平行，然后保持住。

- 作为幻椅式的变式，4 字幻椅式能进一步挑战平衡性和脚踝力量及稳定性（参见变式 3）。在幻椅式中，将左踝外侧抵在右膝上方位置。
- 脚趾平衡式能进一步训练平衡性（参见变式 4）。从 4 字幻椅式或半莲花幻椅式开始，慢慢增大支撑腿的膝关节（如右侧膝关节）的弯曲幅度，直到你的身体折叠至双手能触摸到地面。身体降低，坐在右侧脚跟上。双手放在身体两侧的地面上，也可以放在胸前中部呈祈祷式，以进行极限平衡训练。
- 半莲花幻椅式作为幻椅式的变式，能够更大程度地打开髋部（参见变式 5）。这个变式与 4 字幻椅式相似，但左脚不是抵着右大腿，而是放在更高的右髋处。这个变式更容易折叠身体，然后过渡到脚趾平衡式。
- 半莲花幻椅扭转式是幻椅式的变式，能进一步加强平衡性和加大脊柱的扭转（参见变式 6）。向右侧扭转，将左肘移动到右大腿内侧，然后挤压并扭转。

变式 1

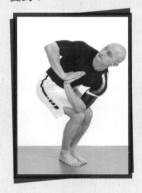

变式 2

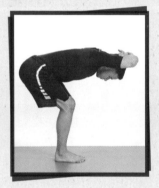

变式 3

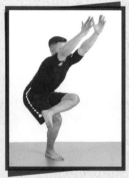

变式 4

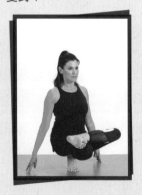

变式 5

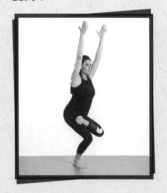

变式 6

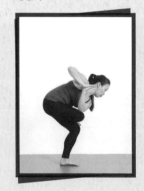

三角式
TRIKONASANA

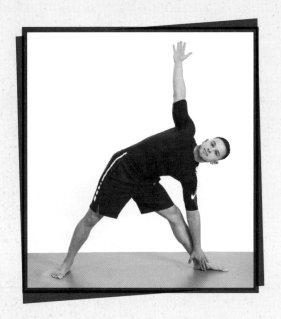

　　"Tri"的意思是三，"Kona"是梵文中的角，因此这个体式称为三角式。三角式是多种瑜伽类型中很受欢迎的体式。这个体式可以作为理疗体式。

　　这个体式能同时加强背部和核心的力量，并让这两个部位互相支撑。这个体式还带有轻柔的扭转，因此有助于保持背部的灵活和柔韧，也有助于避免关节炎和骨质疏松带来的不利影响。它的作用范围从骶骨（基础）一直向上延伸到颈部。扭转动作有助于按摩我们的内部器官，帮助它们保持优良的功能，让我们高效地排出毒素。

　　很多运动都需要强健而灵活的核心和背部。想象一些足球运动员的动作，他们在球场上的每秒都可能改变方向。再看看冰球运动员，他们不仅需要强有力的腹肌，需要不停地转变方向，同时还需要与背部强壮程度相匹配的柔韧性。运动员应当练习三角式的另一个原因是，它能打开腹股沟的肌肉。这是所有运动员的薄弱点，因此三角式对于保持腹股沟部位的柔韧性非常有帮助。因为是站立体式，所以还可以挑战平衡性，平衡性对运动员的好处显而易见。最后，用双腿摆成三角形需要强健的脚踝力量作为支撑。双踝保持合适的伸展程度和打开距离可以降低崴脚和扭伤的概率。

益处

✓ 拉伸双腿，尤其是膝关节、踝关节和髋关节附近的肌肉，以及腹股沟肌肉、腘绳肌和小腿

　✓ 拉伸肩部、胸部和脊柱

　✓ 加强双腿、膝关节、踝关节、背部和腹部（尤其是腹斜肌）的力量

　✓ 刺激腹部器官

　✓ 缓解压力

　✓ 促进消化并有助于缓解便秘

　✓ 有助于缓和背部疼痛和更年期症状

　✓ 可用于治疗焦虑、不孕症、颈部疼痛和坐骨神经痛

禁忌证

不适合有腹泻、眼疲劳、静脉曲张、极度疲劳、低血压或高血压症状的人及心脏病患者或被确诊患有颈部疾病者练习。

方法

1. 以站立山式开始，转向垫子的侧面。

2. 通过步行或跳跃分开双脚约一条腿长度的距离。在这个体式中，开始的时候保持准直非常重要，这样你才能在体式中更加深入。朝下看向你的双脚，你的左脚趾和右脚趾应当在一条直线上。

3. 左脚向外转 90 度，右脚向内转 45 度。确保左大腿完全向外扭转（向左外侧扭转），让左膝指向左脚的方向。这就意味着左腿的扭转来自髋关节，而不是踝关节和膝关节。

4. 抬起双臂，从肩部开始向外伸展，手臂与地面平行，手掌朝向地面。深呼吸，肩部下沉，远离耳朵。

5. 身体向左侧伸展到左腿上方，从髋部开始弯曲，不要从腰部弯曲。想象你的身体夹在两个玻璃板之间。持续发力，并从右脚外侧持续下压，让体式更加深入，拉长身体。

6. 持续下压左脚的整个脚掌，脚趾不要在地面上移动。想象自己的身体左侧与右侧一样长，不要挤压身体左侧，而是要更加深入。

7. 左手向下运动至左小腿内侧，直至你感到腿部和大腿内侧的阻力，然后停止并保持住。

8. 不要用脚踝支撑，否则腹肌会难以发力，你的左耳也会下沉靠近左肩。你应当持续让左手抵住左小腿内侧，保持这种感觉，同时左手轻轻压向左小腿。

9. 身体左侧（躯干）向下，打开身体右侧。

10. 你的头部应当保持中立，不要让头部失去准直。如果要深入体式，可以转头看向你的右手。

变式

- 三角扭转式是三角式的变式，该体式主要用于锻炼平衡性并能增强髂胫束的拉伸感（参见变式1）。从三角式（左脚在前）开始，髋部正对垫子前方，扭转身体，直到正对左腿方向，然后放松左膝。在左脚内侧的地面上放一块瑜伽砖，然后将右手放在瑜伽砖上。开始伸展脊柱，并转向左侧，髋部保持不变。扭转至极限时，伸直左腿，左臂向天空伸展。

- 翻转三角式是三角式的变式，能进一步加强双腿的力量，打开身体侧面，改善呼吸（参见变式2）。从三角式开始，回到站立姿势（右脚在前），右手从右大腿后侧向下滑动。胸部保持上提，左臂向上举过头顶。

变式 1

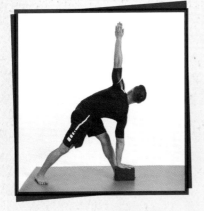

变式 2

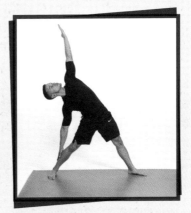

金字塔式
PARSVOTANASANA

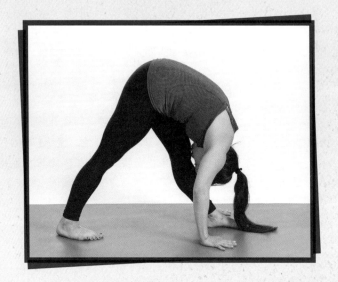

　　无论是不是瑜伽练习者都知道这个体式。跑步运动员和团体项目运动员常在热身时本能地做出这个体式。金字塔式主要用于打开身体，使腘绳肌变柔韧。

　　对于初学者来说，金字塔式能伸展背部，拉伸腘绳肌。腘绳肌僵硬会改变骨盆的角度。如果骨盆的活动范围过小，就会造成背部的压力和紧张。每个人都应当拉伸腘绳肌以保持背部的健康。当你的背部对齐且强壮时，你的步态和整个身体在日常工作中都会更加轻松。这会减轻所有关节，尤其是脆弱的膝关节上的压力。

　　运动员除了上述原因需要打开腘绳肌外，他们的工作也需要腿部具有柔韧性。良好的姿势和健康的关节对所有年龄段的运动员都很重要，但不要忘记体育力量瑜伽训练系统™的黄金法则：力量 + 柔韧性 = 爆发力。运动员不仅应专注于做深蹲和弓步以强化腿部力量，还应专注于拉伸腿部肌肉，让爆发力得到充分发展。想一下体操运动员，在比赛中，谁会比他们产生更大的爆发力？足球运动员每场比赛中都必须要跑 13 到 14 千米，并需要做出强有力的踢腿动作。篮球运动员必须像猫一样敏捷地做出跳跃动作，因此，有必要在你的腘绳肌上投入时间和精力。

益处

- ✓ 轻微的倒转能使头脑平静
- ✓ 拉伸脊柱
- ✓ 加强双腿和脊柱的力量
- ✓ 改善姿势
- ✓ 帮助消化
- ✓ 拉伸腘绳肌

禁忌证

本体式不适合最近接受过背部手术的人练习。

方法

1. 双脚分开 90 至 120 厘米，双脚平行，脚趾指向垫子的长边。

2. 左脚外转 90 度，指向垫子前端。

3. 右脚内转 45 度。左脚跟后侧正对右脚正中间。双脚踩实，两侧大腿略向外扭转。

4. 深呼吸，延长你的脊柱。双手放在髋部，确保髋部正对垫子前侧，右髋向前摆，左大腿向后压。

5. 从髋部开始向左腿弯曲你的身体。弯曲时要保持背部平直，直到背部与地面平行。指尖触碰地面，手指不要弯曲。如果碰不到地面，就在左脚两侧叠放几块瑜伽砖，让你的手可以舒适地放在上面。

6. 吸气，延长背部。呼气，进一步拉伸。如果你的腘绳肌允许，你可以在保持背部平直的同时继续弯曲，直到前额碰到左小腿，同时双脚保持伸直，大腿向外扭转，拉长背部，激活核心。

7. 保持几次呼吸，打开并拉长腘绳肌。

侧角伸展式
UTTHITA PARSVAKONASANA

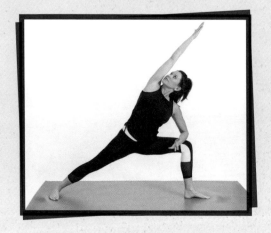

 非瑜伽练习者对这个体式也非常熟悉。大部分人都在锻炼身体时做过这个动作，或看到过别人做这个动作。

 这个体式能很好地建立腿部力量。将这个练习融入更具挑战性的动作中也尤为重要。这是一个很好的过渡体式，可以用于规划流畅的串联体式。侧角伸展式可以帮助练习者建立脊柱的强大力量。强大而稳定的脊柱有助于避免椎间盘突出、疝气和慢性痛。这些小问题都是由日常生活中重复性的动作造成的，如驾驶汽车、在计算机前工作、遛狗时被狗牵着跑以及持续性的姿势不良。感受这个体式带来的伸展和长高的感觉，长长地舒一口气。

 对于运动员来说，这个体式能很好地打开腹股沟和大腿内侧。保持髋部和大腿的柔韧与灵活可以减轻膝关节的压力。运动员常向我咨询缓解膝关节压力的方法。大腿内侧绷紧并有牵拉感，就会让足部发生改变，可能会造成足内翻或足内扣，从而对膝关节内侧产生压力。此外，对于足球和篮球等有氧运动的运动员来说，可以保持胸腔最大限度地打开，让肺部充分运转。当你能高效地呼吸时，就能在运动场上停留更长的时间，感受到的焦虑更少，表现也更好。

益处

✓ 加强腿部、膝关节和踝关节的
 力量，并拉伸这些部位
✓ 拉伸腹股沟、脊柱、腰部、胸
 部和肩部

✓ 刺激腹部器官
✓ 提高耐力
✓ 提升肺活量
✓ 建立双腿的稳定性

禁忌证

本体式不适合近期接受过脊柱、踝关节或膝关节手术者练习。

方法

1. 双脚分开 90 至 120 厘米，保持脚背平直，踩实地面。左脚外转 90 度，感受左大腿向外扭转。
2. 将臀部略微下沉，以避免对腰部施加不必要的压力。
3. 慢慢弯曲左膝关节，形成 90 度角。
4. 膝关节的运动轨迹要保持在左脚正上方，以避免对膝关节的伤害。感受双脚之间的连接。
5. 躯干上提，尽量伸长、伸展。手臂向上抬起与肩同高，掌心向下，像战士二式一样。
6. 呼气，左手放在左脚内侧的地面上。如果无法做到，可以把左前臂轻放在左大腿上。如果将左手放在左脚内侧地面上对你来说过于简单，可以将左手放在左脚外侧的地面上。
7. 本体式的关键之处在于避免身体向左侧塌陷，要努力让身体左侧和右侧伸长程度一致。
8. 伸展右臂，高举过头顶。右臂应当与伸展的右腿形成一条笔直的长线。
9. 保持呼吸，像这个体式的名称一样，伸展开来。

变式

- 直角伸展式是侧角伸展式的一个变式，能够以不同的角度打开肩部，并可以更好地感受到胸腔的打开（参见变式 1）。左手伸展与地面形成直角时，将右臂向天空伸展。从右腕到左手形成一条直线。
- 直角束角式是侧角伸展式的一个变式，增加了腿部力量和肩部柔韧性的挑战，并提升了对平衡性和专注力的要求（参见变式 2）。左腿前屈形成直角，右臂向上伸展；然后放在背后。你可以将左手放在左髋下方，也可以将左手从左腿腘绳肌下穿过，让左右手在背后拉在一起。然后伸展背部，打开胸廓。

变式 1

变式 2

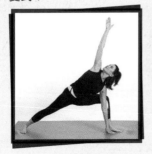
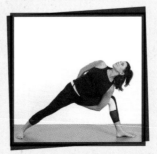

半月式
ARDHA CHANDRASANA

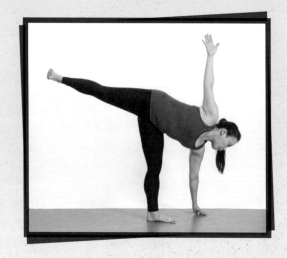

　　这个体式为你的练习增加了更深层次的平衡性和专注力的要求。该体式必须有专注力才能做到；如果走神，就会失败。它能加强腿部、核心和背部的力量。

　　对于运动员来说，这个体式有助于锻炼心理韧性。反复进行跳水和伸展运动的运动员会从这个体式中收获很多，因为它能锻炼你的伸展、延伸和呼吸能力。此外，篮球运动员、跑步运动员和自行车运动员需要强壮而灵活的踝关节，他们应当练习半月式。

益处

　　✓ 加强背部、腿部、踝关节和核心的力量　✓ 改善平衡性　✓ 提高专注力

禁忌证

本体式不适合近期接受过膝关节或踝关节手术的人练习。

方法

1. 左脚在前以直角伸展式开始，眼睛看向地面。左手指尖放在地面上或距离你脚趾 30 到 46 厘米的瑜伽砖上。
2. 右手放在髋部，缓慢开始将你的重心转移到左手和左脚上，同时让右腿抬离地面。最后，让你的右腿基本与地面平行。
3. 右手伸展指向天空，让你的右手指尖到左手指尖形成一条直线。
4. 保持颈部伸展。

新月式
ASHWA SANCHALANASANA

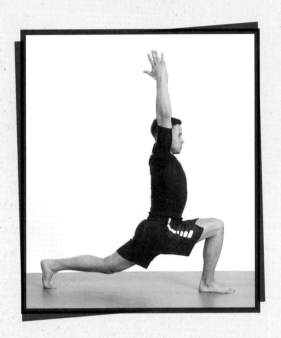

　　这是一个广为人知的体式。即使不知道这个体式来源于瑜伽，大部分人也做过这个动作。这个体式中包含了很多拉伸动作，因此可以纳入运动员的日常练习。要确保在体式练习中保持准直。

　　这个体式是改善平衡性的不错选择。每当在体式中练习到平衡性时都会使用到腹肌。这个体式非常高效。当你到达平衡时，就会处在一个更加专注的状态中，清空你的头脑，加深你的呼吸。

　　对于运动员来说，弓步是打开髋屈肌和大腿前侧的不错选择。我们非常关注腘绳肌的僵硬情况，但事实上，你还需要解决拮抗肌的问题，以提升柔韧性。当运动员的腘绳肌和髋屈肌都打开时，跑步、跳跃和恢复就会更加容易。对称性更好，一侧的压力也会减少，下肢受伤的风险就会降低。你也应当更深入地打开和放松髋关节，以减少膝关节的压力。

益处

- ✓ 加强膝关节支撑肌肉的力量
- ✓ 加强双腿和髋部力量，并强化其平衡性
- ✓ 提升髋关节的屈伸活动度
- ✓ 有助于缓解坐骨神经问题
- ✓ 加强腹肌力量
- ✓ 打开股四头肌和髋屈肌
- ✓ 拉伸小腿
- ✓ 打开脚底和脚趾，缓解足底筋膜炎的症状
- ✓ 帮助运动员提升速度

禁忌证

本体式不适合近期接受过膝关节或颈部手术的人，以及患有急性足部疼痛的人练习。有髋部或下背部问题的人应使用修改后的体式，如将膝关节放在地面并保持较短时间。

方法

1. 从双手和双膝着地的桌式开始。
2. 右脚在两手之间，右侧膝关节在右踝或右脚跟正上方，成90度角。这能以轻松的方式创造稳定基础，且带来的压力最小。
3. 左脚趾勾起，左腿伸直。
4. 眼睛向下看，确保左脚跟直立向上，身体重心落在左脚五个脚趾上。这能保证膝关节的安全。
5. 指尖立起，开始伸展脊柱，延长颈部。如果需要更大的空间，可以在指尖下放瑜伽砖。
6. 髋部和肩部对准房间前面。确保你的右侧膝关节始终保持在右脚的正上方，保证右膝的安全。
7. 尾骨勾起，增加左侧髋屈肌的拉伸。左侧脚跟努力后压，感受能量涌过头顶。
8. 保持该体式进行几次呼吸，或将双手放在右大腿上保持住。也可以将双臂伸直指向天空，掌心相对，拉伸体侧，并保持住。无论选择哪种体式，都要想象脊柱在伸长，同时加深右侧膝关节弯曲程度。

变式

- 跪立新月式是新月式的变式，如果后腿不够强壮，无法伸直，或有下背部疾病，可以在这个体式中把后膝放在地面上（参见变式1）。这个体式能加强伸直腿一侧的髋屈肌的拉伸。

· 新月扭转式是新月式的变式，着重于深入练习平衡性和加强脊柱的扭转（参见变式2）。在新月扭转式中，右腿在前，双手放到胸前中部，向右扭转上半身，左前臂放在右大腿外侧。加深扭转，直到你的胸部朝向右侧。

· 蜥蜴式是新月式的变式，能加强腿部的柔韧性和意志力，因为这个体式通常需要保持较长时间（参见变式3）。从新月式开始，双手放在前脚内侧的地面上。这时，前臂可以略微得到休息。然后再使用瑜伽砖。

· 新月式的最终表现就是让你的身体为分腿式做好准备（参见变式4）。在跪立新月式的基础上，在右髋下放置两块或多块瑜伽砖（如果右腿在前）。缓慢地让右腿向前挪动，左腿向后挪动，做好分腿式的准备，直到你的髋部落在瑜伽砖上。保持住，并均匀呼吸。经过一段时间的练习，你最终可以在髋部下方不垫瑜伽砖的情况下完成这个体式。

· 在新月式中，蹬后脚，让身体向前回到垫子前端，再次回到中立位。弓步蹬腿能拉伸和打开脚底和脚趾，增加脚踝的稳定性。

变式1

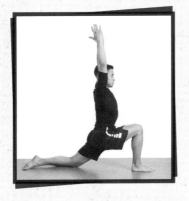

变式2

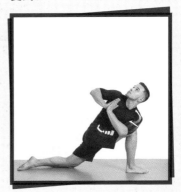

变式3

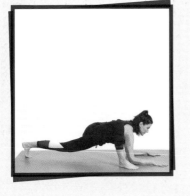

变式4

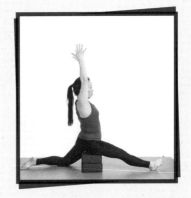

女神式
UTKATA KONASANA

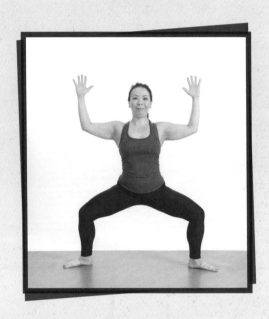

　　女神式不常用于串联体式流或力量瑜伽课程中，但对于昆达里尼（Kundalini）瑜伽的练习者来说非常常见。它很好地融合了力量、拉伸和意志力锻炼。

　　女神式较多地锻炼了腿部力量，有助于延长和增强背部。当我在进行长时间的火呼吸时，我发现这是一个很好的用于保持的体式。它还能帮助识别和评估哪个关节比较脆弱和僵硬。

　　对于运动员来说，这个体式能打开腹股沟，保护膝关节，拉伸髋部和跟腱，降低受伤的风险，并提升在运动场上的速度。将这个体式保持得更久一点，能加强核心力量。长时间保持体式能锻炼运动员的专注力和意志力。最后，保持手臂的准直能建立肩部的基础力量，而且不会产生影响活动范围的阻碍。

益处

- ✓ 打开髋部、双腿和胸部
- ✓ 加强大腿、小腿、腹肌和膝关节的力量
- ✓ 刺激泌尿生殖系统和骨盆
- ✓ 强化和拉伸肩关节

禁忌证

本体式不适合患有慢性膝关节疾病或最近接受过膝关节手术者练习。

方法

1. 站立，双脚分开约你的一条腿长度的距离。可以将双脚转到舒适的角度，一般为 45 度。
2. 双臂向上抬起，与肩部持平，然后从肘部开始弯曲，使肘关节成约 90 度角。手掌向前，手指有力伸展。
3. 慢慢弯曲膝关节，直到形成 90 度角，然后保持。
4. 屈膝时要小心，不要向内扣。要确保膝关节在脚趾正上方，必要时可以调整双脚的角度。正确地建立腿部力量和保护脆弱的膝关节非常重要。

变式

在女神式中大力地左右扭转可以很好地提升平衡性和腿部力量。

双脚前屈旋转式
PARIVRTTA PRASARITA PADOTTANASANA

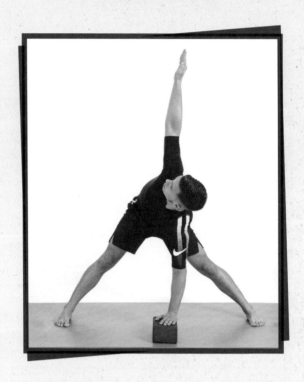

　　有些人认为这个体式是初学者体式，但事实上，这个体式对大部分人来说具有很大的挑战性，尤其是转体困难和腘绳肌僵硬的人。

　　这个扭转体式很好地结合了平衡、力量和拉伸。这种三重锻炼能为身体、头脑和精神带来提升。该体式能打开双腿并缓解脊柱上的压力，有助于身心放松，但练习时要保持控制和投入，以防摔倒。

　　对于运动员来说，这个体式在打开髋部和腘绳肌的作用上妙不可言。你可以毫不费力地做这个动作，也无须坐姿前屈式的拉力。它对维持踝关节的力量和稳定性极其有效。这对于在不稳定表面运动的人或在运动场上需要用到灵活性的人来说非常好，如足球运动员或挥拍类运动员，他们需要用强健的踝关节进行快速的移动。这个体式帮助运动员改善转体，这对于外接手、足球运动员、本垒击球手，以及需要用到手腕爆发力的高尔夫球手来说，都有巨大的好处。在运动中，这个体式结合深度开髋的鸽子式可以创造出强大的爆发力。

益处

- ✓ 加强大腿后侧和腿部的柔韧性
- ✓ 打开髋部
- ✓ 延长颈部
- ✓ 加强背部、双腿和脚踝的力量
- ✓ 打开胸腔，提升肺活量

- ✓ 改善转体能力
- ✓ 拉伸大腿内侧
- ✓ 因为这是一个轻柔的翻转，所以可以使大脑平静
- ✓ 对抗头痛、疲劳和轻度抑郁

禁忌证

本体式不适合下背部疼痛、脊柱突出、脑震荡或青光眼患者练习。

方法

1. 双脚分开，双脚间的距离约为你一条腿的长度。确保双脚在一条直线上，且双脚平行。

2. 深吸一口气，然后在呼气时从髋关节开始向前屈曲。做这个动作时，很容易从背部屈曲，但要注意，这是错误的。无论你的腘绳肌有多僵硬，都可以在不过度拉伸背部的情况下做出需要的弯曲动作并拉伸腿部后侧。

3. 保持几次呼吸，让自己稳定下来，将注意力集中在拉伸的感觉上。

4. 双手放在身体前面的瑜伽砖上，深吸一口气，背部抬起一半，同时保持强壮且平直。背部平直是这个体式扭转动作的关键。背部平直地抬起一半时，从头顶开始向前伸展，不要抬下巴，颈部、双脚和右手保持中立。

5. 继续延伸背部，保持背部平直，如果在这里拱起背部会限制扭转。

6. 胸部向右扭转打开。左肩下沉，打开右侧胸部和肩部。每一次吸气时都让上半身进一步前屈，背部更加平直；每一次呼气时都加深扭转。

7. 髋部保持平直。避免右髋扭转。

8. 在保持这个体式的整个过程中，要记住让双脚踏实，并保持有力地踩向地面。始终感受蹬趾底部、小趾底部、脚跟内侧和外侧的连接。这个练习的目的是将能量释放到你的踝关节外侧，但时间长了反而会让踝关节疲劳并带来压力。

变式

- 如果你感到腘绳肌过于僵硬，可以改变这个体式，让膝关节弯曲，放松腘绳肌，并让你感到正确前屈的感觉。
- 双腿前屈式作为变式能加强腘绳肌的拉伸，并让你能更长时间地保持拉伸（参见变式）。使用相同的步骤，但在中立位前屈身体。

变式

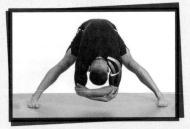

鸟王式
GARUDASANA

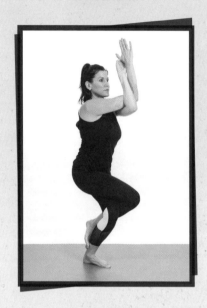

　　鸟王式能形成较好的关节稳定性和身体的平衡性。这个体式需要你全神贯注才能成功。鸟王式需要同时关注上半身和下半身。在呼气时，肌肉越放松越好。

　　鸟王式具有很多治疗作用。这个体式几乎用到了身体的每个关节。它能打开背部，是哮喘患者的重要体式。它还能帮助打开胸腔和肋间，因此能改善呼吸。练习鸟王式可以打开髋部、大腿、小腿和膝关节，因此能显著改善坐骨神经痛的症状。在这个体式中深深地向下坐，能放松臀部肌肉和梨状肌。梨状肌是臀部深处形状像梨一样的肌肉。这块肌肉上有一个洞，坐骨神经便从这个洞中穿过。放松梨状肌能缓解神经紧张并让无休止的疼痛得到缓释。很多人在经过长时间驾驶或伏案后会感到下背部和臀部僵硬。鸟王式能伸长背部并放松髋部，缓解这种压力。

　　对于运动员来说，这个体式能很好地维持踝关节的力量和整体性。很多项目，如足球、橄榄球和网球会依赖于跑和急停动作。踝关节在这些动作中会承受冲击。运动员必须花时间让关节打开且变得强壮，这样才能获得爆发力并延长踝关节的健康寿命。他们还需要满足跟腱的需求，避免产生猛烈的冲击，这个体式也有助于达到这个目的。你的踝关节必须强壮而敏捷，但柔韧性是避免伤病的关键。假如一个橄榄球运动员成功地抢到了球，但最后另一个运动员踩在了他的脚踝上，这一下可能很疼，但经过适当训练的踝关节会立刻或快速恢复活力，不会造成长期损伤。另外，这个体式还能保持髋部打开，有助于膝关节的健康，髋部活动范围大的运动员可以避免重大伤害或膝关节受伤。

益处

- ✓ 加强手臂、双腿、膝关节和脚踝的力量
- ✓ 打开肩关节，在肩胛骨之间创建空间
- ✓ 打开髋部和髂胫束
- ✓ 改善所有关节的循环
- ✓ 改善消化和排泄
- ✓ 提高平衡性
- ✓ 提高专注力

禁忌证

有下背部、膝关节或髋部疾病史的患者应当变换动作进行练习，如斜靠在墙上，抬腿一侧的脚趾不要钩在另一侧小腿的后侧，也可以躺在地面上练习。

方法

1. 开始练习这个扭转体式时，全身重心放在左腿上。
2. 弯曲膝关节，好像要坐在椅子上一样。
3. 保持脊柱伸展。抬起右腿，将右腿放在左腿上。这个姿势看起来像要盘腿坐在椅子上。
4. 如果可能，应将右大腿放在左侧膝关节上。随着时间和练习的增加，你的右踝将可以钩在左小腿下方。如果无法再向右，可以将右脚背放在左小腿上，或用右脚背抵住左小腿内侧。大腿内侧相互挤压，这样会让你更加稳固、更加扎实。
5. 保持髋部正对垫子前端，尝试加深左侧膝关节的弯曲程度。
6. 手臂从体侧伸出，好像走钢丝时用手臂保持平衡一样。打开并扩张胸部。
7. 右肘在上与左肘在体前交叉，并放在身体的中心位置。双臂缠绕扭转，直到掌心合十。通过练习充分打开肩关节后，才能完整地做出这个体式，这需要花些时间。
8. 双肩放松，远离耳朵，双肩和髋部一样正对垫子前端。
9. 肘部抬起，与肩同高，双手向垫子前端压去，直到你感觉到肩部和关节深处都打开了。
10. 感受腰部以下的部位，深深地向地面下沉。腰部以上的部位向上提升并延长。

变式

　　沉睡鸟王式能更加深入地使用到腹部，进一步挑战你的平衡性和支撑的腿（参见变式）。一旦熟悉了鸟王式，你就可以提高难度，让身体慢慢地前屈。沉睡鸟王式最终是在全神贯注的情况下闭着眼睛完成的。

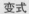

变式

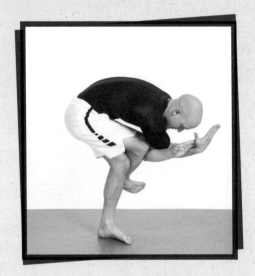

我的一些运动员好像因为在站立体式中感到疲惫或经常失去平衡而变得很沮丧。我是否应当继续在地面上教他们或让他们在地面上练习

　　如果你已经为他们准备了有意义的站立体式 PYFS 日常训练计划，那么可以继续。如果他们无法成功做到，很大可能说明这些体式正是他们需要练习的。你的运动员不需要花时间练习那些他们已经能轻松做到的体式。要持续鼓励他们，给他们动力，让他们继续尝试。

蹲式

MALASANA

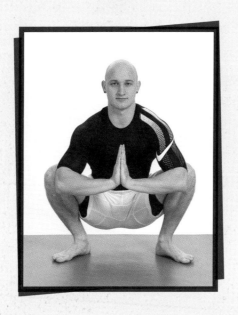

　　蹲式体式是让重心降低并位于身体中间的体式。它能影响内部器官和髋部，可以反映出平衡性、力量、拉伸、注意力、呼吸和内部变化。这个体式被誉为"全身的放松器和净化器"。

　　蹲式能延长脊柱并建立背部的力量。当今世界的人们普遍存在着背部疾病。我们必须持续锻炼腹部以支持脊柱前侧，并锻炼背部肌肉以支持脊柱后侧。当脊柱前侧和后侧达到平衡后，整个背部就能保持健康。大部分日常活动都需要前倾身体，这样会让腹部更加脆弱，并过度拉伸背部，导致不平衡和伤病。蹲式是你每日都能练习的体式，它可以打开髋部，集中锻炼脊柱的平衡性。此外，椅子和高跟鞋给跟腱带来了很大的损伤，因为它们会显著缩短脆弱的跟腱。跟腱缩短会给膝关节带来更大的压力，以及踝关节的不稳定性，最终导致扭伤和撕裂。

　　对于运动员来说，这个体式对跟腱的健康非常关键。一旦你的跟腱疼痛或症状加剧，你就可能面临效率低下和跑步速度慢的风险。跟腱疼痛会提升无意识改变步态的可能性，并会导致膝关节和踝关节的问题，并对胫骨造成压力。你会为了减轻疼痛，不知不觉地改变落地的方式。运动员需要练习蹲式的另一个关键原因是要打开髋部。在该体式中，运动员能将髋部打开至很高的程度。将髋部保持在不被锁死的状态，能减少对膝关节的拉伸和扭曲。每当髋部僵硬，限制活动范围的时候，多余的紧张感就会传递到最容易被影响的部位，即膝关节。你可以明显地看到这个体式与棒球中捕手的姿势或内场手的防御姿势之间的关联。你可以看到这个体式对于橄榄球进攻线锋和足球守门员的重要性。蹲式与很多运动的主要准备姿势相似。

益处

- ✓ 建立大腿、双脚、小腿和脚踝的力量
- ✓ 对于下背部疼痛的人有极大的好处
- ✓ 打开腹股沟、髋部、脚踝和跟腱
- ✓ 刺激腹内器官
- ✓ 稳定脊柱
- ✓ 刺激性腺和脾脏
- ✓ 帮助缓解腰丛神经的压力

禁忌证

本体式不适合近期接受过膝关节手术者，以及严重背痛者或急性疝气者练习。

方法

1. 站立，双脚分开，与肩同宽。
2. 弯曲双膝，髋部朝向地面下沉。脚跟平踩在地面上，尽量向下。如果脚跟抬起，说明下蹲限度过大。
3. 开始的时候双脚可以明显向外转，随着时间的推移，你可以尝试让双脚处于平行位置。在双脚准备好之前不要强行让双脚平行，否则会给脆弱的膝关节带来不必要的压力。
4. 平视前方，双手在胸前中部位置呈祈祷式。上臂后侧轻轻抵住膝关节，这样能促使骨盆和髋部进一步打开。双手完全连接在一起。
5. 将注意力移到双脚。双脚必须与地面完全接触。不要向脚的内侧或外侧转动。
6. 注意蹈趾底部、小趾底部、脚跟内侧和外侧在地面踩实。在蹲式中，你最终可以将脚趾抬离地面。
7. 想象尾骨向下沉并延长脊柱。随着时间和练习的增加，如果你抵着墙会发现背部非常平直。想象头骨向上提升，骶骨向下拉伸。

变式

- 深蹲转体式能加强腿部和髋部的力量，并增强髋部和背部的柔韧性（参见变式1）。在蹲式体式下，向右扭转360度，再向左扭转360度。

- 深蹲屈体式可以达到最终的平衡并锻炼腿部力量（参见变式2）。从蹲式开始，一条腿向身体前侧伸展。手臂可以放在身体两侧，像走钢丝时保持身体平衡一样，也可以伸展去握住伸直腿的脚掌。如果是有经验的学员，可以尝试从深蹲屈体式站起来。这对蹲式是一个很好的补充动作，在热身中的滚动式之后正是练习这个体式的好时机。
- 深蹲扭转式能深度扭转脊柱，为蹲式动作带来额外的挑战（参见变式3）。深蹲时身体略微向前倾斜，右肩后侧向右移动，尽可能移到右侧胫骨前。右手放在右脚外侧的地面上，左臂向上伸展，身体向左扭转的同时轻柔地呼气。

变式 1

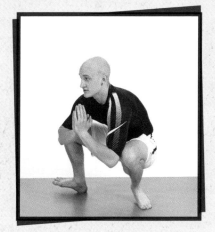

变式 2

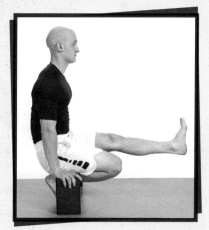

变式 3

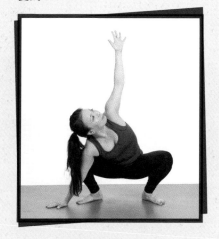

战士一式
VIRABHADRASANA I

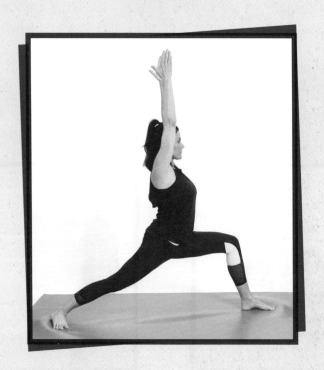

　　战士一式主要是髋部和下半身的练习，通常用于连接瑜伽流中的体式。战士一式是强有力的体式，应当从身体中心发力。

　　当着重于腿部后侧时，练习者能打开相应的髋屈肌。这个体式依赖于适当的准直来正确地打开身体。它是一个多功能的体式。你应当感到腰部以下的部位深深地向下沉，双脚用力踩地，同时上半身向上提升并延长，在吸气时进一步拉伸。这个体式能让你清楚地明白如何打开肩关节。当手臂向上伸展时，你应当注意上臂在头顶两侧笔直地向上延伸，还应当关注到双脚完全踩实地面。髋部正对前方，能让你保持平衡，一旦达到准直，就能建立很好的力量基础。在深入练习之前，尤其是长时间保持体式之前，达到准直非常重要。

　　需要大步快速前进和爆发力的运动员可以从这个体式中受益，尤其是将本体式保持1到2分钟能为他们带来好处。战士一式能打开髋部，这对于棒球运动中的击球手、橄榄球运动中的接球手、足球运动员、篮球运动员，尤其是需要依赖下半身产生爆发力的棒球投手来说非常有帮助。

益处

- ✓ 拉长和强化腿部肌肉
- ✓ 拉伸小腿和跟腱
- ✓ 打开髋部和肩部
- ✓ 拉长躯干和体侧，让呼吸更加自由

禁忌证

本体式不适合髋部或膝关节近期受伤或该部位有慢性伤病的患者练习。如果你有颈部疾病，可以让头部保持在中立位置，无须看向双手。

方法

1. 站在垫子侧面，跨一步，双脚分开 120 至 150 厘米的距离。
2. 左脚向外旋转 90 度。
3. 右脚向内旋转 45 度。
4. 前脚跟与后侧足弓对齐。骨盆正对垫子前端。
5. 将身体重量压向右脚跟。然后弯曲左侧膝关节，直到左侧膝关节位于左踝正上方，成 90 度角。大腿应当与地面平行。
6. 有力地伸展手臂。延长腰侧，从胸部向上提升。
7. 手掌和手指保持发力并延伸，掌心相对。
8. 双肩下沉，远离耳朵。
9. 后脚外缘下压，保持后腿伸直。

变式

在战士一式中，尾骨向下勾，加强髋屈肌的拉伸，胸部向上抬起，上半身稍稍向后弯。这个变式能进一步打开脊柱前侧，挑战平衡性，并增强腿部的柔韧性。

战士二式

VIRABHADRASANA 2

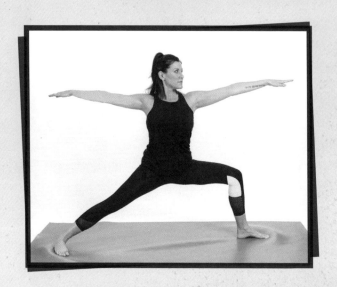

　　战士二式和战士一式一样，将体式保持1到2分钟，有助于你改善专注力、呼吸和意志力，这个体式非常适合投手和专业运动员练习。这是一个深度打开髋部的体式，可以加强大腿和臀部的肌肉力量，锻炼腹部、踝关节和足弓。该体式还能打开胸部和肩部，提升肺活量并改善全身的血液循环。它对扁平足和坐骨神经痛有治疗作用。

　　对于运动员来说，战士二式能加强背部力量，从而校准脊柱使其保持健康。它还能让运动员在运动场、球场和跑步中充分扭转并快速反应。战士一式和战士二式能让你发现肩部的僵硬，你应当让自己的思想保持开放以配合这一过程，调整手臂的位置。你可以尝试像游泳那样从各个方向划动手臂，甚至可以弯曲躯干。弯曲、伸展并扭转腕关节。以自己的方式运动，不要拘泥于任何形式，用传统的和非传统的方法打开每个关节。

　　强大的体育力量瑜伽训练系统™非常强调精神训练。战士二式可以训练运动员所需要的所有方面：平衡性、力量、柔韧性、意志力和专注力。运动员需要强大的肩部功能性力量和柔韧性时，包括参加游泳、挥拍类运动、足球、板球、篮球和水球的运动员，适合练习该动作。这个体式对需要下肢力量和平衡性的运动员也很有帮助，如棒球运动中的击球手、任意位置的橄榄球运动员、足球运动员、篮球运动员及冰球运动员等。几乎没有人不会受益于战士二式。

益处

- ✓ 打开髋关节
- ✓ 加强双腿和臀部力量
- ✓ 建立核心力量
- ✓ 加强肩部力量并使其稳定
- ✓ 训练纪律性和专注力
- ✓ 强化专注力和呼吸

禁忌证

本体式不适合近期或长期患有髋部或膝关节疾病者练习。

方法

1. 站在垫子侧面，双脚分开 120 至 150 厘米。
2. 左脚向外旋转 90 度，脚趾指向垫子前侧。
3. 右脚向内旋转约 45 度。
4. 双臂从体侧抬起，与肩同高，并与地面平行。你的双臂应与双腿直接对齐，掌心向下，指尖伸展。
5. 呼气时，前腿膝关节弯曲。前腿膝关节位于前腿脚踝正上方。
6. 前侧大腿与地面平行。前腿膝关节成 90 度角。
7. 后脚外缘下压，后腿保持伸直。
8. 保持躯干与地面垂直。
9. 转头，目光看向左手中指的指尖。
10. 双肩下沉，胸部提起。
11. 腹部向内收，尽量靠近脊柱。

变式

翻转战士式能从不同角度打开背部，从而打开胸腔，改善肺活量，并进一步加强腿部和腹部的力量（参见变式）。在战士二式中，左脚在前，保持这个体式，右手沿着右大腿后侧向下滑动，同时左手向上抬起。

变式

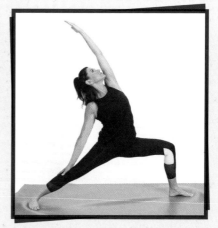

战士三式
VIRABHADRASANA 3

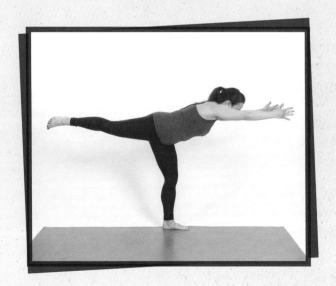

　　这个体式比较独特，因为每次只使用一条腿。战士三式需要全神贯注，它会将你的意识带到踝关节微小的起伏上。

　　这个体式比战士一式和战士二式更能锻炼平衡性和专注力。从使用两条腿转到依靠一条腿，因此这个体式对力量和稳定性的要求更高。你的目光必须集中于一点，头脑必须投入当下，否则就会摔倒。双臂强有力地伸过头顶，让肩部肌肉充分发挥作用。同时，支撑腿需要努力保持身体的稳定。这是一个很好的过渡体式，能让学员略微延长保持时间，挑战自己。

　　这个体式与棒球投手击球（类似于从战士二式或战士一式到战士三式再到站立分腿式的系列动作）后的随球动作一样。如果你可以在垫子上将这个体式保持1分钟，那你确实算是非常擅长了。这个体式对于篮球运动员、排球运动员、跑步运动员、自行车运动员、足球守门员及其他所有需要垂直跳跃技能的运动员来说都非常重要。你的踝关节越有耐力、越稳定、越强壮，在这个体式中的表现就越出色。几乎没有一项运动不适用于这个体式，就连游泳运动员也必须锻炼踝关节的力量和灵活性。

　　战士三式能很好地加强腿部、核心和踝关节的力量。这个体式还能帮助运动员建立他们所需的膝关节周围部位的力量。你要确保下肢是平衡的，支撑腿不会过度前推，或支撑腿的膝关节不会过度伸展。这个体式还是少数几个能加强颈部力量的体式之一，并能帮助肩部和头部免受运动冲击造成的伤害。

益处

- ✓ 加强腿部和核心力量
- ✓ 拉伸腘绳肌
- ✓ 改善平衡性和姿势
- ✓ 提升专注力
- ✓ 稳定踝关节
- ✓ 加强全身后侧的力量，包括肩部、腘绳肌、小腿、踝关节和背部
- ✓ 塑造腹部肌肉线条

禁忌证

　　本体式不适合近期或长期患有髋关节及膝关节伤病的患者，以及有严重颈部疾病的患者练习。

方法

1. 站在垫子侧边，双脚分开 120 至 150 厘米。
2. 左脚向外转 90 度，脚趾指向垫子前方。
3. 右脚向内转 45 度，髋部正对垫子前方。
4. 弯曲左膝。
5. 膝关节与踝关节对齐，大腿与地面平行。
6. 双臂举过头顶，掌心相对，模仿战士一式的姿势。
7. 将重心移至左脚，抬起右腿，与躯干同高，身体与地面平行。双手保持伸展，向前伸直。
8. 右脚发力，可以绷直也可以勾脚尖，站立的腿伸直，同时持续抬高右腿。
9. 感受伸直的指尖到抬起的后腿之间动态的对抗。
10. 努力让手臂、躯干、髋部和抬起的腿与地面平行。

站立分腿式

URDHVA PRASARITA EKA PADASANA

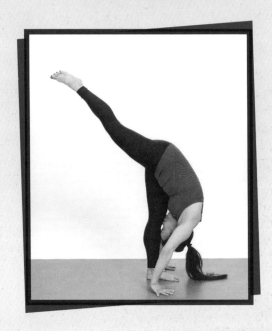

　　站立分腿式是自然过渡到手倒立或学习倒立体式之前很好的准备动作，还可以很好地锻炼踝关节。站立分腿式中可以加入很多富有创意的动作，例如，可以增加踢腿以加强臀部力量，还可以不用双手支撑地面练习这个体式。

　　你可以使用该体式的变式，来显著改善你的专注力、呼吸、意志力，但这些都不是最重要的好处。站立分腿式能锻炼髋关节、脊柱和臀部，同时改变你的视角，挑战你的方向感和平衡性。练习这个体式是自然过渡到手倒立的好方法。一旦你能用一只手或不用手练习和进行这个体式，就可以逐渐增加对专注力和呼吸的要求，并且锻炼踝关节周围所有的细小肌肉。双腿也在这个体式中得到锻炼，同时使用其自重负荷提升力量和柔韧性。

　　对于运动员来说，踝关节在急停、扭转和冲击等动作中承受的压力最大。运动场地鲜有平滑、完美的，因此，充分锻炼踝关节对于应对地势变化非常有用。灵活而强壮的踝关节能在跳跃、游泳及所有需要快跑的项目中产生强大的推力。在练习这个体式时，你能加强踝关节和腘绳肌的力量，改善小腿的柔韧性。你能从这个体式的姿势中轻松看出它对花样滑冰、速度滑冰和滑雪的好处。

益处

- ✓ 延长颈部
- ✓ 放松背部和脊柱
- ✓ 改善平衡性
- ✓ 改善腿部的力量和柔韧性
- ✓ 增强腹部和臀部的力量
- ✓ 拉伸腹股沟

禁忌证

本体式不适合青光眼患者、容易眩晕或头晕的人，以及近期或长期接受髋部或膝关节手术的人练习。

方法

1. 以站立前屈式开始，确保从髋部弯曲，而不是从下背部弯曲。
2. 双手紧压地面。如果你无法碰到地面，可以考虑在每只手下使用一块瑜伽砖。
3. 让头悬垂，保持髋部正对垫子前方。
4. 慢慢地将重心转移至左脚，开始将右腿抬向天空。保持髋部向前，右侧髋部不要向上打开。
5. 遇到阻力后就停下，保持这个体式。
6. 让你体内的能量从右腿和右脚流过，高高地冲向天空。
7. 头部悬垂。也可以采用一只手支撑或不用手支撑的变式。

变式

- 当你掌握了站立分腿式后，就可以尝试双手离地或用手握住小腿（参见变式）。这是个需要更高的平衡性和专注力的体式。
- 在右腿抬起的站立分腿式中，持续抬起和放下右腿，练习踢腿动作。这个变式能很好地加强腿部和臀部力量。你还可以交替进行分腿踢腿，以获得更多益处。

变式

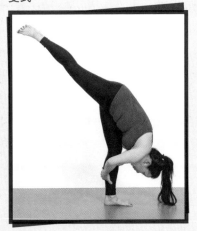

树式
VRKSASANA

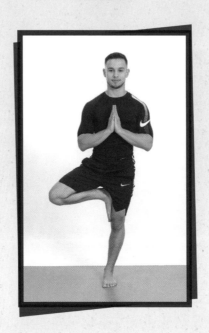

　　在商店排队的时候也能练习树式。这是一个持续锻炼专注力、意志力、呼吸和踝关节稳定性的有趣方法。树式能建立坚实的身体中心和强健的脊柱。

　　树式是在练习中找到中心的好方法。它能帮助练习者锻炼耐力，而且有助于专注呼吸。如果你对自己的平衡性感到担心，可以练习一两分钟这个体式，感受腿下和脚的细微变化与变动。只要你的注意力稍有波动，就难以保持该体式。树式教会我们接受思想和身体持续发生的变化，并进行快速且非主观的调整以维持体式。

　　运动员应当考虑使用这个体式来训练和加强踝关节以及小腿的力量。如果你需要在运动的同时保持高度集中，那么树式适合你。当然，这个体式也几乎适合所有的运动员。树式还可以训练核心。如果你需要加强身体中心的力量和挥拍类运动、排球、篮球及其他运动中的平衡性，那么你必须改善下半身的动作和上半身的控制。练习这个体式能让你认识到自己身体脆弱的一面，帮助你在身体两侧建立相同水平的力量和柔韧性。我建议运动员通过保持该体式 1 至 2 分钟来挑战自己。如果你感到这个体式非常简单，还可以以最高要求练习该体式，即闭着眼睛练习。

益处

- ✓ 增强腿部力量
- ✓ 改善平衡性
- ✓ 提升专注力
- ✓ 加强核心、小腿和踝关节力量
- ✓ 拉伸腹股沟和大腿内侧
- ✓ 有助于改善扁平足

禁忌证

本体式不适合近期接受过手术或有踝关节伤病者练习。

方法

1. 以站立山式开始。
2. 将身体重心转移至左脚。
3. 伸手抓住右脚。右脚底（尤其是脚跟）牢牢踩在左大腿内侧高处，高至你身体允许的极限处。如果无法将右脚提升至这个高度，就尽量抬高。唯独不允许将右脚跟抵在左腿膝关节上。除此之外，在膝关节上方或下方都可以。
4. 感受你的右脚跟紧紧压着左大腿，同时左大腿内侧也在紧紧压着右脚跟。
5. 左侧支撑腿绷直。
6. 从头顶向上延伸，核心保持坚实而强壮。
7. 双手在胸前中部，也可以向上伸展手臂。

变式

- 半莲花树式能够加强踝关节的力量和稳定性，同时挑战你的平衡性和专注力（参见变式1）。在树式中，抓起右踝关节外侧放至左髋上方褶皱处，尽量向上。保持这个体式，将踝关节外侧压向左大腿前侧，并用左大腿前侧压紧右踝关节外侧。

变式1　变式2
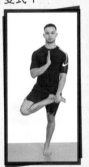
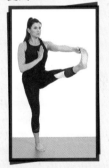

- 伸腿树式能加强踝关节的力量和稳定性，以及核心和腿部力量，同时挑战平衡性和专注力（参见变式2）。在树式（左脚抵在右大腿内侧，与第100页的图示动作相反）中，将弯曲的腿慢慢地向身体前方伸直并保持，同时，左臂向前伸直，左手抓左脚踇趾。

有没有一个简单的站立体式能提高平衡性和踝关节力量

没有哪个体式比树式更好了。在这个体式中，可以感受踝关节和脚上肌肉的细微波动，理解身体如何进行补偿并建立稳定性。如果你的运动员比较有经验，可以让她闭着眼睛练习树式，这样能极大地提升踝关节的锻炼效果。

舞王式
NATARAJASANA

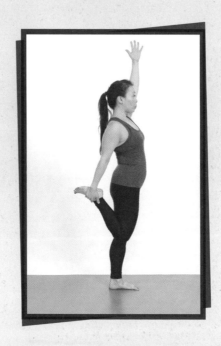

　　舞王式是一个较为高级的体式，能很好地锻炼平衡性和专注力。在这个体式中，你可以提升控制身体中心的能力，并能加强腹部和腿部的力量。在舞王式中，全身均需用力，才能保持平衡。

　　对于运动员来说，这个体式非常适合敏捷的体育项目。它能很好地增强下肢力量和踝关节稳定性。对于需要快速起跑和在全速下急停的运动员来说——如棒球运动中的内场手、橄榄球运动中的接球手和防守后卫、网球运动员及足球运动员——这个体式能帮助他们更加精细地锻炼腿部的小肌肉，降低在运动场上受伤的概率。

益处

- ✓ 加强腿部、腹部、背部和踝关节的力量
- ✓ 提升髋屈肌和背部的柔韧性
- ✓ 锻炼强壮的踝关节和小腿
- ✓ 改善专注力和呼吸

禁忌证

本体式不适合近期接受过背部或腿部手术的人练习。

方法

1. 从站立山式开始，重心转移至左脚。
2. 弯曲右膝，右手抓住右脚。
3. 左臂向天花板伸直。
4. 在身后抬起右腿，身体向前，以产生对抗。
5. 右腿的能量应同时向后、向后侧的手，以及向上传递。

变式

　　放松一条腿，使其向体前伸直，尽量与地面平行，保持该体式（参见变式）。这个体式能很好地锻炼平衡性和专注力，同时建立腿部和踝关节的力量和稳定性。

变式

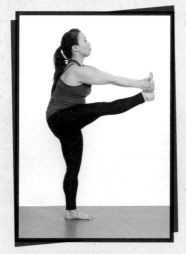

单腿下犬式

EKA PADA ADHO MUKHA SVANASANA

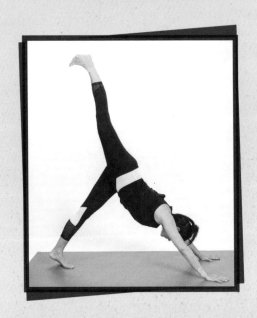

以基础的下犬式开始，进行这些变式能锻炼身体的更多部位，改善身体两侧以及前侧和后侧的平衡性。你的背部力量和手臂线条也能得到改善。

在教授运动员时，我很喜欢使用单腿下犬式。它能一次性锻炼到身体的多个部位，并需要专注力和呼吸的配合。这是一个轻度的倒立体式，有助于缓解鼻及鼻副窦引起的头痛和压力。相比传统的卧推和肩部推举，这个体式能以不同角度塑造手臂并加强肩关节的力量。如果你可以保持该体式1到2分钟，那么你就可以挑战有卧推的比赛。这个体式看起来容易，但做起来并不简单。它强调背部平直，这能改善我们日常生活中常有的弯腰驼背的姿势。单腿下犬式的变式能打开手腕，为摔倒做好准备，同时能释放引起腕管综合征的僵硬和压力。这种疾病在现今非常常见，因为我们每天都会花费很多时间在计算机和各种设备上，这会过度使用腕关节周围的小肌肉群。

在专项运动中容易摔倒的运动员，如足球、橄榄球、篮球和冰球等运动员，应当练习这种体式，以加强腕关节的力量和灵活性。这能预防部分严重的伤病。如果你在运动中需要将手臂举过头顶，用到手臂的力量和柔韧性，那么也会从这个体式中获益匪浅。保持这个体式，控制呼吸。如果你遭受腘绳肌僵硬的困扰，在这个体式中将注意力集中在小腿的下沉上，不借助外力，轻微拉伸小腿。小腿拉伸的角度也会影响跟腱的拉伸效果。在这个体式结束时，进行几分钟变式练习。打开踝关节会让你行动更快，锻炼手腕也会让你的双手更加灵活。

益处

- ✓ 增强核心力量
- ✓ 提升身体意识
- ✓ 改善腘绳肌和肩部的柔韧性
- ✓ 加强手腕的力量和柔韧性
- ✓ 拉伸小腿，打开跟腱
- ✓ 加强肩部和脊柱的力量
- ✓ 缓解颈部疼痛，放松颈部和脊柱

禁忌证

本体式不适合近期受伤或接受过手腕或青光眼手术的患者练习。

方法

1. 以下犬式站立，感受双手与地面之间的连接，让双手充分接触并压实地面。
2. 身体重心缓缓转移至左脚跟。
3. 右腿向上抬起，髋部正对地面，右脚可以勾起，也可以绷紧，腿伸直。
4. 尽量抬高右腿，然后停住。
5. 双臂保持发力且伸直，左脚跟向下用力，右腿向上抬。

变式

- 以下犬式开始，双脚脚跟踩实地面，双腿紧绷，向上伸展。重心转移至右手，慢慢将左手放在下背部，或根据自己的感受进行其他变式。
- 单腿下犬扭转式可以建立肩部在不同角度上的力量，加深脊柱的扭转（参见变式1）。右腿向上抬起，弯曲右膝，扭转，打开胸部。双手牢牢压实地面，目光从右侧腋窝穿过，望向天空。
- 在单腿下犬扭转式中，你可以继续扭转，把上方的腿放下，打开身体至朝天犬式（参见变式2）。这有助于打开腕关节，提升脊柱的柔韧性，并从各方向加强肩关节的力量。

变式 1

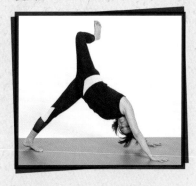

变式 2

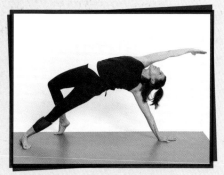

半侧蹲式
SKANDASANA

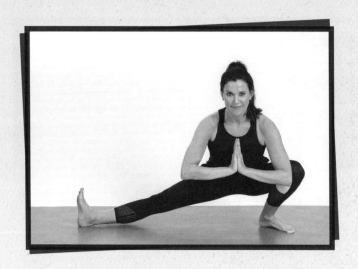

　　我非常喜欢半侧蹲式的多重拉伸作用，因为它能让你单独针对不同侧的失衡和僵硬进行锻炼。它还能挑战你的平衡性和全身柔韧性。

　　这个体式能一次性拉伸身体多个部位，并能加强这些部位的力量，省时省力。有时练习这个体式会感到很容易，有时又会觉得很艰难。因为这个体式要从髋部发力，你在当天头脑的清醒程度和压力程度都能影响这个体式的表现。你应当缓慢地下蹲，深深地呼吸。屈曲的膝关节应与同侧脚趾非常精准地对齐，这样才能保证膝关节的安全。伸直腿向脚跟方向压，从髋部彻底放松，背部伸展且平直。成功完成这个体式的简单建议是，保持下巴中立。

　　很多体育项目的成功需要髋关节的柔韧性，从而在运动场上快速而灵活地运动。这个体式的好处在于你能从各个不同的角度锻炼到腹股沟、髋关节以及大腿内侧。如果你的运动需要依靠快速的脚上动作甚至可能需要依靠跳跃能力，那么你就需要锻炼踝关节、跟腱和小腿的活动范围。你还需要练习其他体式以加强对足底筋膜和脚趾的拉伸，但这个体式是一个很好的开始。

益处

- ✓ 拉伸大腿内侧和腹股沟
- ✓ 放松髋关节
- ✓ 延长跟腱和小腿
- ✓ 加强背部力量
- ✓ 打开髋关节
- ✓ 当你更深入地做这个体式时，可以挑战平衡性

禁忌证

本体式不适合近期接受过膝关节手术或腰椎手术的人，以及接受过髋关节置换手术或膝关节内侧疼痛的人练习。

方法

1. 以下犬式开始，左脚向前一步跨到双手之间，慢慢将身体转向右侧。
2. 左侧膝关节尽量弯曲，直到左脚踩平，膝关节在第二趾上方。有些人会将髋部抬高，有些人会将髋部尽可能降低，使右腿尽可能伸展。
3. 右脚向上伸直。如果你的柔韧性允许，就把双手放在胸前中部。
4. 站起来，结束体式，换另一侧进行。

变式

如果你的柔韧性不允许你将双手放在胸前中部，你可以将双手放在地面上（参见变式），深深地呼吸。

变式

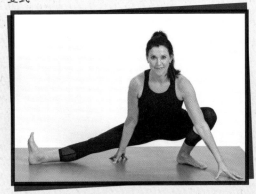

弓步旋转式

PARIVRTTA ANJANEYASANA

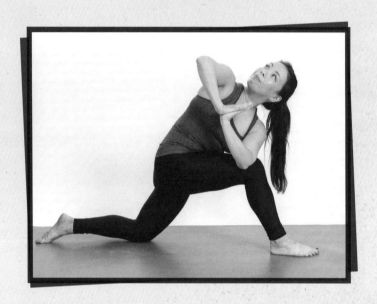

弓步旋转式能帮助你校准脊柱，还可以测试注意力集中的能力，同时还能锻炼你的平衡性。这个体式练习的关键在于精准和投入。

弓步旋转式是一个全面的体式，涵盖了体育力量瑜伽训练系统™的精髓，即我们所说的，力量 + 柔韧性 = 爆发力。这个体式让你在每一次吸气中更加深入，在每一次呼气中更加放松，它还需要你全神贯注才能保持平衡。弓步旋转式能增加柔韧性、加强力量、改善呼吸，同时还能让你向各个方向伸展。

对于运动员来说，我们可以将力量与柔韧性提升至另一高度。但是，如果运动员无法呼吸并随着呼吸控制身体，那也可以在该体式中表现出来。这个体式对接球手和需要关注背后情况的运动员非常有益。这个体式能加强整个脊柱的扭转，尤其是颈部的扭转。一旦你的颈部扭转加强，你的视野范围也随之变得更加开阔，这将为你带来竞争优势。这个体式还能教会你投入当下，关注内心，否则就会摔跤。本体式对于需要较大脊柱扭转度的项目来说非常有益，如游泳、足球、篮球、冰球、网棒球、高尔夫和网球。

益处

- ✓ 校准脊柱
- ✓ 拉伸髋屈肌、踝关节、脚趾和双脚
- ✓ 加强整个脊柱的扭转
- ✓ 有助于提升平衡性
- ✓ 加强双腿力量
- ✓ 培养意志品质
- ✓ 专注于呼吸

禁忌证

本体式不适合近期接受过背部手术或患有严重颈部疾病的患者练习。

方法

1. 从下犬式开始，右脚跨到双手之间，右侧膝关节形成一个90度角。开始的时候，左侧膝关节在地面上休息。随着动作的进展，将左膝抬离垫子，伸直左腿。
2. 双臂向上伸出并伸直。
3. 如果你的肩部柔韧性允许，可以翻转手掌，掌心相对。
4. 双手在胸前中部呈祈祷式。
5. 保持背部的伸展，向右侧扭转脊柱，同时腋窝位于右膝上方。
6. 左臂放在右大腿外侧，以帮助呼气时的进一步扭转。
7. 从头顶伸展，同时从左脚跟向后伸展。用力扭转，仿佛要将自己从中心分成两段。
8. 在平衡性好的时候，你可以扭转头部，让下巴位于右肩上方，并看向天空。
9. 如果你的下背部感到压力，可以集中注意力向下勾起尾骨，进一步延长背部，加深扭转。

6

坐姿体式

坐姿体式对你的练习非常有价值。这些体式练习不需要高度的平衡性和专注力，因此可以长时间地保持体式，以提升柔韧性。在坐姿下，你可以关注身体与地面的连接方式，以评估失衡状态。如果你感觉身体一侧沉重且另一侧与地面无连接，那么你需要关注自己的身体是否偏向一侧。这类瑜伽动作对运动员的康复尤其有益：这类体式对功能性力量要求较低，且长时间保持体式有助于消除全身的酸痛感，这样有助于运动员为下一次比赛或练习做准备。

在镜子前练习这些体式能帮助运动员观察失衡和不对称性。

坐姿体式非常放松，很容易让我的运动员走神，我是否应当控制坐姿体式的数量

恰恰相反，很多坐姿体式非常具有挑战性，你有责任让运动员保持投入并关注每一个体式。这是提示呼吸、引导他们进行视觉化、鼓励他们分享体式感受的好时机。

简易盘腿坐式
SUKASANA

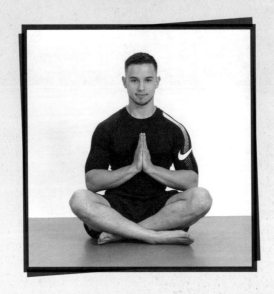

简易盘腿坐式、简易坐、盘腿坐——这些都是我们耳熟能详的指代这一基础体式的名称。这些广为人知的瑜伽体式是常用于冥想的姿势，它既是构成要素，也是评估的主要内容。

在这个轻松的坐姿中，你可以放松你的思绪，集中注意力于脊柱的提升，同时扩展胸部和腹部的呼吸。在这个体式中，无须用力保持平衡或复杂的体式，就能感受脊柱的堆叠。它能放空头脑，以进行冥想练习。

对于运动员来说，简易盘腿坐式通常比较困难。我坚持认为刚练习瑜伽的运动员应当坐在一两块坚实的瑜伽砖上进行练习。这能让他们的背部尽量拉长，且体式也不会被髋部的僵硬限制。对于运动员来说，这是一个比较难的评估体式。一开始，大部分人都无法坐直，他们会感觉自己坐在坐骨后面。这说明他们腘绳肌的柔韧性不足。在保持这个体式时，你会发现它一点都不"简易"——腹股沟会紧张，髋部会因精疲力竭而摇晃，背也会疼痛。随着持续的练习和关注，这个体式会越来越简单，你也会掌握保持静止的要领。

如果你正从膝关节手术中康复，开始的时候可能需要在膝关节下放毯子进行辅助，或把双脚放在距离身体较远处。经验丰富的运动员也会感到这个体式具有挑战性。

益处

- ✓ 拉伸髋关节、膝关节和踝关节
- ✓ 使思绪平静
- ✓ 增加腹部器官的血流量
- ✓ 加强背部力量

禁忌证

　　本体式不适合近期接受过膝关节手术、近期有严重髋部伤病或踝关节问题的人练习。

方法

1. 臀部坐在叠起的毛巾、枕垫或枕头上，让臀部略高于踝关节。
2. 脊柱在坐骨之上堆叠，随着每一次呼气延长脊柱。
3. 一条腿折叠，让脚跟放在腹股沟上，然后折叠另一条腿。哪条腿先折叠都可以，但需要时不时地交换先后顺序。
4. 双肘放在大腿上。

变式

· 简易盘腿坐姿扭转式是体育力量瑜伽热身序列中的基础动作。以简易盘腿坐式开始，双臂呈球门门柱状，灵活地左右扭转躯干（参见变式1）。这个体式不仅能帮助校准脊柱，还能很好地辨别脊柱扭转能力的不平衡性。

· 在简易盘腿坐式下尝试抬起双臂，将大量的热量迅速带到肩部（参见变式2）。简易盘腿坐，双臂向两侧伸直，吸气时，手臂向上抬起，掌心朝上；呼气时，手臂放回地面，掌心向下。这个动作要持续2分钟，需要运动员保持专注力和呼吸，并要展现出良好的意志力。

· 坐姿猫牛式可以促进脊柱的屈曲和伸展，并为全身带来热量（参见变式3）。简易盘腿坐，双手放在胫骨上。吸气，抬起胸部，肩部向后夹紧，下巴向上抬起，脊柱后弯。呼气时，拱起背部，肩部向前耸，下巴向胸部挤压。

变式1　　　　　　变式2　　　　　　变式3

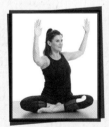 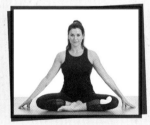 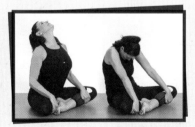

束角式
BADDHA KONASANA

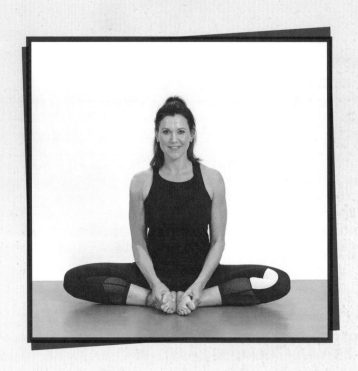

　　大部分运动员都练习过这个体式。在体育运动中，它被称为蝴蝶拉伸。这个体式几乎对所有运动和娱乐活动都有用，应当作为健身中每次热身或整理运动的一部分。

　　束角式能塑造大腿并加强大腿的力量，从而帮助你提升瑜伽技术。除体育运动外，强壮的大腿对很多日常活动也很有用。这个体式的练习越扎实，背部越挺直，呼吸就越轻松，日常的焦虑也越少。

　　对于运动员来说，束角式在比赛前后放松僵硬的腹股沟和大腿内侧方面有不可估量的作用。花点时间从各个角度打开髋部可以减少脆弱的膝关节上的压力。以正确的方式练习这个体式并坚持住，观察是否有一侧髋部或一侧腹股沟紧张，如果有，那意味着这一侧更需要锻炼。观察是否有一侧膝关节更高，如果有，那意味着这一侧就更僵硬。这个体式几乎是所有运动员都必须练习的。

益处

- ✓ 刺激腹部器官、卵巢和前列腺、膀胱和肾脏
- ✓ 促进循环
- ✓ 拉伸大腿内侧、腹股沟和膝关节
- ✓ 有助于缓解疲劳
- ✓ 缓解痛经和坐骨神经痛
- ✓ 治疗扁平足

禁忌证

本体式不适合最近接受过背部手术者练习。如果你有腹股沟或膝关节伤病，仅可以在大腿外侧下方有毯子辅助支撑的情况下练习。

方法

1. 在稳定、均匀的地面上练习，无论你对这个体式有多少经验，我都建议你坐在一块折叠的毯子或毛巾上。这能让你的臀部高于脚跟，轻松地进行这个体式。有了臀部的支撑，你会感受到这个体式向下的走向，更容易体会到体式中的下沉感。

2. 弯曲膝关节，双脚并拢。花些时间让你的臀部和脚对齐，并把它们挤压在一起。

3. 握住小腿或脚。除非你的柔韧性非常好或对这个体式非常熟悉，否则不要握住脚趾。握住脚趾时，你会拉扯踝关节和脚一起失去准直，为膝关节带来压力，并造成错误的拉伸。开始让你的膝关节放在地面上。

4. 双脚脚跟尽量靠近身体，同时不要给膝关节带来压力。

5. 你可以保持在这里，专注于呼吸，并让身体不断向上延伸，挺直背部，或者也可以开始向前弯曲。如果你前屈，可以用你的手肘抵住双腿内侧，帮助膝关节更加向下。不要使用蛮力，也不要猛然下压，要缓慢下压。

6. 前屈时要保持背部挺直，要感觉你的胸部会比额头更早触碰到地面。

坐姿山式
DANDASANA

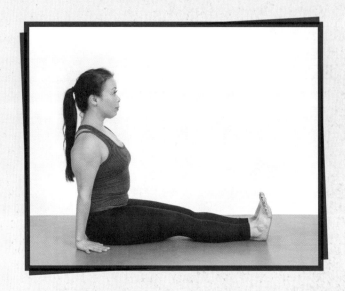

　　坐姿山式是很多高阶体式的开始体式，能够帮助你设立意图，关注自身，然后保持该体式或进行其他强度更高的练习。

　　坐姿山式能加强负责正确展现姿势的肌肉力量。一旦姿势正确，就能从中获益，例如，促进氧气和血液流向腹内器官，这对于优化身体功能非常重要。这个体式还适合评估髋部、双腿和双脚的不对称性，让你有机会预防伤病。正如体育力量瑜伽训练系统 ™ 所强调的，专注力是关键。你应当主动寻求健康，而不是被动应对伤病。

　　对于运动员来说，这个体式能加强背部力量，提升腹部力量。从敏捷的足球运动员到特技篮球明星，在这些部位上花时间优化表现很重要。坐姿山式还能强化髋屈肌和股四头肌的力量。保持这个体式几分钟后，运动员很可能就会知道自己是否需要进一步锻炼以加强这些部位的力量。

益处

✓ 拉伸腘绳肌和背部

✓ 加强背部和腿部的力量

✓ 改善姿势和消化

禁忌证

本体式不适合最近接受过背部手术或有严重颈部疾病的人练习。

方法

1. 坐在垫子上，双腿在身体前伸展。

2. 吸气，身体向上提升，坐在坐骨的正上方。

3. 如果腘绳肌过于紧张无法坐直，那么就坐在1到2块瑜伽砖上，或稍微弯曲膝关节，直至你有上半身提升的感觉。想象你的背部平直地靠在一面墙上。你也可以练习背靠墙面的变式。

4. 大腿可以微微内旋，让腿部发力。双脚看起来像踩在一面墙上。审视自己的身体，观察是否有不对称之处，不对称表明可能出现了僵硬或潜在伤病。

5. 吸气时，提升脊柱。呼气时，从头顶保持提升。

6. 如果可以做到，保持几分钟。这个体式虽然看起来容易，实际上却非常具有挑战性。

坐姿前屈式
PASCHIMOTTANASANA

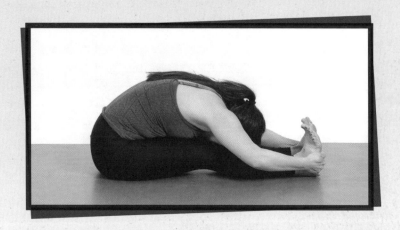

大部分运动员都体验过坐姿前屈式。人们常会因为这个体式缓慢的进展而感到
挫败，但仍应当每日练习这个体式。

坐姿前屈式能打开腘绳肌。保持腘绳肌打开对缓解背部的压力和紧张非常有帮
助。长时间坐在书桌前和驾驶汽车会造成腘绳肌紧张，并为背部带来压力。由于腘
绳肌附着在骨盆下半部分，如果腿部僵硬，就会向下拉扯骨盆，为背部带来不必要
的压力。如果这种情况得不到解决，随着时间的推移，就会发生一系列连锁反应：
腘绳肌紧张、背部有压力、髋部不稳定、膝关节问题。提升腘绳肌柔韧性需要付出
努力并持续练习，因为腘绳肌是密度较高的大肌肉群，比较难以改变。

对于运动员来说，这个体式对评估姿势需求和失衡非常重要，还具有上述的益
处。所有运动员都能从腘绳肌的柔韧性改善中获益，包括提升速度和灵敏性。这个
体式还有助于缓解背部压力，从而降低伤病风险和延长运动时间。

益处

- ✓ 使大脑平静
- ✓ 缓解压力
- ✓ 可能缓和轻度抑郁
- ✓ 拉伸腘绳肌、小腿和髋部
- ✓ 加强大腿和膝关节力量
- ✓ 促进消化
- ✓ 减少焦虑

禁忌证

本体式不适合近期接受过背部、膝关节或腘绳肌手术的人练习。可以在有限的范围下练习本体式，但必须在有资质的瑜伽教师的监督下练习。

方法

1. 坐姿，双脚分开，与肩同宽，双腿保持平行。
2. 双脚对齐，且正对前方的墙，脚趾伸直，指向天空。
3. 膝关节微屈，髋部屈曲，腰部不要弯曲。
4. 膝关节仍略弯曲，胸部和腹部触碰大腿。
5. 保持胸部和腹部与大腿接触，开始慢慢伸直膝关节。如果你感到胸部即将离开双腿，说明膝关节伸展过度了。
6. 一旦腘绳肌有阻力，感受到拉伸感，就可以把头放在大腿上休息，或在头下放一块瑜伽砖。保证你的双脚在一条直线上，且双脚平行。
7. 我会鼓励我的学员在背上放一个 5.44 千克重的沙袋并保持体式。这个方法能帮助他们迅速得到提升。
8. 我还建议腘绳肌非常僵硬的人坐在瑜伽砖、靠枕或毯子上练习这个体式。这样能产生一种向下弯曲的感觉，让身体快速放松。

变式

· 可以尝试坐姿单腿前屈式，每次关注一侧腘绳肌（参见变式1）。坐姿，左腿向外伸出，弯曲右膝，右脚底踩在左大腿内侧。延伸背部，从髋部开始向左腿弯曲。

· 盘腿坐姿前屈式拉伸腘绳肌不同于传统坐姿前屈式（参见变式2）。在坐姿前屈式中，将右侧踝关节放在左侧踝关节上与其交叉。每一侧都这样做。

· 在坐姿前屈式中，双腿尽量分开，然后前弯，进入坐姿双腿前屈式（参见变式3）。可以将头放在叠放的瑜伽砖上，并向下沉。在这个变式中，我建议你坐在瑜伽砖或靠垫上，这样可以更容易地进行。在这个分腿姿势中，你也可以将左手尽可能地向左脚滑动。吸气时，抬起右臂指向天空，翻转掌心向左，然后侧弯，让右手尽量贴近左脚，进入坐姿侧弯式（参见变式4）。这个变式能够增加肺活量，改善呼吸，并改变双腿的拉伸角度。

变式 1

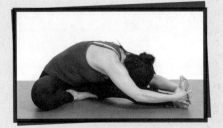

变式 2

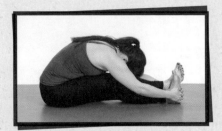

变式 3

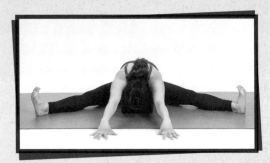

变式 4

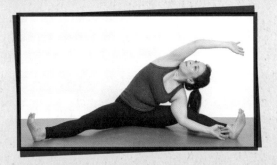

在练习坐姿前屈式时，我的背比腘绳肌还疼是怎么回事

在这个体式中不应该背疼。略弯曲膝关节，伸直背部，延长脊柱，然后再前弯，直到你感到更加灵活。这样应该能缓解背部的不适。你可以坐在折叠的毛巾或瑜伽垫上抬起臀部，这样在进行前弯时你会感到上半身向下走，就能更轻松地完成这个体式。

船式
NAVASANA

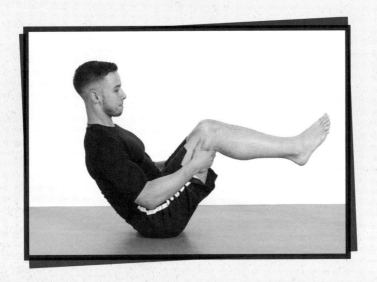

　　大部分健身爱好者和瑜伽练习者都知道船式，它有助于加强腹部肌肉的力量。这个体式模仿了字母"V"，是每个人锻炼或瑜伽日常练习的重要补充。我推荐船式是因为它能一次性锻炼多个部位。例如，保持该体式，多做几次深呼吸，这样有助于我们改善日常生活中的前倾姿势。这个姿势也可以训练腹肌，打开胸部以增强肺的功能；头部的姿势能刺激甲状腺，进而促进新陈代谢；还能加强腿部、股四头肌和深层髋屈肌的力量，如腰大肌。增加髋屈肌的力量有助于骨盆保持在更好的位置，进而提高大步走的效率。

　　对于运动员来说，找到多种方法加强腹部力量非常重要。我认为你找不出哪种运动或运动员无须依靠强壮的核心。强健的核心还有助于支持脊柱。这种练习对游泳运动员、自行车运动员、跑步运动员、划船运动员等都非常有帮助。

益处

- ✓ 加强腹部、髋屈肌和脊柱的力量
- ✓ 刺激肾脏、前列腺、甲状腺和肠道
- ✓ 缓解压力
- ✓ 促进消化

禁忌证

本体式不适合患有腹泻、低血压、颈部疾病或伤病的人，以及疝气患者和孕妇练习。

方法

1. 坐在瑜伽垫上，双膝弯曲，双脚平放于地面。双手放在膝关节后面。
2. 背部慢慢向后倾斜，略微卷起尾骨，让其不至于在地面上碾压。在向后倾斜的同时，双腿抬离地面并保持平衡。你的小腿应与地面平行。
3. 延伸并伸展背部，放平所有拱起的部位。挺起胸骨或上胸部。肩胛骨在身后相互靠近，头部和颈部持续延伸。
4. 保持能量流向各个方向，平静而深长地呼吸。保持几次呼吸，锻炼你的腹部、双腿、髋屈肌和背部。

变式

在船式中，吸气时，将身体打开，使其成"V"字形，呼气时，双膝靠近胸部。这个瑜伽动作能深化腹部的锻炼，并有助于加强背部的力量。

进阶式

一旦你掌握了手臂和小腿与地面平行的体式，就可以将这个体式升级。第一级是保持小腿与地面平行，双手放开双腿，双手用力向前延伸，靠近你的双脚（手臂与地面平行），同时保持肩部向后收紧，不要弓背（参见进阶式1）。第二级是伸直双腿，使双腿与地面成45度角，双脚约与眼睛同高，保持背部挺直，抬起胸部（参见进阶式2）。最高阶的动作：随着呼吸，双膝上下运动，进一步挑战核心肌肉（参见进阶式3）。

进阶式 1

进阶式 2

进阶式 3

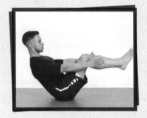
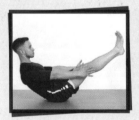
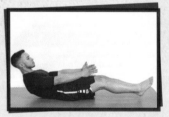

英雄式
VIRASANA

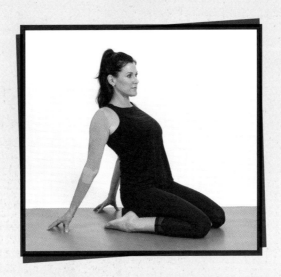

英雄式看起来比较适合看电视或坐着休息的时候进行，但是安全地进行这个体式有很多要求。它需要适度的注意力和扎实的基础，以最大化益处，避免不适或疼痛。

英雄式非常适合校准身体和进入冥想。它能加强背部和脊柱的力量。同时，它能打开胸部，帮助提升肺活量；刺激血液循环。它还是一个能帮助你回归中心的平息体式。

对于运动员来说，我会按照说明教授这个体式，也会教授脚趾勾起的变式。这能帮助需要速度和灵敏性的人打开足底筋膜。最重要的是，它能拉伸和保持脆弱的跟腱，使其柔韧。这个体式是足球运动员、跑步运动员、外接手、网球运动员和篮球运动员等需要脚上爆发力的人必须练习的动作。英雄式的另一个好处是，能帮助运动员避免患上可怕的草皮趾。草皮趾是蹶趾底部关节（也称蹶趾球）的压迫性损伤，属于蹶趾关节损伤。尽量保持脚趾的柔韧性，就能减轻在僵硬表面进行重复性的动作带来的影响。

益处

✓ 提升髋部、双腿、脚踝和膝关节的柔韧性

✓ 促进髋部、双腿和膝关节的正确准直

✓ 打开髋关节

✓ 拉伸股四头肌

✓ 促进和训练内旋

✓ 加强下背部力量，同时延长脊柱

禁忌证

　　本体式不适合近期接受过踝关节手术的人练习。如果当前有膝关节疼痛或最近接受过膝关节手术，需要对本体式进行修改。如果你的膝关节内有钢钉或钢片，除非被密切监视，否则应当避免进行本体式。

方法

1. 坐姿，从手膝跪位开始，慢慢向后坐在脚跟上，同时身体向上、向高处延伸。
2. 本体式最重要的部分是确保脚尖压向地面，脚跟朝上。两侧大腿相互挤压，直到感觉膝关节有压力。这种情况下，让两侧大腿处于舒适的位置。
3. 小趾一侧压向地面。两侧胸腔上提，通过头顶向上延伸。放松双肩。双手放在大腿上，呼吸，放松。

变式

变式

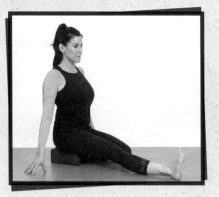

- 有些人坐在脚跟上会感到疼痛。如果发生这样的情况，可以在双脚之间的地面上放一块或两块瑜伽砖。如果你的膝关节非常僵硬，或刚从膝关节手术中恢复，可以在膝关节后侧放一个卷起的毛巾，然后再向后坐。这能降低膝关节过度弯曲的风险。
- 半英雄式能让你一次集中注意力于一侧股四头肌。以英雄式坐下，但一条腿在身体前方伸直（参见变式）。你可以将伸直的腿弯曲，增加对腘绳肌的锻炼。

进阶式

进阶式

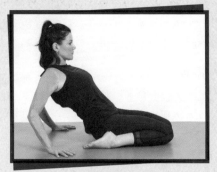

　　作为进阶练习，可以坐在双脚之间的地面上，上半身稍稍后仰进一步提高练习强度（参见进阶式）。这个更高阶的体式需要投入时间和练习。努力保持身体伸直，向上提升，不要弓背。最终你的双腿会打开至足够限度让你向后坐，做到仰卧英雄式。首先，双手放到身体后方的地面上，最终你可以平躺在这里。

勾脚趾英雄式
VIRASANA VARIATION

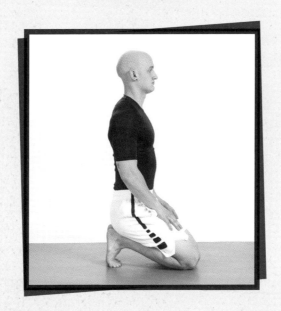

　　这个体式对我的运动员来说是最具挑战性的体式之一。他们觉得很难呼吸，也很难集中注意力，但其中益处远胜于 2 分钟的不适感。

　　如果你平时过多地穿高跟鞋，或在工位上需要站着，你的踝关节和双脚就会很疼并且僵硬。花些时间练习这个坐姿体式，拉伸平时被忽视的肌肉，扩大踝关节和脚的活动范围。踝关节和脚的活动范围越大，行走就越轻松，也能减少足部抽筋。

　　运动员必须特别注意自己的脚。他们必须拉伸脚趾、踝关节和小腿，以便更轻松地运动，速度更快，弹跳力更好。因此，对于篮球运动员、排球运动员和守门员来说，该体式可以提升他们的垂直弹跳力。对于需要大量跑步的运动员来说，如跑步运动员、足球运动员和外场手，该体式能提升他们跑步时的技巧和经济性。经常需要推举力量或上坡的运动员，如攀登者，也需要在这个体式上花费时间。完善这个体式能减少在运动中严重扭伤脚踝的可能性。

益处

- ✓ 拉伸足底筋膜和脚趾底部
- ✓ 缓解足部抽筋
- ✓ 打开跟腱
- ✓ 拉伸小腿
- ✓ 减缓踇趾滑囊炎的发展

禁忌证

本体式不适合有急性草皮趾、小腿问题或最近接受过足部或跟腱手术的人练习。

方法

1. 从双手和双膝着地开始，脚趾勾起，接触地面。
2. 确保脚跟指向天空。如果没有指向天空，可能是因为你在膝关节施加了过度的压力。
3. 慢慢向后坐在脚跟上，你可能需要先向前倾斜，双手放在瑜伽砖上，然后逐渐打开身体，直到竖直坐起来。
4. 在这个体式下保持 2 分钟。
5. 在此之后练习传统的英雄式，从两个方向打开踝关节。

变式

如果一开始坐在脚跟上太困难，你可以用膝关节跪立，减少脚上的压力，直到身体准备好进行完全的坐姿体式（参见变式）。

进阶式

一旦你在这个体式下感到舒适，可以考虑将双手放在身后的地面上，加深脚和踝关节的拉伸（参见进阶式）。

变式

进阶式

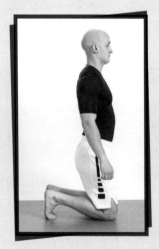 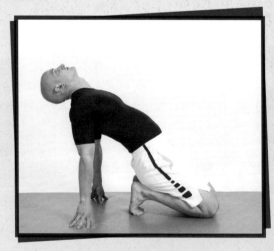

骆驼式
USTRASANA

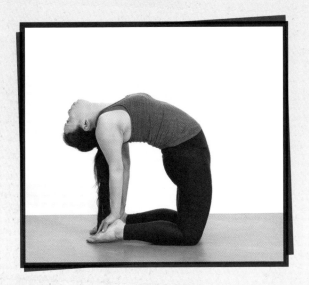

　　骆驼式能很好地打开身体前侧。脊柱前侧和后侧伸展得越长，你的扭转就越深入和有力。扭转是高尔夫运动员的关键，对提升挥杆的效果非常重要。大部分人在日常生活中都会在书桌前、驾车时或走路时弯腰驼背。骆驼式是打开脊柱前侧、伸展背部和打开肺部的关键。

　　对于运动员来说，背部越伸展，对肩部的需求就越少。像网球、网棒球、摔跤等需要肩部力量的体育运动来说，肩部可能会过度伸展而承受压力。如果背部能随着肩部的运动而动，就能吸收拉伸带来的冲击，通常能预防伤病。

益处

- ✓ 拉伸身体前侧、胸部、腹部、股四头肌和髋屈肌
- ✓ 改善脊柱柔韧度和姿势
- ✓ 加强背部肌肉的力量
- ✓ 为胸部和肺部创造空间，提升呼吸能力，有助于缓解呼吸疾病
- ✓ 刺激肾脏，帮助消化
- ✓ 为身体生成能量，帮助缓解焦虑与疲劳

禁忌证

本体式不适合近期接受过背部手术或有脊柱突出的人练习。

方法

1. 以跪立姿开始，双膝分开，与髋同宽。小腿和脚背下压地面。在这个版本中，首先要以跪姿勾起脚趾，帮助足部的打开，避免抽筋，这是该体式的一个好处。

2. 尾骨勾起，保护下背部免受过量压力。

3. 背部向后伸展，右手放在右脚跟上。一旦打开足够程度，将左手也放在左脚跟上。

4. 在这个体式中，你应当感觉自己的心脏朝向天空、髋部向前推。如果颈部可以承受，就把头向后垂。

5. 将这个体式保持3到5次呼吸，放松休息。重复3到4次，直到脊柱感到足够柔软，腹部也感受到足够的拉伸。

变式

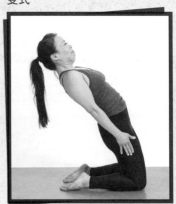

变式

骆驼倾斜式能增强髋屈肌和股四头肌的柔韧性，增强腿部力量（参见变式）。从骆驼式开始，双手放在大腿外侧，悬在双膝上方，尽量向后倾斜背部，保持从肩部到膝部成一条直线。

在我教学时，先练习和后练习坐姿体式是否有区别

没区别。事实上，在我的一些深度恢复课程上，运动员始终不需要站起来。你必须利用自己的知识和经验确保在每天的教学中做出明智的决策。

牛面式
GOMUKHASANA

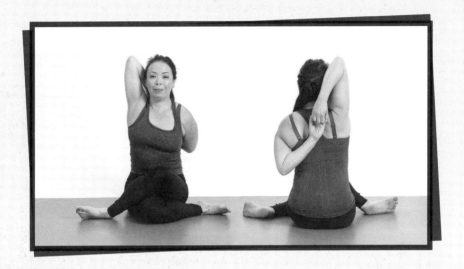

牛面式是一个富有挑战性的坐姿体式。它能深度打开髋部，并因为僵硬的肩部难以做到这个体式而闻名。尽管是以坐姿对髋部进行深度拉伸的体式，但它仍被认为是恢复型体式，因为它能让你坐下并关注内在，以获得肌肉的充分放松。

牛面式能打开肩关节，使肩部具有更大的活动范围。它还是打开髋关节的关键体式。在这个坐姿体式中，保持几分钟同时关注自己的呼吸，能帮助你放松深层肌肉。牛面式能改善你的姿势，因为这个体式非常重视提升脊柱。

对于运动员来说，牛面式能检测他们在不同环境下保持韧性的能力。这个体式能打开肩关节，因此适合投手、四分位或需要爆发力和精准手臂运动的位置。它能打开和强化肩袖，同时加强背部支撑肌肉的力量。拉伸和加强髋部和大腿力量等同于提升网球和篮球运动的跑步力量和速度。打开髋部能提升爆发力和速度。改善运动员的姿势，让他们的胸腔具有更大空间，改善跑步运动员、外接手、篮球运动员和其他有氧运动员的肺活量和呼吸控制，是他们运动成功和运动生涯延长的关键所在。

益处

- ✓ 深度拉伸髋部、踝关节、大腿、肩部、腋窝、胸部、三角肌和肱三头肌
- ✓ 缓解慢性膝关节疼痛
- ✓ 加强脊柱和腹肌的力量
- ✓ 帮助减轻下腰背压力（弯曲的变式）
- ✓ 强化髋关节

禁忌证

本体式不适合颈部、膝关节或肩部疾病患者，以及有未治愈的脊柱突出的人练习。如果你有坐骨神经痛，在臀部下方或在前弯时使用道具可能会加重病情。

方法

1. 以盘腿坐姿开始。左膝弯曲，放在右膝上，双腿膝关节垂直叠放，并位于你的身体中心（下颌）。双脚脚跟与髋部的距离相等。
2. 两侧髋部充分向地面下压。抬起胸骨，脊柱向上伸展。
3. 右臂向上延伸。弯曲右肘，让右侧手掌放在上背部。左臂在身侧向外伸出，手掌向后，手指向下。弯曲左肘，将左手移动到背后，掌心向外。左上臂与脊柱平行，手放在肩胛骨之间。
4. 双手手指在背后钩在一起。感受能量从右肘向上流动，右肘贴近头部，在下方的手肘指向地面，并贴近身体。
5. 身体坐直，背部向上伸展，臀部两侧坐在地面上。这个体式中很容易让右侧（手臂在上一侧）过度拉伸，导致左侧塌陷，因此要保持你身体两侧的高度相同。
6. 保持一定的时间，然后换侧练习。这个动作着重锻炼右前肩，因此对于右利手的人来说更加困难；反之亦然。刚开始做这个体式时可能比较容易产生挫败感，但你的肩部很快就会打开。因此只要保持专注，下定决心，很快就能看到成果。

变式

如果臀部两侧无法均匀地坐在地面上，可以坐在一块毯子或瑜伽砖上，让两侧坐骨承受的重量相同。如果一侧臀部高于另一侧，而你就这样歪歪扭扭地开始整个体式，背部和肩部的姿势就会产生剧烈的变化，带来潜在的伤害。如果你的双手手指无法钩在一起，可以左手抓一条伸展带，右手在头后抓住伸展带的另一端，双手的手指一点点靠近，直到最后相遇。

进阶式

进阶式

掌握这个体式后，如果你感觉自己还能更加深入，可以从髋部向前弯曲，从左大腿向前伸展（参见进阶式）。不要弓背。

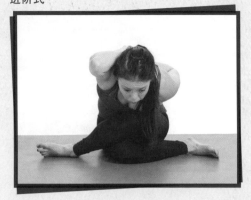

地面体式和倒立体式

7

当教授运动员如何更长时间地保持体式时，练习地面体式和倒立体式是必不可少的，这样他们可以进入更深层次的拉伸。练习这些体式也是一个很好的机会——让你在关注呼吸和意志力的同时使用视觉化技巧，让运动员度过那些还没结束就想要停止体式的艰难时刻。运动员很容易在这些体式中过度放松，因此，确保他们在每个体式的保持中维持正确的体态非常重要。地面体式能显著提高运动员现有的柔韧性。在某些仰卧地面体式中，你应当把注意力放在身体准直和建立功能性力量上，而不是关注柔韧性。这些体式对身体的要求显然是面向稳定性和肌肉力量设计的，而不是为了提高灵活度。

仰卧对侧手碰脚式

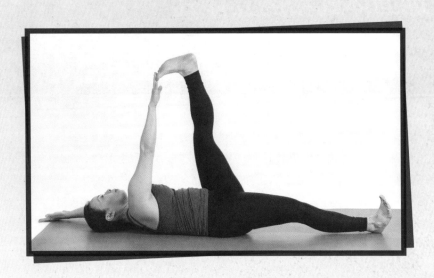

其实这并不算是瑜伽体式，它更像是我们在瑜伽课程刚开始时用作热身的瑜伽动作。在开始瑜伽练习前进行这个动作是一个很好的习惯。它是一个很好的方式，让你与外界断开联系，集中于自身的呼吸和思想，为更加专注的练习做好准备。这时你需要关注自己的身体，辨认练习中的紧张或不准直。例如，注意做这个动作时哪一侧的腘绳肌更加僵硬。

对于运动员来说，仰卧对侧手碰脚式还关注内在，有助于找到身体不准直和不平衡，并使呼吸与运动相匹配。运动员总是在锻炼中屏住呼吸。这个练习能帮助他们养成随着运动而呼吸的习惯。这也是预热髋关节的好方法，能为一天紧张的训练做好准备。进入运动场训练前，髋部打开限度越大，膝关节受到的压力越小，你将会变得更加快速、更加灵敏。每个运动员都希望在运动场上产生爆发力。这个动作还能预热肩关节。在承受重量、接球或投掷出一个快球之前，先使用该动作预热关节。最后，这个方法能在一定程度上训练腹部肌肉力量，建立核心力量和稳定性。

益处

- ✓ 活动肩关节和髋关节
- ✓ 拉伸腘绳肌
- ✓ 打开肩关节和髋关节
- ✓ 加强腹肌力量
- ✓ 使呼吸与动作相配合
- ✓ 集中关注自己的思想和身体

禁忌证

　　本体式不适合近期接受过肩部手术者、妊娠后期者，以及有下背部伤病者练习。肩部有钢针的人可以练习改编体式，省略手臂的动作或手臂以更大角度进行练习。

方法

1. 仰卧，手臂在头顶延伸，脚趾指向垫子前端。
2. 头部向上延伸，拱起背部，这个动作会让你感觉想要打哈欠。
3. 保持几次呼吸，然后吸气，腹肌发力，推压下背部。
4. 呼气时，头部抬离地面，右臂和左腿向上延伸，用手指触碰腿部。理想状况下，应当是用手指尖碰到脚趾。这就意味着你的腘绳肌状态良好且已经充分打开。我常听到运动员说：“我的胳膊不够长！”其实并不是这样。有的人开始时只能碰到膝关节。随着时间和练习的增加，就会逐渐进步。
5. 重复进行手碰脚动作，然后换侧继续。
6. 动作结束时，将膝关节拉到胸前。

仰卧地面体式

仰卧手抓踇趾式
SUPTA PADANGUSTHASANA

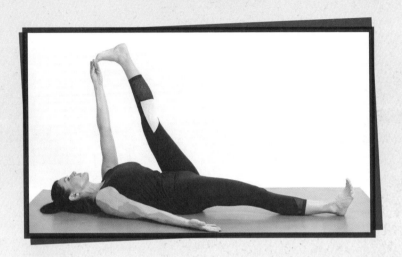

　　从仰卧手抓踇趾式的名称就能看出动作要领，这个体式能深度打开双腿。你可能在不知道名称的情况下练习过这个体式，或在场边看到过教练或训练师带领运动员练习该体式。

　　这个体式能改善腘绳肌、腹股沟和小腿的柔韧性，让你有机会看到双腿之间的差别，并在造成损伤之前解决严重的问题。这个体式能让你为站立手抓踇趾式做好准备，站立手抓踇趾式与这个体式姿势相同，前者是站立练习，并且更具挑战性。一旦在仰卧姿势下创建了肌肉记忆，在这个体式中增加站立平衡的元素就更加容易了。

　　对于运动员来说，这个体式是腘绳肌健康的必要条件。我发现它比坐姿前屈式更好，因为腘绳肌僵硬的运动员在练习坐姿前屈式时容易过度拉伸背部，而这个仰卧体式不会受到背部伤病的影响。对于想要打开双腿并使双腿更加敏捷的运动员来说，它是一个很好的体式。一旦掌握了这个体式，就可以让搭档小心地帮助你进一步拉伸腿部。

益处

✓ 拉伸髋关节、腘绳肌、小腿和腹股沟

✓ 帮助加强膝关节力量

✓ 改善消化

✓ 帮助运动员关注到双腿的不对称之处

✓ 帮助缓解背痛和坐骨神经痛症状

禁忌证

本体式不适合有高血压、严重颈部疾病和近期接受过膝关节手术者练习。

方法

1. 仰卧，左膝向胸部牵引。
2. 同时，右腿在地面上伸展，从脚跟向下延伸。
3. 左腿慢慢向上伸直，从左脚跟向上推。要始终关注双脚脚跟的推动情况，建立起强大的动态对抗。
4. 双腿成 90 度角，用左手拇指、食指和中指抓住左脚姆趾。
5. 将左腿向内拉，但要确保不要太用力以致肩部抬离地面。
6. 肩部平放在地面上。右大腿向下压，不要弓背。
7. 两侧髋部贴在地面上，保持平直。
8. 保持 2 到 3 分钟，然后换侧练习。

变式

如果无法触碰到脚趾，可以在脚底踩一根伸展带。随着时间和练习的增加，你将能够逐渐拉紧伸展带，牵引腿靠近面部，进一步打开腘绳肌。最终，你将不需要使用伸展带。要进一步挑战自己，可以将右腿抬离地面 5 到 8 厘米。

倒立对高血压运动员有什么影响

一定要让运动员向医生确认其是否可以进行倒立。对使用药物控制血压之人的标准医疗建议是，血压与正常人一样时可以进行练习和参加其他健康活动。这才有理由认为你可以循序渐进地引入倒立。事实上，倒立能触发多种条件反射，暂时降低血压。

仰卧地面体式

仰卧地面体式

仰卧脊柱扭转式
SUPTA MATSYENDRASANA

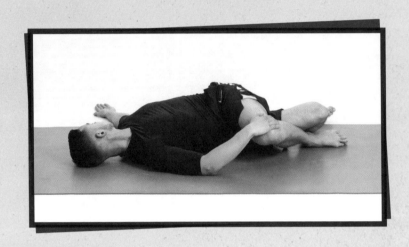

　　仰卧脊柱扭转式可以同时打开身体多个部位。这个体式最好在你有充分时间练习的时候进行。

　　很多人发现，自己在一天的时间里脊柱都保持着僵硬或不良的姿势。这会阻碍呼吸、降低腹肌力量，并过度拉伸脊柱。坐姿脊柱扭转式有地面的支撑，能再次延长背部并进一步重新调整。所有扭转体式都有解毒的作用，因为这些体式都能按摩腹部器官。

　　对于运动员来说，增加脊柱扭转对灵敏性和移动速度有较高要求的体育运动至关重要。网棒球、足球、篮球和高尔夫运动员都应当在常规训练中加入这个体式。练习这个体式时，要注意是否有一侧比另一侧进行得更加困难的情况，要在困难的这一侧保持更长时间，并加大强度。在这个体式中，你能同时拉伸脊柱、胸部、肩部前侧和髋部。

益处

　　✓ 拉伸脊柱、胸部、肩部和颈部
　　✓ 辅助消化
　　✓ 促进呼吸作用

禁忌证

本体式不适合最近接受过背部或肩部手术的人练习。

方法

1. 仰卧，将双膝拉近胸部。
2. 左大腿从上面跨过右大腿，双腿慢慢向右运动，双腿落在地面上。
3. 用右手下压左膝。
4. 左臂向左伸展，掌心向上，颈部左转，下颌与左肩对齐。
5. 吸气时，将左膝进一步向地面下压；呼气时，将左肩进一步向地面下压。最终，你可以将左膝和肩部后侧同时平放在地面上。
6. 放松腹部，深深地呼吸。

变式

在双腿之间夹一块瑜伽砖进行仰卧脊柱扭转式能刺激双腿和腹部发力。双臂在地面上伸展，掌心向下。将双膝向胸前收，双腿向右落到地面上（参见变式），然后回到中心，再向左落。将这个瑜伽动作重复2分钟，预热脊柱、髋部和肩部，为身体带来热量。

变式

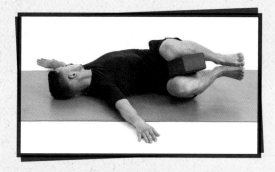

仰卧地面体式

坐姿脊柱扭转式
ARDHA MATSYENDRASANA

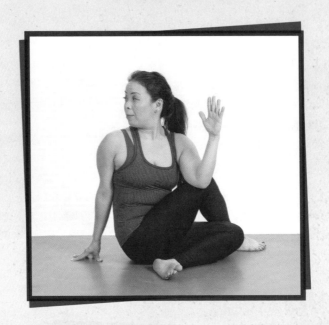

　　坐姿脊柱扭转式具有很多与仰卧脊柱扭转式相同的益处。坐姿带来的好处是加强背部和核心肌肉的力量。这个体式带来的扭转比仰卧脊柱扭转式更加深入。仰卧版本的极限是膝关节碰到地面，而坐姿扭转可以提高扭转的程度。所有扭转体式都有排毒功能，因为能"按摩"器官，并且对校准脊柱很有帮助。如果你因为在书桌前工作了一整天而僵硬无比，或因长时间开车而疲惫不堪，以坐姿进行扭转，花些时间重新校准、拉伸并延长，这对脊柱很有帮助。

　　这个体式对于需要弓步、扭转、跑步和在运动场上需要复杂技巧的运动员来说尤其重要。足球运动员、冰球守门员、摔跤运动员、网棒球运动员、橄榄球接球手和垒球及棒球内场手等运动员都应当花时间提升自己的脊柱柔韧性。这会让他们在运动场上的运动更加流畅和轻松，并保护背部免受伤害。

益处

- ✓ 刺激肝脏和肾脏
- ✓ 拉伸双腿、背部、肩部、髋部和颈部
- ✓ 促进消化
- ✓ 缓解痛经，抵御疲劳
- ✓ 缓解坐骨神经痛和背痛

禁忌证

本体式不适合有椎间盘突出和近期接受过背部手术的运动员练习。

方法

1. 坐在地面上，双腿在体前伸直。
2. 左腿从右腿下方穿过，从右髋向外伸出。左腿外侧贴住地面。臀部两侧均匀地紧贴地面。
3. 右脚放在左大腿外侧，要确保右脚平放在地面上。右膝应指向天花板。
4. 呼气，向右扭转。右手放在右臀后侧。
5. 左侧上臂放于右大腿外侧，并靠近右膝。右大腿向胸部牵引。
6. 吸气时，延长身体；呼气时，加深扭转，下颌向右肩靠近。

滚动式

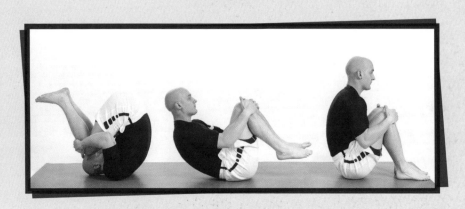

　　滚动式是典型的热身体式，我常把这个体式用于课程刚开始的时候，它能很好地帮助运动员校准脊柱、预热身体，并分析运动员的身体状况。这个动作既轻松又有趣，让人想起小时候的日子，是一个很好的破冰体式。

　　对于运动员来说，这个体式至关重要。运动员和教练可以立即判断出可能需要帮助的失衡的后背肌肉。这个动作能校准脊柱，因此对游泳运动员尤其有好处。哪怕游泳运动员的身体向左或向右偏斜一厘米，也会降低运动效率，让他们错失冠军。

益处

✓ 校准脊柱

✓ 拉伸脊柱后侧

✓ 可作为评估体式

✓ 帮助消化

✓ 缓解腹部痉挛

禁忌证

本体式不适合近期接受过背部或颈部手术，或有脊柱突出的人练习。

方法

1. 仰卧，双膝向胸前靠近。如果运动员有膝关节问题，应当用手抱住大腿后侧，不要抱小腿，这样能避免膝关节的过度拉伸。
2. 呼吸，同时下颌向胸部靠近，然后开始前后滚动。

变式

下腹部扭转式中，背部着地，双手放在头后，像做仰卧起坐一样。右腿从左大腿上绕过，如果可以，右脚勾住左小腿后侧，做出鸟王式的腿部姿势。前额抬起靠近右膝，同时右膝靠近前额（参见变式）。重复练习此变式能加强对核心的锻炼。

变式

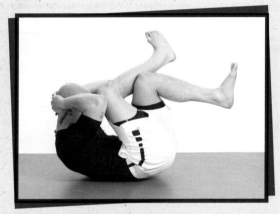

仰卧地面体式

犁式
HALASANA

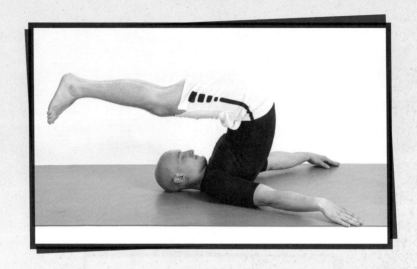

　　犁式能够拉伸脊柱后侧、释放紧张感。对于过敏患者来说，这是打开颈部、挤压腺体、帮助排泄的不错选择。犁式在一定程度上与支撑倒立的益处相同，而且不会像头倒立那样对颈部产生压力。当集中注意力时，你会感受到肌肉中神奇的麻痒感觉，以及从头骨底部到脚跟的深度拉伸感。

　　对于运动员来说，这个体式有助于放松、缓解压力并感受呼吸。我建议摔跤运动员练习这个体式，让颈部适应比赛中可能遇到的各种姿势。我还见过足球运动员和橄榄球接球手在全速奔跑时失足摔倒，因为动力过大，最终向后翻了跟头。如果他们平时能练习犁式，就能减少这种情况下颈部受到的压力。

益处

- ✓ 拉伸脊柱、肩部和背部
- ✓ 使你的神经系统平静，减少疲劳与压力
- ✓ 改善消化
- ✓ 按摩和刺激甲状腺
- ✓ 帮助肺部排毒

禁忌证

本体式不适合接受过颈部手术、脊柱融合术，以及颈部疼痛的人练习。

方法

1. 以仰卧姿势开始。双臂放在身体两侧，手掌平放在地面上。
2. 双膝向胸前牵引，手臂下压。
3. 双腿抬起越过头顶。如果柔韧性允许，伸直双腿，感觉双脚像踩在头顶的一堵墙上。尽量伸长双腿。
4. 两侧肩胛骨收紧，双臂在地面上尽量延长。肩胛骨向下收紧的同时抬起第六颈椎，缓解颈部压力。
5. 你应当能感受到背部的拉伸、腘绳肌的拉伸及颈部后侧的轻度拉伸。整个脊柱和身体后侧的深度拉伸有助于缓解背部和颈部的压力。
6. 保持该体式并呼吸。

变式

如果你感到柔韧性不足，可以略微屈膝，双脚可以不接触地面。肩胛骨在身后收紧，弯曲手肘，双手放在后背上（参见变式）。这种方法可以在体式中帮助支撑身体。

变式

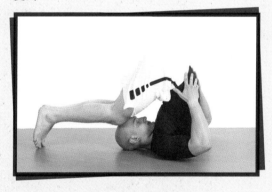

仰卧肩部拉伸式

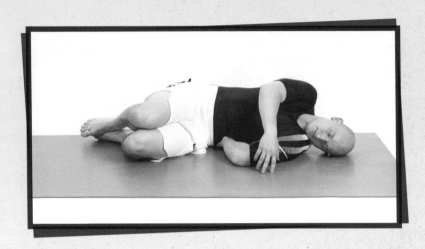

　　这个体式着重于拉伸，但能带来很大的益处。如果你正在遭受肩部滑囊炎疼痛，那么仰卧肩部拉伸式能拉伸覆盖滑液囊的肌肉，这可以缓解甚至帮助预防滑囊炎。

　　仰卧肩部拉伸式虽然看起来只拉伸了小范围的肌肉，但作用很大。你可以放松胸部和肩部前侧，扩大肩关节的活动范围。肩关节是一个较浅的球窝关节，并很容易受伤。很多人都有含胸驼背的不良姿势，这样会削减呼吸的深度。本体式能帮助你站得更直，呼吸得更轻松。良好的姿势不仅看起来美观，还能促进各器官和整体呼吸更好地发挥功能。

　　对于运动员来说，保持肩关节柔韧和强壮对健康和寿命非常重要。肩部运动能减轻背部的压力。像游泳、挥拍类运动、垒球等会最大限度地利用到肩部。从各个方向拉伸肩部并维持各方向上的力量能让你更具爆发力。这个体式对放松紧张的三角肌和胸部至关重要。

益处

- ✓ 缓解滑液囊的压力
- ✓ 拉伸肩部前侧
- ✓ 扩大肩关节的活动范围
- ✓ 改善姿势

禁忌证

本体式不适合有肩关节错位病史或近期接受过肩关节手术的人练习。另外，不可让任何人帮助你调整体式或强制完成体式。同理，在练习这个体式时要确保没有小孩或大型犬在周围。

方法

1. 仰卧，弯曲双膝，双脚平放于地面。
2. 弯曲左肘，让手臂与背部形成"4"字形，左手掌心向下，手掌伸平，五指在背部下方分开。注意，如果将手放在臀部下方，你会挤压到这只手，应当将下背部稍拱起以将手放入。右臂在体侧放松。
3. 慢慢将双膝转向左侧，双腿叠放在一起。如果一开始感觉动作过于深入，可以在腿下放一块瑜伽砖。
4. 呼吸，进一步加深体式。
5. 最后，再将身体转向右侧，而不是平躺。可以将左臂越过胸前，感受肩部前侧深入的拉伸。每一次呼吸都尝试更加放松。

仰卧地面体式

桥式
SETU BANDHA SARVANGASANA

仰卧地面体式

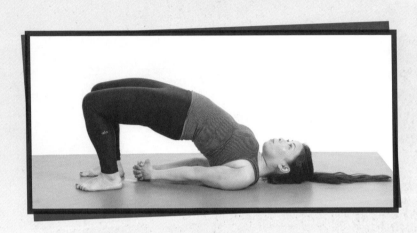

　　桥式属于后弯体式，但也应当被视为评估体式和治疗体式。所有水平的练习者都能练习桥式，其不应被高级瑜伽练习者和运动员轻视。

　　桥式能拉长身体前侧和后侧，为脊椎骨之间创建空间并缓解椎间盘上的压力。对于甲状腺功能有问题的人来说，弯曲颈部并长时间保持的体式能刺激迟钝的甲状腺。甲状腺能调节身体代谢。此外，桥式能很好地拉伸颈部后侧，并能柔和地后弯（尤其是当你使用瑜伽砖进行辅助时）。

　　对于运动员来说，这是一个很好的评估工具。你能看到自己的胸部，有时能看到腹部位置，可以观察到不平衡或不对称。这能让你发现需要使用什么体式以让自己在运动中得到改进。桥式还能让练习者轻松地找到打开髋屈肌和腰大肌的方法，打开髋屈肌和腰大肌是保持背部健康、强壮的本质所在。这个体式能帮助运动员打开胸部，增大肺部空间，提升呼吸能力。肩部向下压的时候能很好地拉伸胸部和三角肌前束。练习这个体式时要小心，不要过度沉浸在其中，而要时刻保持充满活力。最后，在不使用辅助的情况下保持这个体式能加强腘绳肌的力量。

益处

- ✓ 加强背部、臀部、双腿和踝关节的力量
- ✓ 打开胸部和髋屈肌
- ✓ 拉伸胸部、颈部、肩部和脊柱
- ✓ 平息身体，释放压力，缓解抑郁
- ✓ 刺激腹部器官、肺部和甲状腺
- ✓ 使疲惫的双腿恢复
- ✓ 促进消化
- ✓ 有助于鼻窦健康

禁忌证

有颈部伤病的人必须在监控下练习本体式。有下背部疼痛或膝关节疼痛的人应使用改变后的体式。此外，尽量让肩胛骨向下压也很重要。体式越深入，脊柱距离地面就越远，会在身体下形成一条通道。这个通道能防止脊柱被压在地面上。第六颈椎比其他脊椎突出很多，如果姿势不恰当就很容易碾压到第六颈椎或在上面施加过多重量。

方法

1. 仰卧在地面上，双膝弯曲，双脚踩平，与肩同宽。
2. 双脚平行，踝关节位于膝关节正下方。双脚保持平行对于减轻下背部压力很重要。如果脚向外转会缩小骶髂关节的空间，为关节和背部带来不必要的压力。
3. 骨盆略微倾斜，让臀部抬离地面，双脚和双臂下压。
4. 髋部尽量抬高，肩部贴地，尝试在身体下方十指交叉。随着时间和练习的增加，你的手指就可以交叉起来，手臂也能在地面上完全伸展，手掌能完全贴地。如果你的手肘有过度伸展的倾向，则需要注意。
5. 用你的胸部靠近下巴，肩部下压，远离耳朵。
6. 在这个体式下放松，保持几分钟。下压手臂和双脚，同时抬起骨盆和胸部，你应当能在这里感受到对抗的力量。

变式

- 这个体式中，在双膝之间放一块轻质柔软的瑜伽砖有助于大腿内侧发力。到达最高高度时，在骶骨下方同时使用两块瑜伽砖，双手在瑜伽砖上方合十也是非常棒的治疗体式。此外可以考虑用与平时相反的方式交叉手指。这样可以让你的肩部处于略微不同的位置，以最小化习惯和无变化的练习造成的影响。
- 桥式上提能改善髋屈肌和股四头肌的柔韧性，加强臀部和腘绳肌的力量。在桥式中，抬升和降低臀部。
- 4 字桥式会为腘绳肌和臀部施加负重（参见变式 1）。在桥式中勾起右脚，使右膝靠近胸前。右踝外侧抵住左大腿，成"4"字形。你可能需要把左脚放到中心位置，保持更好的准直。髋部保持平行。保持这个体式，或者抬高、降低髋部。
- 如果你处于膝部伤病的康复过程中，应尝试仰卧鸽子式（参见变式 2），传统鸽子式会给膝部带去过大的压力。从 4 字桥式开始，降低髋部。伸出双手抓住左大腿，根据需求尽量将大腿向胸前牵引，感受髋部深处和臀部的拉伸。使用右肘辅助右大腿向外扭转。

变式 1

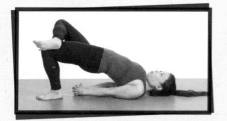

变式 2

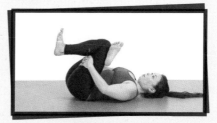

反向平板支撑式
PURVOTTANASANA

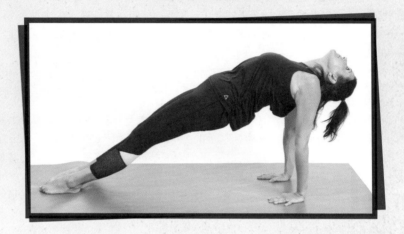

反向平板支撑式是具有稳定性的背部弯曲体式。它会影响身体内的多个腺体，包括肾上腺、甲状腺和胸腺。这个体式能刺激腹内器官、横膈隔膜和呼吸。这是一个强大的净化体式，因为它能刺激肾脏。

大部分人在一天中都会弯腰驼背：在书桌前工作、驾车、用身体前弯的姿势照顾小孩。我们会受益于身体前侧的拉伸、强化和延长。此外，加强身体后侧的力量——身体后侧在日常活动中常被过度拉伸——能很好地放松内部器官和腹部。反向平板支撑式能打开腕关节，帮助预防腕管综合征。

对于运动员来说，这个体式能很好地稳定骨盆。骨盆稳定性和柔韧性对减轻膝关节的压力很重要。更重要的是，该体式能很好地建立腕关节和肩部的力量、稳定性，并打开腕关节和肩部。和平板支撑式及侧平板支撑式一样，反向平板支撑式还能伸展肘关节。这一点非常重要，因为运动员的肱二头肌都非常发达，这导致肘关节的活动范围减小。尤其是棒球投手或橄榄球四分卫，他们需要强壮的手臂做投掷动作，这种情况会削弱投掷力量。最后，反向平板支撑式能减少肩部僵硬导致的含胸，含胸会减小活动范围，甚至会使身体失去准直。

益处

- ✔ 稳定骨盆
- ✔ 加强腹部、背部、双腿、手臂和肩部的力量
- ✔ 打开胸部和肋间，促进氧合作用，提升肺活量
- ✔ 按摩腹腔
- ✔ 刺激腺体
- ✔ 拉伸肩部、手臂和髋屈肌

禁忌证

本体式不适合有肩部疼痛或肩部伤病史，以及高血压、中风或心脏病的人练习。患有背部和颈部疾病的人应当练习改变后的体式，如下颌向胸前收紧等。

方法

1. 坐在地面上，双腿在体前伸直，背部挺直，手臂在体侧放下（坐姿山式）。
2. 手臂放在身后约 30 厘米处，双手分开，与肩同宽。在身体完全伸展时手腕处在肩部下方。要确保五指张开，双手用力压地面。身体向后倾斜，慢慢地将身体重量转移至双手上。
3. 随着呼吸扩展胸部，感受肩胛骨逐渐靠近。
4. 均匀地下压双手和双脚脚跟，髋部抬离地面，从脚趾到双腿，再到躯干、胸部和头部形成一条直线。想要达到这样的效果就需要勤奋地练习。
5. 双脚脚跟均匀而坚实地下压。伸展足部，尽量让脚尖触碰地面。让能量充满双腿，形成一条强健的线条。大腿略向内扭转，有助于让脚尖接触地面并保持住。不要将臀部抬离地面过高，也不要让臀部下陷。初学者可以让下颌持续收紧靠近胸部，随着你的进步，可以让头部向后垂，伸展颈部。
6. 双手向地面下压，手臂和手肘充分伸展。这能加强手腕的力量，形成 90 度角。随着呼吸继续打开、舒展和抬起胸部。保持骨盆和下背部中立。感受躯干和双腿伸展并相互远离。

变式

如果反向平板支撑式太难或想要加深髋屈肌拉伸或锻炼手腕，可以尝试反向桌式（参见变式）。膝关节弯曲 90 度，双脚踩在地面上支撑下背部。

变式

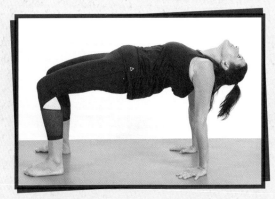

仰卧地面体式

仰卧上伸腿式
VIPARITA KARANI

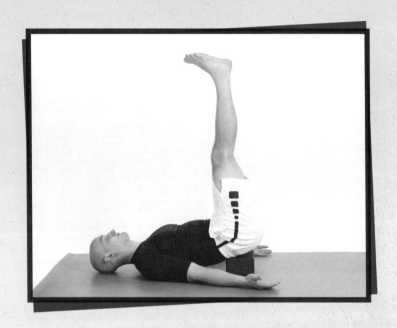

　　这是一个治疗瑜伽体式，被瑜伽界誉为"老年终结者"，因为据说这个体式能让你摆脱很多小病。几乎所有水平和年龄的人都能轻松地练习这个体式。

　　仰卧上伸腿式被视为极佳的恢复体式，通常在课程结束时练习或用于代替最后的休息式。有腿部水肿的人会发现仰卧上伸腿式能消除双腿、双脚的痛苦肿胀感。并且这个体式促进淋巴引流的功能会让每个人受益。淋巴系统的流动与血液的流动不同，它在双手双脚的部分是盲端，因此当我们过于酸痛无法跑步或进行正常活动时，淋巴液会聚集在肢体末端，造成手脚肿胀。仰卧上伸腿式比单纯地抬脚更加有效和放松。

　　对于运动员来说，这个体式对缓解艰辛比赛或锻炼后 24 至 48 小时的酸痛很有帮助。大部分运动员，尤其是极度依靠双腿力量和耐力的运动员会从本体式中受益。运动员在运动场上经历令人疲惫的训练后常会抱怨双腿沉重或麻木。这个体式能缓和这种感觉。灵活的双腿对于在比赛中获胜的关键性无须赘述，步伐加快和减轻负重对于赢得比赛的重要性也无须解释。所有运动员都应该在没有压缩设备或包裹的情况下进行这个体式。这个体式在比赛前后练习都可以。事实上，非常适合在比赛前视觉化比赛获胜策略时练习该体式 3 到 5 分钟。

益处

- ✓ 有助于缓解焦虑、关节炎、头痛、失眠症、消化问题、轻度抑郁、静脉曲张、痛经、PMS（Premenstrual Syndrome，经前期综合征）和更年期症状
- ✓ 调节血压
- ✓ 缓解疲劳、腿部痉挛
- ✓ 拉伸腘绳肌、下背部、颈部后侧
- ✓ 使思绪平静
- ✓ 使双腿轻盈，加快步伐
- ✓ 排出迟滞的淋巴液
- ✓ 放松身体，净化头脑
- ✓ 促进深长的呼吸并保持专注

禁忌证

　　本体式不适合有青光眼等严重眼部疾病、严重颈部疾病或高血压者练习。近期接受过背部手术者应弯曲双膝进行本体式。

方法

1. 仰卧在地面上，臀部直接向前移动，抵住墙面。如果没有墙可利用，可以在下背部放一块瑜伽砖。
2. 双腿沿墙面向上伸直。如腘绳肌非常僵硬，可以让臀部远离墙面15厘米，或弯曲双膝。随着时间和练习的增加，你可以伸直双腿。
3. 双手在身体两侧向外摊开，掌心向上，或从肩部处向外伸开，手肘弯曲90度，掌心向上。
4. 下颌向胸部收紧，颈部后侧伸展。
5. 放松双眼，躺在地面上，感受身体在下沉。保持这个体式1到15分钟。
6. 结束体式时，缓慢弯曲双膝，身体滚动到右侧，蜷缩成胎儿姿势。保持几次呼吸，然后支撑身体坐起来。

变式

- ·如果没有墙面可支撑，则推荐使用一块瑜伽砖和伸展带（参见变式1）。再用一条伸展带加深小腿和跟腱的拉伸。
- ·仰卧分腿式可以加强腹股沟和大腿内侧的柔韧性（参见变式2）。从仰卧上伸腿式开始，尽量打开双腿呈分腿姿势。

仰卧地面体式

仰卧地面体式

变式 1

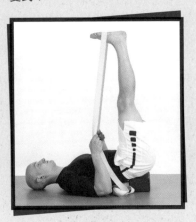

变式 2

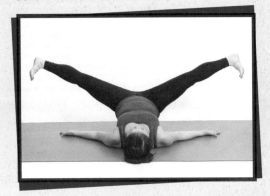

听说仰卧上伸腿式有助于淋巴引流。请问这到底是什么意思，它如何帮助运动员呢

　　是的！淋巴不会像血液一样循环，因此它是靠肌肉收缩和运动从脚趾和手指排出的。你的运动员有没有跑步后无法摘下戒指的经历？那是因为淋巴液被迫涌入了手指。在比赛之后或运动员感受到酸痛时，肌肉挤压淋巴液的效率会降低，因此腿部会有沉重、迟滞的感觉。要达到训练师和教练希望的"轻盈的双腿"的效果，可以让运动员在这个仰卧姿势下保持 3 到 5 分钟。

快乐婴儿式
ANANDA BALASANA

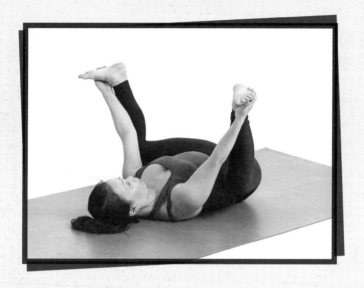

从这个标题名称就可以想到该体式的样子。我经常对我的学员说，如果情绪良好地练习，这就是快乐婴儿式；如果感觉不太好，那就是死虫子式！

快乐婴儿式能延长背部，加强背部力量。本体式能安全地释放在计算机前久坐对下背部产生的紧张感和颈部的压力，还可以很好地打开髋部和腹股沟，适合在正式开始锻炼之前作为热身体式练习。

对于运动员来说，本体式可在正式训练或锻炼前进行。它能轻松拉伸腹股沟和大腿内侧，同时不会为背部带来压力，对腿部也没有要求。对于篮球运动员来说，它能全方位拉伸，不仅能拉伸腹股沟，还能拉伸跟腱和小腿。这个体式应当被用于足球和网球运动员，因为除了拉伸外，它还能识别髋部柔韧性的不对称。在这个体式中，把双脚向腋窝拉近，能清楚地知道哪一侧更加紧张，还可以了解到为了避免潜在伤病应当做什么。例如，如果右膝无法像左膝一样靠近腋窝，这说明需要针对右侧进行能打开髋部的肌肉练习，如鸽子式（参见第188页）。

益处

✓ 缓解压力 　　　　　　　✓ 打开腹股沟和大腿内侧

✓ 增加活力 　　　　　　　✓ 减轻颈部压力和僵硬感

✓ 拉伸下背部和小腿

仰卧地面体式

禁忌证

本体式不适合有严重颈部伤病或椎间盘突出者、近期接受过手术者，以及孕妇练习。

方法

1. 仰卧，双膝向胸部牵引。
2. 抓住双脚外侧，双脚正对天花板。
3. 脚踝在膝关节正上方，膝关节弯曲成 90 度角，大腿与地面平行。
4. 呼气，双膝靠近腋窝。如果柔韧性允许，可以将双膝靠近身体两侧的地面。
5. 伸长颈部，尾骨向下延伸靠近地面，放松下背部。

变式

如果无法触碰到双脚，可以用一根伸展带绕过脚趾并用手拉住。

仰卧束角式
SUPTA BADDHA KONASANA

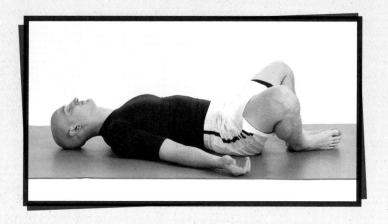

　　本体式也称为菱形式，是挺尸式和最后的休息式的很好的替代体式。你的全身心完全放松，腹股沟和大腿内侧打开。我喜欢将这个体式用在常规的热身课堂中，无论是否能标准做出这个体式，即使是单独地进行这个体式也能受益，只要确保全身心地投入。在这个体式中做出菱形的姿势时让双脚稍微远离身体，对大部分人来说都能将深层腹股沟和大腿内侧区域的拉伸强度转移到髋部和臀部外侧。尤其是搭配鸽子式一起练习时，能让人感到非常满足。

　　训练时间对运动员来说非常宝贵，因此我常用这个体式达到一石二鸟的效果。这正是我喜欢让运动员在结束后的休息阶段或身体扫描式冥想的初始阶段保持这个体式的原因。你可以用双腿左右滚动，让自己感觉到下半身并没有保持紧张。在保持这个体式时，要将头部上抬，看向膝关节。如果一侧膝关节比另一侧高，那么高的这一侧很可能髋部和腹股沟也更加僵硬，因此需要在这一侧多加拉伸。你会看到这类不平衡现象很多发生在踢球者、船夫、投手，甚至是惯用一侧腿踢球的足球运动员身上。专门找时间练习全神贯注地呼吸很困难，但是配合上专注的拉伸，时间就得到更加有效的利用。对于需要健康膝关节的运动员来说——哪种运动又不需要呢——这个体式能在困难的角度打开髋部，尤其能缓解膝关节内部的压力。自行车选手容易过度使用内收肌以在自行车上找到平衡，这是个能让他们做反向动作的良好体式。

仰卧地面体式

益处

- ✓ 拉伸腹股沟、大腿内侧和髋部外侧
- ✓ 缓解下背部压力
- ✓ 增加呼吸深度
- ✓ 增加平静感
- ✓ 释放身体深处的紧张感
- ✓ 延长下背部
- ✓ 安神
- ✓ 提升正念

禁忌证

本体式不适合近期接受过膝关节或下背部手术的人练习。

方法

1. 仰卧在地面上，双膝弯曲，双脚平放。
2. 膝关节向两侧下落并打开。
3. 双脚向身体方向滑动，与臀部距离约 30 厘米，让双腿内边缘形成一个菱形。确保双脚对齐，脚趾抵脚趾，脚跟抵脚跟。双脚之间的缝隙应该与你的身体中心、胸骨和鼻子对齐。
4. 利用重力放松，保持 1 到 5 分钟。

变式

- 对于腹股沟已经足够柔韧，想要加深体式的运动员，或对于大腿极其发达的运动员，可以使用瑜伽砖辅助进行仰卧束角式。大腿肌肉很发达会阻碍完全的拉伸，因为还没有到达完全拉伸状态时，大腿外侧就触碰到地面了。因此，可以在双脚下方垫一块瑜伽砖，然后进行仰卧束角式练习。
- 菱形式：保持相同的姿势，但将双脚向垫子前端再多移动约 46 厘米（参见变式），大腿内侧形成一个菱形。这个变式将拉伸的重点从腹股沟、大腿内侧转移到了髋部外侧深层。

变式

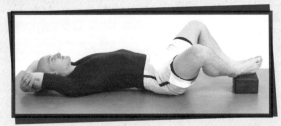

平板支撑式
PHALAKASANA

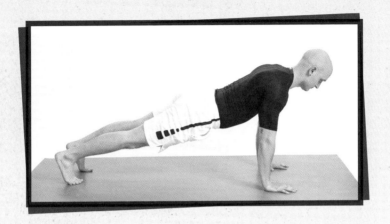

　　平板支撑式广泛用于瑜伽界和体育领域。尽管这个体式看起来是一个微不足道的过渡动作，但对评估身体有至关重要的作用。和瑜伽中的很多体式一样，很多教师们默认学员已经掌握这个体式的各个细节，不用数据。这是错误的。对学员而言，平板支撑式是很好的教学工具。

　　平板支撑式能够延长身体，拉伸颈部。它是身体处于中立位的姿势。它能建立背部的力量，抵抗日常的动作对背部的削弱作用。同时，它能够建立强壮的背部和腹肌，以很好地支撑脊柱，形成更好的姿势。

　　对于运动员来说，这个体式对强化手腕尤为重要。无论你的专项是有摔倒压住手腕风险的足球，还是手腕力量极其关键的挥拍类运动，或你是手腕力量对运动表现和上场时间有决定性影响的橄榄球前锋，平板支撑式都能帮助你在这些和其他多种运动中取得优异的表现。运动员的手腕需要能打开 90 度，以避免伤病和磨损。保持平板支撑式能达到这个目标。运动员的身体保持平板支撑式，膝关节离地，利用体重锻炼力量并提升柔韧性。

益处
　　✓ 加强手臂、手腕、脊柱、股四头肌和腹肌的力量
　　✓ 调整核心部位

禁忌证
　　本体式不适合有腕管综合征病史或有退行性下背部疾病者练习。注意，即使有腕管综合征病史，在有高级资质的瑜伽教师的监管下，平板支撑式也有助于腕管综合征的康复。运动员在尝试本体式之前，需要获得医疗专业人士的明确认可。

俯卧地面体式

方法

1. 从下犬式开始。

2. 降低髋部，肩部在腕关节上方。确保手腕位于肩部正下方，手腕成90度角，这一点很重要。

3. 你的身体从头到脚跟应当形成一条直线。髋部不可下沉，也不能过高。这个姿势和俯卧撑到达最高处时的姿势是一样的。

4. 脚跟向后用力，颈部保持中立，头向前伸。快速看一眼你的脚跟，确保脚跟指向天空，且双脚平行。

5. 同时让你的整个手掌坚实地向下压，胸部保持抬起。双手平撑在地面上并完全发力。五指张开，每根手指之间的空隙相同。在这个体式中不可过度下压，导致手肘过度伸展，这一点很重要。

6. 肩胛骨轻柔地向背后移动，让肩部远离耳朵，延长颈部。你的头部应处于中立位。

7. 如果下背部感到略有压力，可以让髋部向内勾，直到这种感觉消失。双腿保持强壮、伸直，持续发力。

变式

- 前臂平板支撑式能打开肩关节（参见变式1）。这个体式中，手腕不是位于肩部正下方，而是将前臂放在地面上，手肘分开与肩同宽。这个完全伸展的体式中，前臂相互平行，这个动作只有在肩关节强壮且打开的时候才能做到。持续练习前臂平板支撑式，你很快就会发现腹肌和肩部力量得到了很大的提升。

- 平板支撑脚趾蹬地式能给运动员更强大的推力，增强双脚和脚趾的力量（参见变式2）。平板支撑式中，脚趾蹬地为下半身带来更多重量，这些重量又会反作用到脚趾上。本体式很像赛跑前"各就各位"的准备起跑姿势。

- 平板支撑手腕扭转式能进一步锻炼手腕的柔韧性（参见变式3）。保持平板支撑式时，转动一只手，直到手指指向脚趾方向。保持几次呼吸，同时双手交替回到中立位。手腕在转动时保持在肩部正下方，并成90度角，这一点很重要。保持转手腕变式，观察你的身体能以多快的速度产生热量。

- 平板支撑膝碰肘式能进一步挑战手腕和肩部，同时增加腹肌训练的强度（参见变式4）。在平板支撑式中，右膝牵引至右肘，并挤压后者。在两侧进行练习，还可以进行右膝触碰左肘、左膝触碰前额等多种变式。

- 对侧手腿伸展式能提升整体核心力量和平衡性（参见变式5）。在平板支撑式中，抬起左臂，有力地向前延伸，好像在向谁挥手一样。同时抬起右腿，向房间后方伸去。这个体式能提升整体核心力量和平衡性。

变式 1

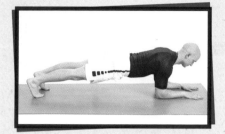

变式 2

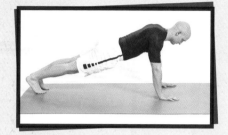

变式 3

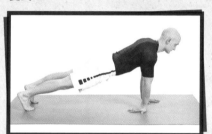

变式 4

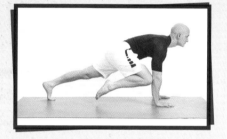

变式 5

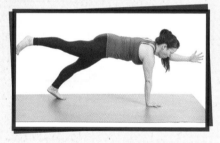

俯卧地面体式

低位俯卧撑式
CHATURANGA DANDASANA

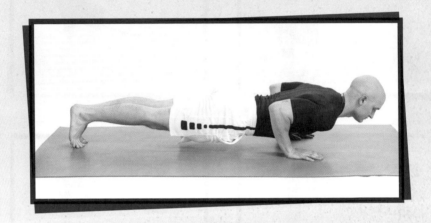

　　几乎你做的所有锻炼，无论是否基于瑜伽理论，都用到了低位俯卧撑式的技巧。这是一个很好的过渡体式，能建立全身的力量。正确进行这个体式需要用到力量和控制力，因此它是加入大部分体育力量瑜伽日常练习的不错选择。

　　对于运动员来说，这个体式的魅力之处在于它能不用负重就能进行胸推运动。橄榄球线锋和依赖于推拉力量的赛艇运动员都对这个体式非常熟悉，因为这是他们工作中的一部分，但是几乎所有运动员都需要胸部和肩部前侧的稳定性，以便有更好的表现或抵抗运动中的摔倒。你可以使用这个体式作为日常训练的过渡，或作为俯卧撑重复练习。

益处

- ✓ 加强手臂、胸部、肩部和核心的力量
- ✓ 调整腹部器官
- ✓ 增强肩部柔韧性
- ✓ 练习专注的良好体式

禁忌证

本体式不适合近期接受过手腕手术或有急性腕管综合征的人练习。

方法

1. 从平板支撑式开始,尾骨向下勾,肩胛骨在背后绷紧。
2. 呼气时,身体和双腿降低至与手肘同高,手肘形成 90 度角。背部不要摆动。
3. 肩胛骨之间保持足够的空间。
4. 手肘不要向两侧张开,要夹紧躯干两侧,向脚跟方向牵引。
5. 手掌放平,五指张开。
6. 抬起胸部,头部向前。

变式

把一条腿降低至离地面几厘米,锻炼上半身的平衡性和力量,这能为低位俯卧撑式带来额外的挑战。

侧平板支撑式
VASISTHASANA

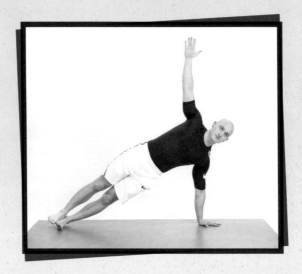

本体式属于平衡体式。它需要全神贯注和坚定的决心。侧平板支撑式还能完美地锻炼出强壮而稳定的肩部和手腕，打开胸部。

每当你集中注意力打开胸部，就能扩张胸腔，提升肺活量，促进身体的氧合作用。本体式还有助于加强背部和胸部力量，以达到平衡。在身体过度前弯的日常生活中，我们需要关注身体前后侧力量与柔韧性的平衡，以减少脊柱受伤的可能性。这是一个平衡性体式，能锻炼核心，增强上腹部力量，减少背部压力。

对于运动员来说，我不仅会将这个体式用于加强腹部力量（从摔跤运动员到网棒球运动员都有效），还会将其用于建立背部肌肉的支撑系统。这个体式加入运动员日常训练的另一个原因是它能增强腕关节的力量、稳定性，以及完整性。从事网球、高尔夫球、橄榄球、棒球和其他项目的运动员都需要打开腕关节，维持其柔韧性。无论你是要封锁防守，还是想一杆进洞，腕关节僵硬都会增加腕关节和腕管扭伤的风险。手腕打开程度越高、越强壮和越柔韧，你就会在体育运动中获得越多的力量。另外，在足球场上摔倒、在摔跤中落地，或守门员拦下一记强大的射门，我们都希望手腕能抵抗这强烈的冲击，而不是在这些事件中受伤。保持侧平板支撑式可以增强力量，同时改善柔韧性。因此，如果你在比赛中摔倒时用一只手撑地，你的身体已经习惯了这种力量的冲击。

益处

✓ 加强肩胛带、腕关节　　　✓ 增强腹肌力量
　 和肘关节的力量　　　　　✓ 调整身体，使身体结实

禁忌证

本体式不适合近期接受过腹部、手腕或肩部手术的人，以及患有严重眼部疾病或严重颈部疼痛的人练习。

方法

1. 以平板支撑式开始。肩部位于手腕正上方，身体形成一条直线，髋部或腹部不可下垂。双腿绷紧，核心发力。
2. 双脚脚跟向左落下，身体慢慢转向，右臂向天空伸直。
3. 从右臂、胸部到左腕形成一条直线。
4. 打开胸腔。
5. 向上看向你的右手。如果无法做到，尽自己的能力即可。随着练习的增加，你最后可以做到。
6. 保持体式，双腿和核心持续发力。维持均匀而深长的呼吸，延长身体。
7. 保持5到10次呼吸，换另一侧重复。

变式

· 侧平板支撑触地式可以加强腹斜肌和肩关节的力量（参见变式1）。在侧平板支撑式中，上方的手臂（右臂）慢慢下降至触碰到瑜伽垫左侧边缘。保持髋部抬起，回到侧平板支撑式。

· 如果身体不够强壮，无法进行平板支撑式，可以尝试半侧平板支撑式（参见变式2）。从平板支撑式开始，左膝落在地面上，膝关节位于髋关节正下方。右臂抬起指向天空，与侧平板支撑式的手臂姿势相同。一旦适应了这个姿势，手腕稳定而有力，你就能让膝关节离开地面进行这个体式了。

· 伸腿侧平板支撑式是一个高级变式，能锻炼核心力量、平衡性和肩部稳定性（参见变式3）。从侧平板支撑式开始，上方的腿抬起，离开下方的腿并保持住；如果右腿在上，则用右手拇指、食指和中指握住右脚踇指，将右腿慢慢向上伸展。

变式1

变式2

变式3

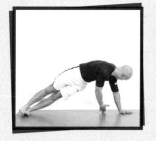
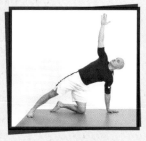
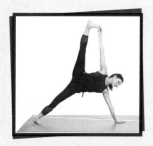

前臂侧平板支撑式
VASISTHASANA VARIATION

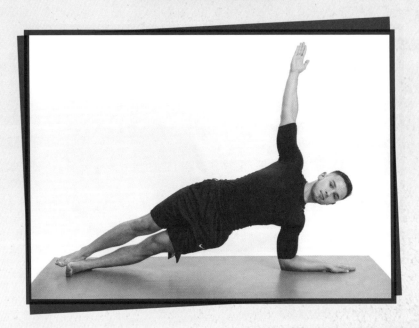

　　这个体式是侧平板支撑式的变式。弯曲手肘用前臂支撑时，你能了解自身的肩部柔韧性水平。没有手臂的长度，因此可以更加深入地推压肩关节。

　　本体式能稳定身体和思想。要保持平衡，就要集中注意力于你的思想和呼吸。只有核心发力，用股四头肌抬升膝关节，才能在这里保持平衡。它能让你清楚地认识到肩部的柔韧性，两侧肩关节的灵活性及之间的区别。保持本体式能使你肩关节周围的小肌肉发力，并加强这些小肌肉群的力量，而不是总专注于更大的三角肌群。

　　经常使用手臂并依赖肩部的运动员，必须有强壮而有支撑力的肩部，如棒球投手、网球运动员、游泳运动员和网棒球运动员等。肩关节和髋关节一样，是球窝关节，主要差别在于肩关节比髋关节的稳定性更弱，因为肩关节球窝更浅。正因如此，肩关节脱臼比髋关节脱臼更常见。所以，维持肩部各方向上的力量和稳定性非常重要，不能因为胸部和肩部向前方推就只维持前方的力量和稳定性。这个体式与下犬式、平板支撑式和反向桌式相同，它们都能建立多个运动平面上的力量和稳定性。

益处

- ✓ 拉伸肩部和胸部
- ✓ 建立平衡的肩袖力量
- ✓ 增强腹部力量
- ✓ 提升平衡性

禁忌证

本体式不适合近期肩关节脱臼或近期接受过肩部手术者练习。

方法

1. 从双手和双膝撑地开始，用前臂支撑，手肘位于肩部正下方。
2. 扭转前臂，让两侧前臂尽量接近平行。
3. 伸直双腿，慢慢将脚跟转向左侧。
4. 双脚叠放，右脚在上，左脚在下。
5. 右臂向上伸直。
6. 从右手指尖到右臂、胸部，再到左上臂形成一条直线。
7. 左前臂和左脚最终在一条直线上，仿佛在平衡木上一样。
8. 保持你想要的时间，如 5 到 10 次呼吸。

变式

- 如果双脚无法叠放，可以错开（参见变式 1）。
- 髋部起落可以锻炼腹斜肌的力量（参见变式 2）。在变式 1 中，慢慢抬起和放下靠近地面一侧的髋部。

变式 1

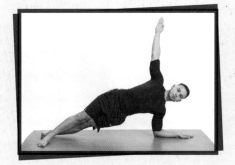

变式 2

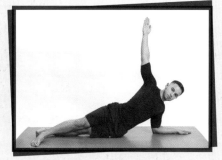

侧卧地面体式

手腕开放式

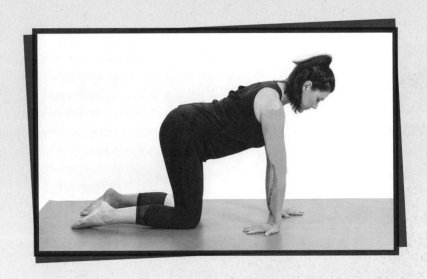

　　无论你是家庭主夫（妇）还是专业运动员，每个人都应当考虑在日常锻炼项目中增加手腕开放式。如果你的手腕僵硬并且摔倒了，就很有可能摔断手腕，还可能损伤软组织。手腕越柔韧，摔倒时吸收冲击力的能力就越强，可能只会承受一点压力和阻碍。花些时间打开腕关节。如果你平时长时间使用计算机或电话，你可能会发展成腕管综合征，而这项练习能帮助你缓解这种问题。

　　对于运动员来说，如你是足球守门员，在拦下一记射门时摔倒，或你是橄榄球运动员，在比赛中摔倒，抑或是棒球外场手在追球，手腕开放式能预防你在摔倒时受到更严重的伤害。除了在摔倒时提供帮助，如果你参与的是投掷或挥拍类运动，手腕越灵活，就越有力量。手腕更加有力而灵活能让以下公式两侧的值都得到提升：

$$力量 + 柔韧性 = 爆发力$$

益处

- ✓ 提高腕关节的灵活性
- ✓ 拉伸前臂和肱二头肌
- ✓ 拉伸胸部和肩部
- ✓ 预热身体

禁忌证

本体式不适合近期接受过手腕或肱二头肌手术者，或肩部脱臼者练习。如果手腕中有钢针，应当在有资质的专业人士的全方位监控下练习。

方法

1. 跪姿，以桌式开始。
2. 一次练习一侧手腕。右臂向外旋转，指尖从 12 点钟方向逐渐指向 1 点钟、2 点钟、3 点钟……直到 6 点钟方向。
3. 始终从中指指尖触碰膝关节开始。缓慢、小心地将手向前移动，直到腕关节位于肩关节正下方，以此动作测试你的柔韧性。
4. 用力推地面，肩部远离耳朵，颈部伸长。如果你能将腕关节放在肩部正下方，可以略向后拉腕关节并保持住。
5. 这个动作可以锻炼小肌肉，因此建议在两侧分别进行两次，每次保持 30 秒。

变式

经验丰富的瑜伽练习者或运动员可以在进行平板支撑式的同时练习手腕开放式。

俯卧地面体式

小狗伸展式
UTTANA SHISHOSANA

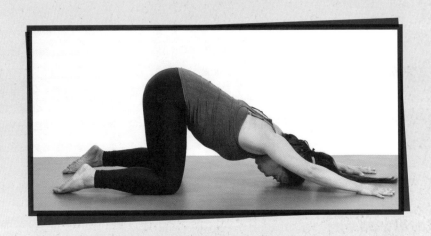

小狗伸展式对我来说就是瑜伽拉伸中的无冕之王，只是被兄弟体式——下犬式的光辉掩盖。正确进行这个体式时，可以同时深度拉伸肩部、背阔肌、胸部和其他部位。

我们常会让颈部和肩部保持紧张却不自知。工作、家庭生活和社交会给我们带来压力，造成肩部僵硬，阻碍头部和颈部的血液流动，以及普遍性的持续疼痛。小狗伸展式是一种恢复型的保持体式，能让你的思想更加密切地关注到肩胛和颈部的僵硬。在这个体式中，你可以轻松地关注到自己的思想和呼吸，放松颈部和肩部。当颈部的紧张感减弱时，呼吸会变得更加轻松，肩部的活动范围也会增大，因此能减小受伤的风险。

对于运动员来说，练习小狗伸展式是轻松的时刻，能放松和缓解肩部的紧张感。这个体式给你提供了头部在地面休息的机会和关注持续紧张感的机会。一旦开始放松，你就能享受到上半身活动范围增大的益处。只要保持 5 分钟，水球运动员、排球运动员、挥拍类运动员及棒球投手等都能从中受益。颈部压力减小时，肩部能充分发挥潜力，并减轻上半身的负重。这个体式不是灵丹妙药，而是和本书中的其他体式一样。当你用心练习时，就会为你的比赛带来潜在的改变。

益处

- ✓ 拉伸肩关节、胸部、背阔肌和体侧
- ✓ 打开胸腔，增加呼吸深度
- ✓ 释放颈部的紧张感
- ✓ 牵引脊柱

禁忌证

本体式不适合近期接受过肩部手术的人和肩部撞击综合征患者练习。

方法

1. 从双手和双膝着地的桌式开始，髋部位于膝关节正上方，手腕位于肩关节正下方。
2. 髋部保持在膝关节正上方的同时，让双手从起始位置向前移动 40 至 60 厘米，手掌放平，五指张开，双手与肩同宽。
3. 感觉双手仿佛粘在地面上，手臂伸直，缓慢将髋部向后移动。随着每一次呼吸，你的胸部、肩部和体侧都开始感到略痒。
4. 头部放在地面上休息。
5. 保持这个体式，保持呼吸，直到在这个体式中感觉到张开、放松、更加轻松。

变式

如前额无法触碰地面，可以在前额下方放一块瑜伽砖。

俯卧地面体式

下犬式

ADHO MUKHA SVANASANA

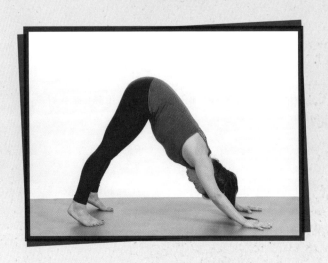

　　无论是否练习过瑜伽，大部分人都听说过下犬式。下犬式由于普及度高，所以瑜伽工作室中常默认大家都会，而不再详细说明，但不要掉以轻心。下犬式具有很多功能，常用于评估、过渡、休息、力量加强、倒立，以及整体恢复。

　　下犬式能延长和伸展背部。可想而知，这对整天坐着并向前弯腰的人多么重要。事实上，大部分人——无论是妈妈们、经纪人、驾驶员还是教师——只要长期保持下犬式，都能从背部、肩部和前半身的拉伸和延展中获得极大的益处。下犬式还是轻程度的倒立体式（因为头部低于髋部），倒立有助于增加头脑和眼睛的血流。

　　对于运动员来说，这个体式对评估姿势需求和不平衡性至关重要。在下犬式中，我们会密切关注两侧腘绳肌的僵硬程度是否相同；肩部和髋部也一样。运动员每天都要坚持准直，以防身体某些部位因不准直而造成伤病。下犬式能打开腘绳肌，使运动员速度更快、行动更灵活，同时拉伸肩部，提升上半身灵活性，并且能保持手腕的强壮和柔韧性，改善抓握棒球的力量或吸收推开橄榄球进攻线锋时的冲击力。这个体式还能让下背部保持打开和强壮，强化核心，对足球、橄榄球、网球和高尔夫球等项目需要的灵敏性非常关键。最后，本体式能拉伸脚趾、小腿和足弓。已打开且柔韧的双脚能直接带来各项运动中速度的提升，包括跑步和冲刺。

益处

✓ 拉伸肩部和肩胛骨、双手和手腕、下背部、腘绳肌、小腿及跟腱

✓ 加强整个背部和肩胛骨的力量，减轻背部疼痛

✓ 延伸颈椎和颈部，提供机会放松头部，并从牵引中获益

✓ 缓解紧张和头痛

✓ 扩张胸部

✓ 加深呼吸

✓ 缓解焦虑，刺激全身循环

✓ 刺激神经系统，帮助记忆和专注

禁忌证

本体式不适合有腕管综合征、严重眼部疾病、进行体式时有突发性尖锐疼痛者，以及妊娠晚期者练习。

方法

1. 双手放在身体前的地面上，与肩同宽，五指张开，中指指向正前方。始终保持手掌发力，整个手掌完全"嵌入"地面，避免腕关节承受过大压力，两侧手腕的连线与垫子前边缘平行。

2. 双脚分开与肩同宽，且相互平行，这就意味着你的脚跟位于第二趾正后方。如果从左脚第二趾到左脚跟、左脚跟到右脚跟、右脚跟到右脚第二趾、右脚第二趾到左脚第二趾各画一条线，这些线将形成一个标准的正方形。看向你的小腿或胫骨部位：如果姿势正确，你应当能看到脚踝和膝关节形成了一个标准的长方形。膝关节不能相互靠近，小腿应当平行，否则会造成膝关节内部的紧张。

3. 身体重量均匀地落在上下半身，不要把重量全部压在腿上。要用力推地面，肩部和上半身保持发力：延长肩部和上半身，而不要耸肩。从侧面看，你的身体成倒"V"字形：背部既不隆起（尤其是下背部）也不弯曲。

变式

· 如果腘绳肌紧张，可以弯曲膝关节。

· 单臂下犬式可以加强肩关节力量并增强注意力（参见变式1）。在下犬式中抬起一侧手臂，放在下背部。

· 下犬俯卧撑式可以增强肩关节和核心的力量，还能拉伸胸部和肩部（参见变式2）。在下犬式中，弯曲手肘，直到头部触碰到地面，然后伸直手肘。

· 下犬踢腿式能促进心跳加快并加强臀部力量，同时锻炼肩胛骨和手腕（参见变式3）。在下犬式中，不停地交替向上踢腿，或一次重复踢一条腿。

· 海豚式能为肩部柔韧性带来更多额外挑战。这个体式和下犬式一样，但使用前臂代替双手。前臂相互平行，完全贴在地面上。由于不再以整个手臂为杠杆，你会发现肩部需要更强的柔韧性才能做到这个体式。你可能需要放松膝关节，以完成这个进阶肩部拉伸。

· 海豚俯卧撑式能进一步锻炼核心力量、意志力，并建立肩部在不同角度的力量（参见变式4）。这个变式中，保持手肘与肩部同宽，十指交叉，前臂与双肘连线组成一个三角形。呼气，头部和上半身向下、向前移动，直到面部来到双手前方，轻微触碰地面，胸部在地面上悬空。再次呼气，前臂向下推，回到海豚式。

变式 1

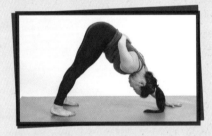

变式 2

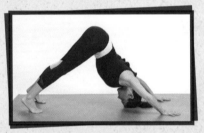

变式 3

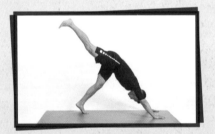

变式 4

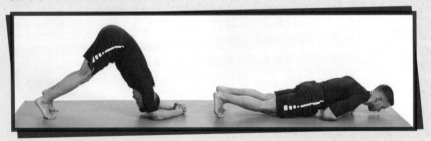

上犬式
URDHVA MUKHA SVANASANA

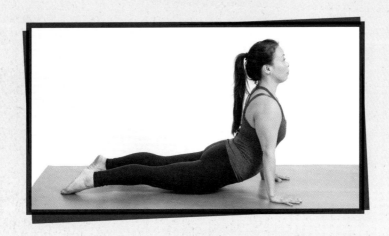

除下犬式以外，上犬式也是一个广为人知的瑜伽体式。上犬式通常在拜日式系列中进行。上犬式具有多种功能、益处和理疗用途。它和眼镜蛇式是"亲戚"，被视为最简单的后弯体式之一，也被视为评估体式。

对于初学者来说，上犬式是医生要求的体式，这种体式对于健康的背部非常重要。像上犬式这类的后弯体式能改善过度拉伸背部并削弱腹部的不良姿势。上犬式可以让腹部器官更好地发挥功能，锻炼手臂和双腿，打开胸廓。

对于运动员来说，这个体式有多种作用。首先，灵敏型和速度型的运动通常需要灵活、柔韧的脊柱。背部打开能让运动员在橄榄球运动中成功地接到球，在足球运动中做出高难度动作，在网棒球运动中完美地挥杆。其次，上犬式能拉伸股四头肌（大腿前侧）和髋屈肌（髋部前侧）。腿部前后的平衡能让腿部动作协调、完美，减少腘绳肌或股四头肌拉伤的风险。此外，上犬式能锻炼手腕力量和柔韧性，例如，冰球运动中的击球或篮球运动中完美的投篮等强有力的动作都需要用到手腕力量和柔韧性。最后，这个体式可以打开胸腔，增强呼吸能力，对耐力运动员很有帮助。它还可能帮助患有运动性哮喘的人缓解胸部僵硬。

益处

✓ 加强脊柱、手臂和手腕的力量

✓ 使臀部紧实

✓ 刺激腹内器官

✓ 拉伸脊柱前侧，加强脊柱后侧力量，改善姿势

✓ 拉伸胸部、肺部、肩部和腹部

✓ 帮助缓解抑郁、疲劳和坐骨神经痛

✓ 打开胸腔，提高肺活量（对哮喘患者可能有治疗作用）

禁忌证

本体式不适合有腕管综合征病史者、有严重背部伤病或椎间盘疾病者，以及妊娠晚期孕妇练习。

方法

1. 面向垫子俯卧。双脚分开，与髋同宽，感受从腿到脚的伸展。
2. 弯曲手肘，手掌平放在地面上，手指靠近胸部，五指张开，双手完全压实地面。手肘弯曲成90度角并靠近体侧。腕关节与垫子前侧平行，也成90度角。
3. 脚背和10个脚趾努力下压。双腿略微内旋。
4. 手掌下压，身体略抬离地面。在上犬式中，全身只有脚背和手掌与地面接触。
5. 手臂完全伸展后，检查腕关节是否仍在肩部下方，手腕、手肘和肩关节应当在一条直线上。这个位置非常关键，能确保体式的安全，并减少下背部的压力。上犬式中常见的错误是双手距离身体过远，或手没有放在手臂各关节的正下方，这会导致下背部承受过多压力而产生疼痛。
6. 双手向下压，上半身向上抬起。眼睛向前看，颈部保持中立，不要耸肩，也不要将头部向后仰，还要避免将头部向颈部缩而形成"乌龟头"。
7. 肩部向后移动，肩胛骨相互靠近，胸部向上、向前挺。手肘不要弯曲，也不要过度伸展；手肘内侧朝里。尾骨向下内勾可以缓解下背部压力。

变式

眼镜蛇俯卧撑式能建立肩部和肱三头肌的力量，增加前侧的柔韧性（参见变式）。在上犬式中，重复弯曲手肘，每次下落一节椎骨，将上半身回落至地面。保持手掌放平，五指张开。吸气时，手臂向远处伸直。

变式

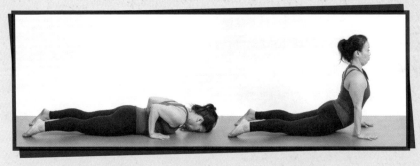

弓式
DHANURASANA

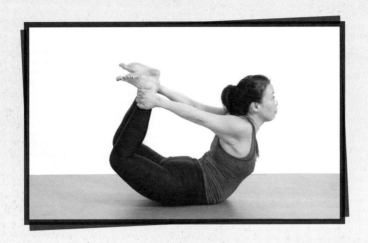

对于整天身体向前倾斜或弯曲的人来说，弓式是一个治疗体式。改善懒散或久坐于计算机前的姿势的最佳方法就是练习弓式。

弓式能够缓解便秘：拉伸脊柱前侧的同时轻微地后仰能按摩腹内器官。它还能缓解胃部的紧绷感，有助于更多的血液和氧气进入该部位，进而缓解紧绷感。定期练习这个体式能缓解下背部疼痛，减轻上背部和颈部的紧张感和压力。

对于运动员来说，这个体式是日常拉伸训练的极大补充。足球、冰球、橄榄球、网球以及摔跤运动员都能从柔韧的背部中获益。运动员的目标达成、强有力的发球以及摔跤中的保护姿势都需要强大的背部力量。大部分运动也都需要柔韧的脊柱（前弯）。例如，常保持前倾姿势的冰球运动员和时刻做好准备的橄榄球运动员的脊柱都会持续地承受压力。弓式中轻柔的前弯动作能打开肺部和脊椎骨，还能打开髋屈肌和腰大肌。脊柱柔韧性越好，扭转性就越好，压力也就越小，灵敏性和表现水平会得到提高。

益处

- ✓ 加强双腿大部分区域、背部和臀部的力量
- ✓ 促进消化
- ✓ 帮助缓解呼吸系统疾病
- ✓ 缓解疲劳
- ✓ 缓解焦虑
- ✓ 拉伸整个脊柱前侧
- ✓ 改善姿势

俯卧地面体式

禁忌证

本体式不适合孕妇或近期接受过腹部手术及患有高血压、心脏病和严重下背部疾病的人练习。

方法

1. 面朝下俯卧。身体伸展并延长。
2. 双腿弯曲，延伸背部，努力尝试抓住脚踝或小腿。初学者最好抓住脚踝外侧。随着时间的推移，你可以外旋肩部，这样就可以握住脚踝内侧。
3. 胸部展开，肩胛骨相互靠近，向后、向下。肩部放松下沉，远离耳朵。仅使用双腿的力量抬起胸部，双腿与双手对抗，手臂伸直，双脚向上伸展。
4. 骨盆略微倾斜，直到感觉下背部的压力变小。下颌略勾起，上半身后弯。要记住你的头部是脊柱自然延伸的一部分。眼睛看向正前方。
5. 你可以随着呼吸保持上述姿势，也可以使用滚动式：吸气时，抬起上半身；呼气时，抬起下半身，随着呼吸开始轻柔地滚动。随着呼吸交替下压胸部和双腿，像"跷跷板"一样。
6. 缓慢地放开，然后放松背部回到儿童式。

变式

· 如果无法抓住脚踝，可以用伸展带绕过双腿，双手各拉住伸展带的一端。
· 侧弓式可以进一步打开身体和肩部的侧面（参见变式）。从弓式开始，从一侧向另一侧晃动，然后完全滚动到右侧，加大弓的弧度，回到中间，再完全滚动到左侧。

变式

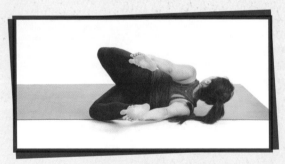

蝗虫式
SALABHASANA

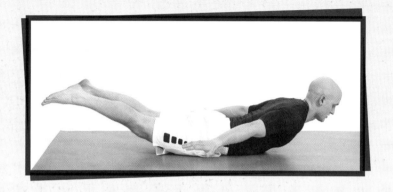

　　蝗虫式是发展脊柱后侧力量的最好方法之一。我们在日复一日的生活中常会弯腰驼背,过度拉伸脊柱后侧。这个体式的挑战性在于必须要集中注意力,否则你的脊柱前侧会比后侧强壮。如果脊柱后侧不被注意和未经锻炼,则会产生身体前后侧的不平衡,最终导致损害。

　　对于运动员来说,除了增强背部力量外,保持脊柱平衡也非常重要。本体式是加深后弯和进一步打开脊柱的良好方式。我建议篮球运动员、排球运动员、棒球和垒球外场手、足球守门员以及网棒球运动员在日常训练中大量增加蝗虫式练习,因为蝗虫式模仿了他们在比赛中常用到的姿势。这个体式能打开肩部、增强双肩的力量和柔韧性,训练核心的力量,并帮助保护肩关节。

益处

✓ 增强背部和肩关节的力量
✓ 提高核心和肩部的柔韧性
✓ 缓解便秘
✓ 有助于缓解疲劳
✓ 缓解颈部疼痛

禁忌证

本体式不适合近期接受过背部或腹部手术者,以及妊娠晚期孕妇练习。

方法

1. 俯卧于地面上，腹部着地，手臂放在体侧。
2. 伸长双腿，呼气时抬起上半身和下半身，头部保持中立，下颌不要过度抬起。
3. 吸气时，延长身体；呼气时，抬高身体。
4. 双腿能量向后涌，踇趾相互靠近。
5. 可以将手臂向前伸展，掌心相对，上臂靠近头部两侧。

变式

俯卧雪天使式能加快心跳和呼吸，为身体带来热量，增强背部力量，改善肩部灵活性（参见变式）。在蝗虫式中持续做雪天使动作。双臂同时向前伸，然后向下回到体侧，双腿分开然后并拢，就像开合跳一样。同时保持头部、肩部、胸部、手臂和腿部抬离地面。

变式

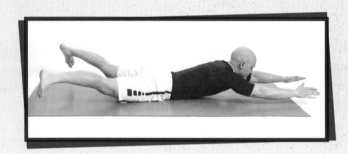

俯卧肩部拉伸式
EKA BHUJA SWASTIKASANA I

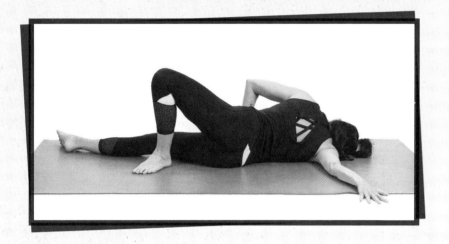

俯卧地面体式

本体式复杂而精妙，应当在没有他人辅助的情况下认真完成，它能加强你的呼吸，并更加深入地拉伸。这个多功能体式能同时打开很多部位。它能拉伸肩部前侧和肱二头肌，打开胸廓，同时让脊柱大幅度地扭转，这有助于改善姿势。有些人因其身体结构，甚至可能感受到髋部拉伸。你需要花时间沉浸在这个体式中，感受肩部和脊柱打开。

需要肩部大范围活动的运动员必须增强各方向的力量和柔韧性。这个体式恰好能提供多方向的柔韧性。而且，对于肘关节功能是其成功关键的运动员来说，如棒球投手，能通过拉伸肱二头肌进一步打开肘关节。本体式还非常安全，因为在地面上不会产生过度拉伸。对于游泳运动员、击剑运动员、垒球和棒球投手，甚至需要肩部柔韧性来吸收较大冲击力及推动力的橄榄球防守和进攻线锋来说，这个体式都是不错的拉伸方式。

益处

- ✓ 拉伸肩部前侧、胸部和肱二头肌
- ✓ 使呼吸更加自如
- ✓ 促进氧合作用
- ✓ 重新校准脊柱
- ✓ 提升颈部柔韧性

禁忌证

本体式不适合肩部不稳定者，或近期接受过胸肺或肩部手术者练习。

俯卧地面体式

方法

1. 俯卧于地面上。
2. 右臂向体侧伸直，掌心朝向地面。右手中指与眼睛齐平，右臂略高于右肩。
3. 弯曲左肘，左手掌平放在左肩下方，像做俯卧撑的姿势一样。
4. 转头，让右耳朵着地。在这个体式中要确保头部完全放松。
5. 弯曲左膝，左手推地，身体滚动到右侧着地。最终左脚平踩在右腿外侧的地面上，左膝弯曲。如果你的身体在这个体式下足够柔韧，双膝就都能弯曲，双脚也能平踩，臀部也能平放在地面上。
6. 随着每一次呼气，释放脊柱和肩部的紧张感。
7. 在这个体式中使用左手支撑身体，或更进一步地推地以加大动作幅度。
8. 不要让他人或使用外力来加大动作幅度，而要利用重力做到这一点。
9. 保持右臂伸直，左手掌平放在地面上。
10. 慢慢地从背部着地滚动至腹部着地。

变式

90度俯卧肩部拉伸式能从不同的角度打开肩关节（参见变式）。练习该动作时手臂不要伸直，而是将手臂拉伸至成90度角。缓慢拉伸，因为在这个变式中你可能无法做到与手臂伸直体式一样的程度。

变式

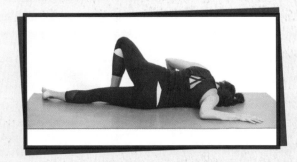

人面狮身式
SALAMBA BHUJANGASANA

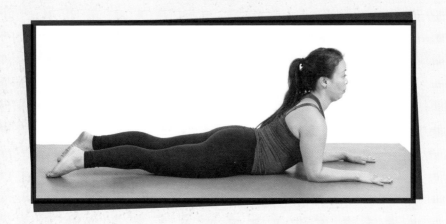

　　人面狮身式与犁式不同，它能打开脊柱前侧。这个体式对于久坐于办公桌前或在计算机、平板电脑和电话前弯腰驼背的人来说是一个非常好的体式。在这些活动中，你可能会缩短颈部前侧肌肉，胸部塌陷。长期久坐会让髋屈肌紧张，从而在站立时会向下背部施压。这是一种相对新型的疾病，称为技术颈（颈椎病）或技术背。要预防或缓解这种疾病，就要从反方向打开身体，以获得健康。每天保持这个体式1到3分钟会非常有帮助。本体式能从头到脚打开身体前侧。压力和束缚感会让肩部僵硬、胸部收缩、姿势不良。练习这个体式能缓解这些症状并打开胸廓，让呼吸更加畅通，上半身感觉更加舒畅。

　　本体式有益于自行车运动员和其他人，如棒球捕手，他们很多时间都处于深度坐姿或深蹲位。他们的髋屈肌被缩短，下背部也相当紧张。人面狮身式能建立髋部的平衡性，让你在运动中更加轻松并拉长股四头肌。摔跤手和其他需要脊柱及背部弯曲以做出非常规姿势的人都应当练习这个体式，帮助他们吸收外力，降低背部拉伤风险。

益处

　✓ 打开胸腔

　✓ 伸直并校准脊柱，以使其发挥最佳功能

　✓ 刺激神经系统

俯卧地面体式

禁忌证

本体式不适合进行过腰椎融合手术和近期接受过腹部或背部手术的人练习。

方法

1. 腹部着地，抬起上半身，手肘放在肩部正下方，前臂平行，手掌放平，五指张开。
2. 吸气，感受从脚底到头顶的延长，肩部向后背中间靠近，胸部向前推。
3. 不要耸肩，延长颈部线条。
4. 保持体式并呼吸。当你感到能够深入时，可以下压双手，伸直手臂，增强拉伸感。
5. 结束体式时：呼气，缓慢降低胸部和头部至地面。将头部转向一侧，手臂滑动到体侧并休息。

猫牛式

MARJARYASANA AND BITILASANA

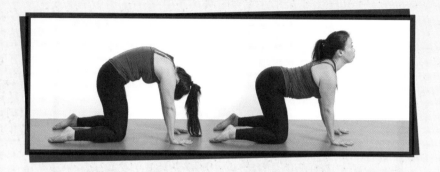

俯卧地面体式

猫牛式是很好的过渡体式，能轻松预热脊柱，加深呼吸。本体式有助于增强脊柱的灵活性。它能锻炼脊柱周围的小肌肉群和大肌肉群，以及腹部、颈部、肩部和胸部。除了这些好处以外，它还能让你整体感觉良好。猫牛式是练习呼吸的良好方法，能让你们重新集中注意力，为深层脊柱锻炼做好准备。针对久坐书桌前或一次性行驶较长距离的人来说，它是另一个有效的瑜伽练习动作。每天清晨，在你完全醒来之前坐在床边练习这个体式能促进身体的氧合作用，让你做好准备来面对新的一天。

对于运动员来说，猫牛式的益处非常多，毕竟在几乎所有的运动中，运动员均需具备柔韧的脊柱，才能获得更好的身体素质。应将该体式整合进针对不同专项和位置的运动员的训练中。

益处

- ✓ 辅助呼吸
- ✓ 打开胸腔、肩部和肩袖
- ✓ 建立灵活、柔韧的脊柱
- ✓ 释放颈部紧张感
- ✓ 刺激甲状腺

禁忌证

本体式不适合近期接受过颈部或背部手术者练习。进行过腰椎融合手术或首次练习本体式者应在监督下进行练习。

方法

1. 以手膝跪位开始，确保手掌平放，五指张开，手腕位于肩部正下方，膝关节位于髋部正下方。
2. 吸气，拱起背部，腹部向脊柱收紧，双手推地，感觉手臂深入肩部里，同时将下颌向胸前收回。
3. 呼气，放松脊柱。腹部向地面下沉，下巴向天空抬起，背部凹陷。

穿针引线式
PARSVA BALASANA

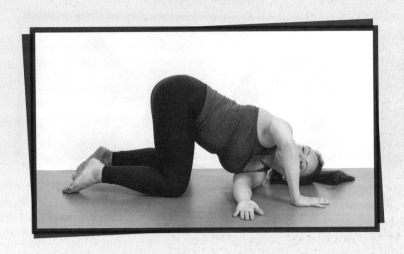

　　穿针引线式是身体下沉和拉伸一侧颈部、肩部和斜方肌的有效体式，并能加深脊柱扭转。这个压缩胸部的姿势有助于练习呼吸。在这个体式中专注于深长的吸气，让肺部得到最佳清洁十分重要。

　　对于运动员来说，这是一个有助于保持镇静的体式。你必须深长地呼气，扭转脊柱。我喜欢让摔跤运动员练习这个体式。它模仿了摔跤运动员在比赛中常遇到的对抗姿势。如果你的身体习惯于在不寻常的位置呼吸，并习惯进行某些特定体式，在比赛中面临相同体式挑战时就不会感到有压力。当身体做到这种姿势时，头脑仍能保持镇静。

益处

- ✓ 拉伸肩部、斜方肌和颈部
- ✓ 压缩胸部
- ✓ 使头脑镇静
- ✓ 为身体排毒
- ✓ 加深颈部和脊柱的旋转
- ✓ 改善血液流动

禁忌证

本体式不适合有严重颈部、肩部或背部疾病者练习。

方法

1. 从手膝跪位开始，手掌平放，五指张开。双膝分开，与髋同宽。
2. 右手向前移动 3 到 5 厘米，位于肩部前方。
3. 头转向右手侧，同时左臂后侧缓慢降低，放在垫子上，掌心向上。让头部左侧靠在垫子上。
4. 左臂尽可能地向右伸。可以用右手抓住左前臂，向远离身体的方向推左前臂。这个动作能让你想把身体向右扭转并进一步打开，下颌向右转。
5. 结束体式时，用右手掌推地，回到手膝跪位。

俯卧地面体式

儿童式
BALASANA

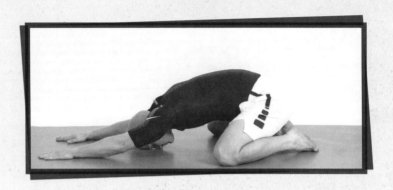

当你需要休息时，你可以选择儿童式。它常作为瑜伽练习中的休息式，并且能带来很多益处。

当你感到思绪被淹没、疲惫或挑战过大时，儿童式就是一个很好的练习体式。当你感到有压力时，它是一个让人感觉舒适的保护性体式。它能释放下背部的压力，有助于血液流向脊柱和大脑。很适合在儿童式中停留与呼吸，可以保持本体式1到10分钟。

对于运动员来说，这个体式除了释放压力以外，还能提供其他益处。从长跑运动员到足球运动员，再到高尔夫运动员，他们都应该使用这个体式保持踝关节的灵活和柔韧。它能拉伸脚背和小腿，定期练习还能帮助缓解胫痛症候群的疼痛。此外，这个体式能增强膝关节的柔韧性。对于冰球运动来说，柔韧的膝关节能有效避免受伤，吸收冲击力。最后，儿童式能打开髋部，放松股四头肌。无论你是需要良好的髋部扭转力量以产生爆发力的棒球运动员，还是不断急停、急走的网棒球运动员，打开髋部并保持强壮能避免很多伤病。

益处

✓ 拉伸双腿，包括踝关节、大腿、髋关节和膝关节
✓ 缓解压力和疲劳
✓ 使神经系统镇静
✓ 缓解背部和颈部的紧张感

禁忌证

本体式不适合近期接受过膝关节或背部手术者，以及患有急性胃病和妊娠晚期者练习。

方法

1. 从手膝跪位开始。
2. 双膝分开，与肩同宽，踇趾着地。
3. 髋部缓慢放低，臀部坐在脚跟上。
4. 前额落在地面上。双臂向垫子前端伸直；也可以将双手放在身后的双脚附近，手臂放在体侧的地面上。
5. 关注你的呼吸和意念，集中注意力让身体放松下来。
6. 继续呼吸，感受脊柱在延长，让下背部放松。

变式

如果膝关节有问题，可以将一块卷起的毛巾放在膝关节后方，然后坐在脚跟上。

鸽子式
KAPOTASANA

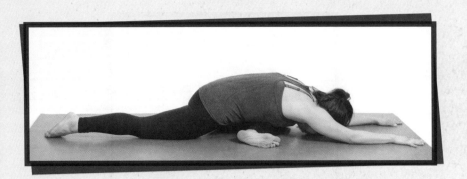

　　每个人，无论是职业运动员还是办公室白领，都应当把这个体式纳入日常练习项目中。这是一个有效打开髋部的体式，也是减轻压力对身体的消极影响的重要体式。我认为这是极具价值的体式，值得所有运动员练习。

　　我们都应当养成拉伸髋部的习惯。现代生活方式往往使髋部产生不可思议的紧绷感。定期练习这个体式有助于改善这一情况。

　　对于运动员来说，这个体式还能提升速度和膝关节健康水平。所有运动员都渴望提升速度并让膝关节远离伤病。打开和强化髋部就等于激发爆发力；爆发力越强，在运动场上的速度越快。你髋关节的活动范围越大，速度也越快。保持膝关节健康、柔韧和强壮更加重要。无论是遭受撞击，还是承受跑步带来的慢性压力，抑或是突然转向带来的扭转膝关节均需以一定方式吸收它们带来的冲击力。如果髋部打开，全身就能更好地接受这种能量转换。但是，如果髋部僵硬、紧张，能量便不受阻碍地一往直前，直接到达脆弱、复杂的膝关节。

益处

✓ 打开髋关节、髋屈肌、胸部和肩部
✓ 拉伸臀部、脊柱前侧、臀大肌和梨状肌，这对缓解坐骨神经痛非常有益
✓ 有助于缓解下背部疼痛和僵硬
✓ 有助于增加呼吸深度
✓ 改善姿势

禁忌证

本体式不适合近期接受过髋部或膝关节手术者，以及有严重坐骨神经痛者，髋部、膝关节或下背部剧烈疼痛者，或在体式中会产生膝关节疼痛者练习。

方法

1. 从手膝跪位呈桌式开始，双手位于肩部下方，膝关节位于髋部下方。

2. 左膝向前移至双手中间，小腿位于大腿正下方，进入改编鸽子式。

3. 右腿尽量向后滑动，达到髋屈肌和股四头肌的最大限度。髋部保持正对垫子，不要向右或向左倾斜。

4. 左大腿向前滑动，膝关节从指向正前方变为指向 1 点钟或 2 点钟方向。双手向下按压地面以支撑你的身体。延长躯干。

5. 呼气时，降低前臂。再次确认髋部正对垫子。随着练习的进行，你将能让左脚和脚踝靠近垫子前端，直到左小腿与垫子前端平行。当你沉浸在这个体式中时，应该能感受到左臀或髋部的强烈拉伸。有些人能感觉到这种拉伸感延伸至腘绳肌。你的髋屈肌也有可能会感受到拉伸。如果在此处感到膝关节疼痛，那么仅可在有资质的瑜伽教师的密切监督下练习本体式。在左臀下方垫一块瑜伽砖有助于消除膝关节的压力。

6. 保持一段时间，然后换侧练习。

变式

· 鸽子式 4 字变式能挤压背部，加强髋屈肌和前侧的拉伸（参见变式 1）。腿部动作与前面相同，尾骨回勾，抬起并延长脊柱使其尽量与地面垂直。慢慢弯曲后侧膝关节，用同侧的手抓住这只脚或脚踝。尽量将脚拉近臀部，保持 1 分钟。结束这个体式时要慢，这一点很重要。动作不要过快，否则会对肌肉产生过大的冲击。

· 双鸽式能深度打开髋关节（参见变式 2）。从鸽子式开始，左腿在前，移动至左髋落地，后腿向前移动至呈坐立姿势。在这个变式中，右小腿放在左小腿上，当你看向双腿内边缘时，它们应当组成一个三角形。双腿叠放，尽量坐直。如果此时髋部的拉伸已经足够，就停留在这里；如果想要再多加一点挑战，可以从髋部向前弯曲，直到头落在瑜伽砖或地面上。随着时间和练习的增加，你将能够把两条小腿叠放在一起，右膝直接在左踝正上方，右踝在左膝正上方。如果做这个姿势膝关节疼痛，可以坐在一块瑜伽砖上，或退出体式。

俯卧地面体式

俯卧地面体式

变式 1

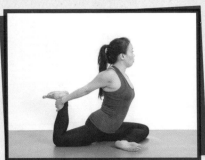

变式 2

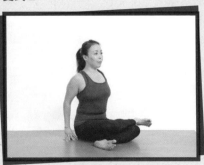

关于腘绳肌僵硬，练习哪两种体式最好

　　腘绳肌僵硬很常见，唯一的解决办法就是让运动员动起来。腘绳肌必须每天锻炼才能得到改善。可以让你的运动员每天练习 5 分钟站立前屈式、靠墙站立前屈式、鸽子式和犁式。

轮回式
SAMSARA

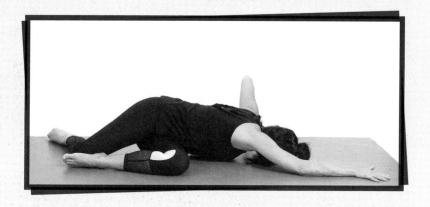

俯卧地面体式

　　轮回式或许是打开全身和拉伸脊柱的"金标准"。我的专业客户把它称为"要命式"，因为这个体式会让他们意识到自己身体的某些部位僵硬和存在局限。

　　轮回式能显著校准脊柱，并拉伸脊柱。这个体式让脊柱从尾骨到头骨底部均螺旋旋转。当你正确地进行这个体式时，你会完全沉浸其中，并比以往更加清晰地发现身上的僵硬部位。你应当弯曲并放松身体，把体重全部分散给地面或瑜伽砖及你的头上。压力会使脊柱紧张，并减缓血流速度和神经冲动。保持这个体式能加深颈部的扭转，校准颈椎，让血液和氧气尽可能输送至大脑。

　　对于不停转弯跑的运动员、不停扭头向后看以便防守的运动员，以及扭转颈部以获得最大视觉范围的运动员来说，这个体式非常关键。很多体式只针对下背部和腰椎扭转，或者通过肩部前侧和胸部放松上背部，但这个体式能做到以上全部，并需要在呼吸和完全投入时集中注意力。这是仅有的几个帮助运动员练习颈部扭转的体式之一。当你沉浸其中，尝试让下颌轻松扭转至双肩上方时，轮回式能让你意识到自己的僵硬之处。扭转得越多，你的"后视镜"范围就越大。一旦安装好"后视镜"，你将变得势不可当，没人能从你身后突袭或抢走你的球。想象一下把后视镜封住开车两三小时将会是什么场景，你会非常紧张、无力、茫然，你将无法感受到周围，无法做出反应，深深地陷入强烈的被动感中。

俯卧地面体式

益处

✓ 提升脊柱柔韧性和扩大脊柱活动范围

✓ 拉伸颈部、髋部和肩部

✓ 促进氧化作用

✓ 重新校准脊柱

禁忌证

本体式不适合进行过腰椎融合手术或近期接受过颈部手术，以及下背部虚弱或受伤的人练习。

方法

1. 以坐立姿势开始。
2. 重心落在左臀，调整身体，让右膝向上抵在左脚底。
3. 延长身体，尽量坐直、坐高，开始向左侧扭转身体。
4. 吸气，延长脊柱，呼气加深扭转，直到感觉到阻力，无法进一步扭转。
5. 胸部降低落到地面上。头偏向左侧，右耳贴住地面。
6. 左手掌平放在左肩下方，就像要做俯卧撑一样，右臂伸直，掌心向下。
7. 吸气，左手下压；呼气，胸部向右侧旋转，更加贴近地面。

变式

如果身体无法完全贴住地面，可以在胸部和右耳下方放一块瑜伽砖。如果无法让右耳贴地，可以在前额下方放置瑜伽砖，直到颈部柔韧性得到提升后再去掉。

蛙式
MANDUKASANA

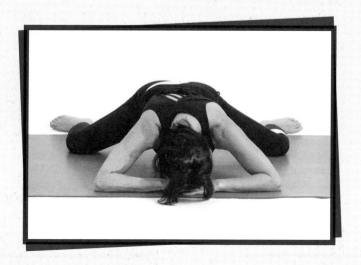

乍一看，蛙式的姿势和角度令人非常尴尬。蛙式没有下犬式或战士一式那么常见，但它益处颇多，因此一直是我的保留教学项目。

蛙式很适合长时间保持并进行完整的呼吸练习。很多姿势不良以及拥有久坐生活方式者的髋部都非常僵硬。即使像我们这样非常注意并保持健康常规训练的人的髋部也可能会僵硬。蛙式让我们有机会打开髋部，并且能关注到其僵硬程度，并确认哪一侧更加严重。它能帮助你在伤病真正发生之前就确认潜在问题。它就像转动汽车的轮胎一样：如果你的车失去准直，那么持续开上几千米后轮胎终究会磨损，最终爆胎。但是，持续检查轮胎和准直，就能避免爆胎的发生。你的身体也一样。知识就是力量。蛙式简单易行，能让练习者在保持体式和呼吸的同时进行测试。

对于运动员来说，蛙式是日常训练中的关键部分。对于冰球守门员、足球运动员、田径运动员来说，在拉伸计划中永久纳入蛙式后，就能敏捷地移动，并且几乎再也不会遇到腹股沟撕裂这样的事情。正如我刚才所说的，打开髋关节并从多方向放松臀部也能降低膝关节受伤的风险。所有快速扭转和灵巧的移动都会将能量引导到阻力最小的点，也就是脆弱的膝关节。

放松体式

益处

- ✓ 打开髋关节
- ✓ 促进髋部外展
- ✓ 加强下背部力量，同时打开髋部
- ✓ 帮助消化
- ✓ 减轻髋部压力

禁忌证

本体式不适合有腹股沟疝者练习。膝关节或髋部疼痛者应在监督下练习本体式。

方法

1. 从手膝跪位的桌式开始。确保髋部位于膝关节正上方，小腿相互平行。
2. 前臂落下，双膝慢慢分开，分得越开越好。从侧面看，你的髋部应当与膝关节在一条直线上，踝关节位于膝关节正后方。脚趾指向两侧。膝关节、髋关节和踝关节均屈曲成 90 度。
3. 身体下沉，直到你感觉到明显的拉伸但仍能舒适地呼吸。肩部尽量放松并远离双耳。
4. 在胸部或骨盆下方垫一块瑜伽砖会感觉特别舒服。一旦将身体重量都释放在瑜伽砖上，你的腹股沟就放松下来。
5. 你可以保持这个体式 1 分钟，也可以在这里进行 30 分钟冥想。

辅助鱼式
SALAMBA MATSYASANA

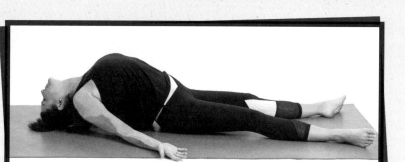

　　辅助鱼式是我推荐每个人都练习的体式。由于肋骨的结构，中背部（胸段）是整个脊柱中运动性最弱的部位。打开脊柱中的这个部位能让你感觉非常舒畅，并能为整个背部提供支撑。

　　辅助鱼式能让你有机会牵引脊柱、放松和休息。它是让你抵消技术颈和技术背不利影响的最好体式。拥有美好而令人艳羡身姿的人通常消化也很好，各项器官功能更棒，身体更健康，脊柱往往无痛，做动作也很可能更好看。辅助鱼式还有助于形成良好的姿势，缓解日常生活中的前倾姿势带来的背部的过度拉伸和僵硬，或强化身体前侧及核心肌肉。

　　经常做大幅度扭转动作的运动员应当考虑保持这个体式。最大化扭转脊柱的方法是首先拉长脊柱。如果你弯腰驼背、肩部塌陷，扭转就会受到限制。需要延伸脊柱和提高脊柱柔韧性的人，如蝶泳运动员、守门员或想在网球运动中打出一记有力的球的人，可以使用辅助鱼式提升脊柱的延伸。需要开放的、柔韧的三角肌前束和胸肌的运动员（如棒球投手、橄榄球四分位和游泳运动员）应当考虑长时间保持这个体式。此外，保持这个体式能让你集中注意力于腹式呼吸，并能使身体和头脑平静。

益处

✓ 延长脊柱

✓ 拉伸胸部和肩部前侧

✓ 促进呼吸和身体的氧合作用

✓ 改善姿势

✓ 刺激甲状腺

禁忌证

本体式不适合做过腰椎融合手术者、严重颈部疾病患者或眩晕症患者，以及近期接受过脊柱或腹部手术者练习。

方法

1. 以坐立姿势开始，双腿在体前伸直，双脚分开，与肩同宽，双腿完全放松。
2. 在身体后侧放一块侧面朝上的瑜伽砖，让其位于你脊柱的中心位置，臀部坐稳，慢慢地躺在瑜伽砖上。不要让臀部离开地面。双臂在地面上放松，掌心向上。
3. 头部着地，闭上双眼。
4. 吸气时，从肚脐向上提升，直到头顶，让你的身体像一道彩虹一样。
5. 呼气时，想象从胸部向下沉，到双肩、手臂和双手。
6. 保持体式并呼吸 3 到 5 分钟。结束体式时，缓慢将身体滚动到右侧形成胎儿姿势。保持这个姿势，直到你感觉准备好了再坐起来。

变式

如果因为过于僵硬或压力过大致使头部无法触碰到地面，可以在头部下方放置一块瑜伽砖（参见变式）。不要让你的头部在没有瑜伽砖支撑的情况下悬空摇晃。

变式

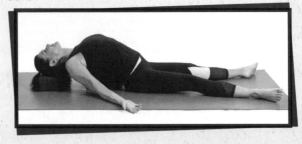

挺尸式
SAVASANA

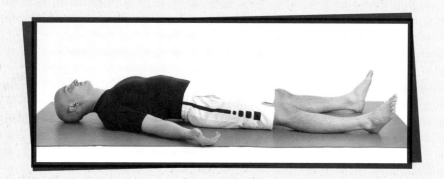

挺尸式（也叫最后的休息式）可能是瑜伽课堂中利用率最高的体式了。这个体式看起来好像是在准备以挺尸姿势小憩一会儿，但实际在为冥想做身体准备，而前面进行的所有瑜伽练习也都是为了冥想做准备。

进行挺尸式能让你暂且忘却生活中的压力和烦恼。以放松的姿势平躺能缓解身体和思想上的压力，从疲惫的一天中恢复过来。它能训练你进行深沉的呼吸，并净化身体。这是投入冥想练习的完美时机，对身心健康的重要性不言而喻。

对于运动员来说，这个体式也是练习视觉化的好时机。也许你距离自己想完成的目标正缺少视觉化。你可以设想关于运动、比赛、制服及场地的各种详细信息。尽量在脑海中勾勒出细致的场景。训练你的大脑，让自己相信自己已经获得了想要的头衔、冠军或奖牌。

益处

- ✓ 使身体平静和平衡
- ✓ 放松身体，帮助降低血压
- ✓ 促进深长的呼吸

禁忌证

本体式不适合椎间盘突出者练习。

方法

1. 双膝弯曲，仰卧在地面上。臀部抬离地面，让脊柱沿着地面延长，然后把臀部放回地面。

2. 伸直双腿，双脚自然地倒向两侧。肩部远离耳朵，肩胛骨紧贴地面，增大腋窝内的空间，手臂拉伸并延长，掌心向上。

3. 将头部的全部重量分散在地面上。

4. 用鼻子自然地呼吸，每一次吸气都让气息都充满你的喉咙、胸部、腹部。呼气时彻底排空。

5. 双眼在眼窝中放松。感受这份宁静与平和，不断地检查身上紧张的部位。如果找到紧张之处，试着随着每一次呼吸将这个部位放松下来。保持这个体式5 到 30 分钟。

6. 结束体式时，逐渐地摆动脚趾和手指，弯曲双膝，双脚放平。身体滚动到右侧，蜷缩成胎儿姿势。等身体准备好时再坐起来。

变式

· 在挺尸式中抬腿可以增强腹部力量（参见变式 1）。在挺尸式中，双手放在尾骨下方，腹部发力，双腿并拢，然后反复抬高、降低双腿。

· 在挺尸式中交替抬腿可以增强腹部和背部的力量（参见变式 2）。左腿抬高时下背部向地面下压，双腿交替抬离地面 30 厘米。

· 在挺尸式中加入香蕉式能打开身体两侧、肩部和髋部（参见变式 3）。仰卧呈挺尸式，双臂在头顶延伸，双腿向外侧打开，身体呈 X 形。左踝放在右踝上，髋部保持平放在地面上，让能量缓慢穿过右脚跟。上半身缓慢向右移动，身体模仿一根香蕉的形状，右手抓住左手。每一次呼气时，延长身体左侧。双肩保持着地。

变式 1

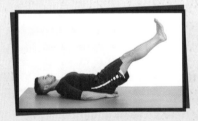

变式 2

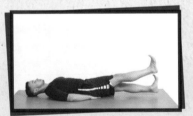

变式 3

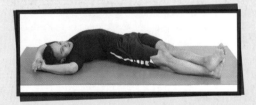

髋屈肌开放式

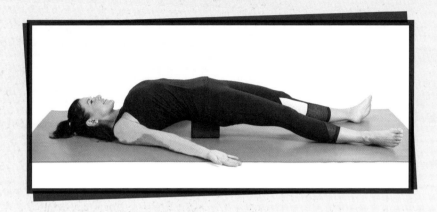

　　下背部疾病、疼痛和僵硬困扰着许多人。这个体式能缓解这些问题。髋屈肌开放式能稳定骨盆，有助于拉伸深层髋屈肌。

　　很多人每天都要长时间坐在书桌前或汽车里。长时间久坐会使髋屈肌僵硬，因此在漫长的一天过去后，需要花一些时间放松。紧张的髋屈肌会让骨盆严重失去准直，为下背部带来压力，让腘绳肌变得极其紧张。髋屈肌僵硬会造成准直问题，因此这个体式益处颇多。本体式能缓解久坐带来的负面影响，并让你有时间完全放松、休息。

　　跑步运动员、自行车运动员、足球运动员、赛艇运动员，以及棒球、垒球中的捕手等需要经常做深蹲姿势的人都存在髋屈肌紧张和准直问题。这些运动员会从本体式中受益，特别是将本体式保持3到5分钟的情况下。

益处

　✓ 拉伸深层髋屈肌

　✓ 释放下背部压力

　✓ 延长腘绳肌

　✓ 放松股四头肌

　✓ 产生放松感

禁忌证

本体式不适合近期接受过下背部手术者练习。

方法

1. 仰卧，双膝弯曲，双脚放平。
2. 抬起臀部，在下背部或尾骨下方垫一块瑜伽砖。
3. 缓慢伸直双腿，双脚分开，与肩同宽。双腿完全放松，双臂放在地面上放松，掌心向上。如果下背部感到压力，则要把瑜伽砖向双脚方向移动。
4. 如果你已经习惯了这个体式，或你的身高比较高，则可以在下背部叠放两块瑜伽砖。

变式

半快乐婴儿式可以加强髋屈肌的拉伸（参见变式）。每次用一条腿进行快乐婴儿式，持续 2 分钟。

变式

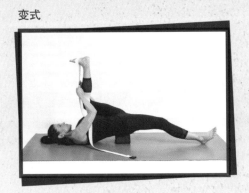

腰大肌健康

腰大肌作为主要的核心肌肉，常被运动员在训练中过度使用。腰大肌紧张会造成股四头肌过劳、腘绳肌僵硬、坐骨神经痛，为下背部带来压力，并会导致如下后果。

- ·慢性下背部疼痛。
- ·坐骨神经痛。
- ·严重痛经。
- ·髋臼紧张。
- ·腹股沟疼痛。
- ·慢性股四头肌劳损。

- ·膝关节、颈部和踝关节紧张。
- ·膀胱和消化系统失调。
- ·结构失衡。
- ·核心部位柔韧性和力量不良。
- ·腰关节运动不良。
- ·器官功能障碍。

对于运动员来说，如果你的日常生活中有这些问题，可以从腰大肌寻找答案，并解决这些问题。很多涉及跑步和跳跃的运动都会加剧腰大肌的受伤风险。自行车运动员在自行车上的姿势非常容易导致腰大肌问题。如果无法完全伸展或骑车几小时，腰大肌会持续收缩，可能过度拉伸背部。铁人三项运动员既需要跑步又需要跳跃，因此他们产生这些问题的可能性更大。这些运动员在骑行时要保持腰大肌缩短，然后直接参与需要延长腰大肌的跑步运动时，可能会出现问题。

倒立问答

倒立对血压有什么影响

你应当向你的医生咨询自身情况，但对于使用药物控制血压的人来说，我们的建议是，在血压正常的情况下可以参与练习和其他活动。因此，如果循序渐进地进行，是可以安全地练习倒立的。倒立会暂时降低血压，因此，从理论上说，定期练习对高血压有辅助治疗的效果。对于血压未经控制者来说，除非得到医生的认可，否则不能练习倒立。

何时不能练习倒立及为什么

有高血压、心脏相关疾病、眼部疾病（如飞蚊症）、颈部疾病、癫痫，有中风病史或静脉窦的患者不可练习头倒立或肩倒立。除非经医生确认，否则不可练习其他涉及轻微倒立的体式，瑜伽教师也不可帮助其进行调整。

肩倒立式
SARVANGASANA

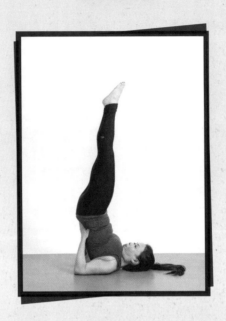

　　肩倒立式有时被称为蜡烛式或女王式。肩倒立的梵语名称意思是"所有肢体"或"全身"。肩倒立式有很多作用，包括放松、倒立、柔和的拉伸和恢复活力。

　　肩倒立式能够打开并拉伸上肩带和颈部后侧。这个倒立体式能滋养大脑，为上半身的各个器官和腺体输送丰富的血液和充沛的氧气。它也能释放下肢的压力，缓解一天的辛苦工作造成的腿脚压力和肿胀。大脑、面部和头部流过更多新鲜血液后，疲惫不堪的头脑和身体会焕发新生，让你有足够的能量继续前行。

　　对于运动员来说，肩倒立式可用于评估。保持这个体式时正是检查双腿长度、寻找身体需改进的不平衡部位的完美时机。意识到双腿长度不等能帮助你确认下背部的结节或僵硬。肩倒立式还能很好地拉伸颈部。这对冰球、摔跤和橄榄球等肢体接触较多的运动非常关键。这些项目的运动员常会感觉自己处于扭曲的困境当中。如果颈部足够柔软，下颌能触碰到胸部，那么在比赛中受伤的风险就会大大降低。肩倒立式对运动员最大的好处是有助于淋巴回流。它能减少双脚、双腿的肿胀，缓解双腿在比赛后"沉重"的情况。我常会让我的运动员将这个体式保持 10 分钟以上，帮助他们快速恢复。初学者应当每次保持 30 秒至 1 分钟，并随着练习进展延长保持时间。

倒立体式

益处

✓ 有助于淋巴引流

✓ 提升甲状腺效率（甲状腺负责管理新陈代谢）

✓ 促进大脑的良性循环

✓ 拉伸颈部、上背部和整个脊柱

✓ 缓解便秘、帮助消化并减轻哮喘

✓ 促进脑部血液循环，从而缓解头痛和充血

✓ 强化腹部和腿部肌肉

禁忌证

本体式不适合有甲状腺疾病、高血压、青光眼或视网膜脱落者，以及患有颈部疾病或颈椎疾病者练习。

方法

1. 仰卧于地面，双臂放在身体两侧，掌心向上。

2. 呼气，双膝靠近胸前。

3. 双手和手臂持续向下压，同时脚趾尽量靠近头后侧的地面。这时你的姿势看起来像坐姿前屈式，只是整个人上下倒置了。双臂放在地面上，分开与肩同宽，这一点很重要，整个身体的重量放在肩胛骨上。与此同时，十指交叉放在身体下，肩部在身体下彼此靠近。

4. 现在，屈肘，上臂（肩部至肘部）放在地面上，与肩同宽，双手扶住下背部。如果你初次练习这个体式，可以将双膝向前额方向弯曲。可以的话，伸直双腿，向上抬起双脚。

5. 在更高阶的练习中，双手可以距离肩胛骨更近一些，双腿伸得更直，腘绳肌（大腿后侧）得到更大的拉伸。

6. 使颈部屈曲至躯干近乎垂直地面。保持体式时，要集中注意力于呼吸，双腿和双脚向上用力，上臂下压地面。轻柔地挤压大腿内侧。检查双腿的长度和身体的对称性。

7. 检查双腿的扭转，注意双膝和双脚所指的方向。

8. 调整双脚，让双脚平衡，高度相同。

半头倒立式
SIRSHASANA

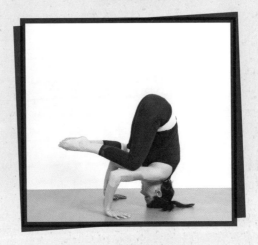

　　半头倒立式被公认为是对身体、思想和精神最有益的瑜伽姿势之一。本体式被认为是能刺激大脑和脊柱以及脑脊液的最佳体式之一。本体式的主要作用是达到主动倒立的效果。这有助于锻炼关键的器官，刺激内分泌腺，改善身体的平衡，让身体高效率地发挥功能。半头倒立式还能加强颈部力量、改善脊柱完整性，并强化呼吸节律。这是一个需要纳入瑜伽练习中的重要体式。

　　在众多益处之外，半头倒立式还能有效缓解轻度抑郁，因为它能增加进入大脑的血液、氧气和葡萄糖。这有助于大脑制造更多的多巴胺和血清素。抑郁症患者正是缺乏这两种物质。这是帮助身体以自然的方式产生更高水平的多巴胺和血清素的方式之一。本体式刺激脑垂体的效果非常明显，脑垂体能释放内啡肽，降低皮质醇水平。皮质醇是压力激素。

　　对于运动员来说，半头倒立式在改善表现方面具有很多重要益处。这个体式能逆转重力对于肺部和横膈膜的作用，加强横膈膜的力量，并有助于更彻底地呼气。田径或网球等耐力项目的运动员的呼吸效率越高，进行运动的质量越高，时间也越长。很多运动员都经历过运动性哮喘，但在我们使用呼吸机制对其进行协助时，运动员的耐力就会得到提升。半头倒立式的另一个好处是教会运动员在活动状态下让身体得到休息。在不舒适的环境中获得平静与舒适，对于运动员来说是比较熟悉的。最后，所有倒立体式都有助于淋巴引流。很多运动员发现，在经历了一天辛苦的比赛或训练之后，双腿会变得很沉重，"像灌了铅一样"。定期练习倒立有助于促进淋巴引流。

益处

- ✓ 改善专注力、内部器官功能和颈部及大脑的循环
- ✓ 滋养面部皮肤
- ✓ 使身体和精神平静
- ✓ 释放压力和紧张感
- ✓ 加强双肩、上背部肌肉及腹部的力量
- ✓ 缓解静脉曲张
- ✓ 增强持久力

禁忌证

本体式不适合患有颈部伤病、低血压和高血压、耳部和眼部疾病、背部和肩部伤病、某些心脏病、中风、食管裂孔疝或食道反流者练习。

方法

1. 跪立在地面上。你可以在墙面附近练习本体式，直到变得熟练而有自信。
2. 从手膝跪位的桌式开始，注意双手分开与肩同宽，手掌平放。头部靠在地面上。
3. 头部和双手应当组成一个三角形，肘关节和腕关节成 90 度角。
4. 把右膝放在右肘上。在这里根据你的需要保持一段时间，然后换侧进行，头部与脊柱保持在一条直线上。
5. 等你感觉准备好了，同时把右膝放在右肘上、左膝放在左肘上。保持该体式并呼吸多次。
6. 随着每一次呼吸，都把双肩抬得更高，远离耳朵，并拉长颈部。确保身体重量均匀地落在双手和头顶上。
7. 缓慢结束体式，降低身体回到儿童式，保持几次呼吸的时间。

倒立体式

靠墙倒立式

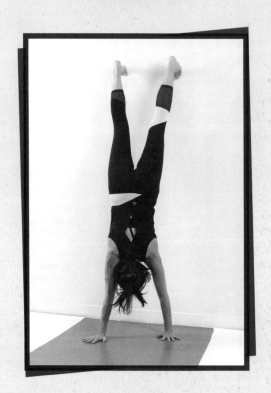

　　我相信靠墙倒立式对运动员的肩关节健康和稳定性有极大好处。

　　一般来说，运动员加强肩关节力量的主要方式是俯卧撑、肩部推举和胸部推举，但肩关节是球窝关节，平时涉及的运动非常多，并不限于前推和手臂高举过头，因此需要在各个角度加强这个关节的力量。靠墙倒立式正是用功能性力量运动帮助你达到这个目的。这个动作还能加强腕关节力量，对于需要双手和腕关节吸收冲击力的运动员（如守门员和摔跤运动员）来说尤为重要。

益处

- ✓ 从各个角度加强肩关节力量
- ✓ 拉伸胸部和肩部
- ✓ 加强腹部和背部的力量
- ✓ 加强腕关节力量和柔韧性

禁忌证

本体式不适合近期接受过肩部或腕部手术者练习。

方法

1. 以下犬式开始，双脚抵住墙面，双手平放，并推前方的地面。
2. 每次运动一条腿，将双腿蹬在身后的墙上。如果你是初学者，可以停在此处，从1数到3，然后回到下犬式。
3. 用双手朝向墙面行走，直到你的胸部靠近墙面，进行3次呼吸，再用双手行走，远离墙面。
4. 每次运动一条腿，将双腿落回地面，进入平板支撑式、低位俯卧撑式、上犬式，然后是下犬式。此为1次练习。1组4次，进行4组练习。

倒立体式

专项运动的瑜伽序列

8

本章将指导你了解需要了解的知识，以帮助你成功地为运动员在各种体育运动和位置中提供帮助。你可以将本章作为指导性资源和灵感来源，并加入自己的想法。本章为每一种体育运动提供具体步骤，帮助你尽快将瑜伽融入训练体系。我已经根据每项体育运动中合适的位置和常用的动作确认了该运动中最常见的伤病，为你提供清晰明了的信息。本章最后还提供了精心设计的常规训练，以帮助你做好准备，设计自己的常规训练。

设计体育力量瑜伽课程

在设计体育力量瑜伽课程时，有诸多因素需要考虑。以下是一份简洁而全面的清单。无须考虑过多，保持思路清晰，很快你就会对此了如指掌。

- 该项目的运动员有哪些重复性动作？
- 观看视频和照片，观察该项运动中与瑜伽体式相似的动作。
- 发挥你的创造性，针对某项体育运动，设计出打开肌肉、关节、韧带和肌腱的体式。
- 哪些反式姿势能锻炼对侧肌肉，使这些肌肉保持对称性、柔韧性和一定的活动范围？
- 观察运动员个体的需求（例如，我有一个运动员有脊柱前凸）。找到针对每个人的最有效方法。
- 每种体育运动最常见的伤病有哪些，你如何预防这些伤病？
- 如何根据你观察到的重复性动作来预测可能发生的伤病？
- 为运动员提供简短的家庭常规训练的建议，让他们在休息日练习。

在对运动员教学时，是否存在禁止体式或禁止建议

不要强迫运动员练习他们感觉不舒服的姿势。确保他们的关节没有承受压力，时刻关注运动员的需求，专注于你的教学。

设计课程时需要时刻谨记的事项

在训练课程中，你需要让自己做好万全准备，并要思考让运动员保持动力和参与感的具体事项。你如何才能让他们明白为什么瑜伽能帮助他们在专业上更加出色呢?

- 思考你的热情所在，以及如何通过你的教学将你热衷的内容传达出来。如果你对自己所教授的内容富有热情，他们就会跟随你的带领并意识到这些练习对他们的重要性。
- 理解关注体式过渡和体式本身的重要性。体式之间的过渡对于保持练习的节奏很重要，能节约时间。未经深思熟虑且包含太多复杂体式的编排会花费较长的时间。当你与运动员共事时，只有很宝贵的一点时间，你必须在这些时间里教授瑜伽的精华内容。
- 写下一组 5 到 10 个体式的序列。这会让运动员动起来，并愿意持续参与。
- 创建一组热身瑜伽序列，让运动员在每节课上使用。这组序列应当是运动员较为熟悉的，能让他们集中注意力，且不具有挑战，只让运动员为这一堂课做好准备。
- 随时注意保护好膝关节、脚和腿。瑜伽的目的是保护运动员，改善他们在比赛中的表现，延长他们的运动寿命，因此姿势是成功的关键。
- 在对运动员进行调整时，要头脑清晰，充满自信。做调整时要胆大心细，用坚定的态度帮助运动员提升动作幅度。
- 关注运动员所处的训练周期阶段，这对提供最有效的训练至关重要。例如，在比赛后要进行缓慢的练习，在休赛期要提高练习强度。周期中的每个阶段都能带来成长，因此你必须清楚运动员所处的阶段。
- 清楚运动员既往和当前的伤病。每当与一个人或一个团体共事时都要询问其新的伤病，或让其回想既往伤病，确保你继续教授利于成长的体式，而不是让他们退步。

以下是有效的体育力量瑜伽课程中的一些其他内容。

- ・积极的、满怀意愿并严肃对待的运动员才能变得出色。
- ・热身体式，推荐常用热身体式。
- ・一系列对体育运动和姿势有益的体式。
- ・呼吸练习和提示，将呼吸融入整个练习。
- ・在课程最后，长时间、深度保持与体育项目和位置相关的体式。
- ・采用冥想引导的放松体式进行恢复。
- ・持续强调你选择某种体式或运动的原因，以及该体式对运动员的益处。

必须持续提醒运动员，你为什么选择这些体式，让他们理解你的工作是如何与他们联系的。这对运动员的动机非常重要，如果运动员不够积极主动，那么你就是在浪费时间。

为每个专项教授不同的日常练习很重要吗

PYFS的原则是根据运动员的体育运动项目和位置需求教授不同的日常练习，这是为了高效利用运动员的时间。这样可以避轻就重，集中解决主要需求，快速获得成果。

如何制定课程

可以根据以下所列步骤制定简单易学而实用的课程。本章给出了多个针对不同运动项目和身体部位的既定课程。但是我希望你能理解其中的过程，从而可以制定出自己的高效课程。

1. 确认课程受众及其运动项目、位置、伤病或要锻炼的身体部位。我们以网球运动员为例。如果你在为网球运动员制定课程，则需要考虑以下方面。

    ▶ 颈部扭转、柔韧和伸展。

    ▶ 肩部柔韧性和力量。

    ▶ 胸部的打开程度。

    ▶ 肘关节安全性。

    ▶ 脊柱扭转。

    ▶ 髋部力量。

    ▶ 腿部在各方面的柔韧性。

2. 写下 10 个以上可用于拉伸身体的体式。以网球运动员为例，拉伸体式可能包括以下体式（此处仅列举 10 个）。

    ▶ 犁式，锻炼颈部柔韧性。

    ▶ 轮回式，锻炼颈部扭转。

    ▶ 俯卧肩部拉伸式，锻炼胸部、肩部和肘部的柔韧性。

    ▶ 仰卧肩部拉伸式，锻炼肩部前侧柔韧性。

    ▶ 手腕开放式，锻炼腕关节柔韧性。

    ▶ 新月扭转式，锻炼脊柱扭转性。

    ▶ 鸽子式，锻炼髋部柔韧性。

    ▶ 蛙式，保持腹股沟健康。

    ▶ 英雄式和勾脚趾英雄式，锻炼股四头肌和双脚。

    ▶ 弓式，锻炼股四头肌和髋屈肌。

3. 写下 10 个以上可用于加强身体力量的体式。以网球运动员为例，加强力量的体式可能包括以下体式（此处仅列举 10 个）。

    ▶ 滚动式，保持脊柱健康。

    ▶ 平板支撑式、低位俯卧撑式、上犬式和下犬式系列，锻炼全身力量。

    ▶ 平板支撑式，保持一段时间，锻炼核心力量。

    ▶ 反向桌式到坐姿，锻炼胸部、肩部和手臂。

    ▶ 反向平板支撑式到坐姿，锻炼胸部、肩部和手臂。

    ▶ 蹲式到站立，再到垫脚站，锻炼脚趾到腿部的力量。

    ▶ 平板支撑式到仰卧对侧手碰脚式系列，锻炼臀部力量和背部力量。

    ▶ 坐姿扭转式，锻炼脊柱扭转和力量。

    ▶ 半侧蹲式，锻炼腿部力量。

    ▶ 鸟王式，锻炼整体力量和平衡性。

4. 回顾你刚才列出的 20 多个体式，将这些体式以一种流畅的方式组织起来。以网球运动员为例，使用以上列出的体式，你的课堂流程可能如下所示。

    ▶ 坐姿扭转式，2 分钟。

    ▶ 滚动式，2 分钟。

    ▶ 最后一次滚动到犁式，保持，然后滚动到站立前屈式，并保持住。

    ▶ 进行蹲式并保持。

    ▶ 蹲式到站立，2 分钟。

▶ 平板支撑式到低位俯卧撑式，再到上犬式，然后到下犬式，10 次。

▶ 腹部降低至俯卧肩部拉伸式，两侧分别进行，中间过渡时进行弓式并保持。

▶ 下犬式—平板支撑手腕扭转式—平板支撑式到仰卧对侧手碰脚式—勾脚趾英雄式—放松脚趾—蛙式。

▶ 低位俯卧撑式到上犬式，再到下犬式。

▶ 右脚向前跨一步，半侧蹲式，前后各 10 次。

▶ 站立前屈式。

▶ 回到站姿，进行鸟王式。

▶ 滚动式，10 次；进入反向桌式；然后到反向平板支撑式，10 次；之后到下犬式。

▶ 新月式，然后扭转进入鸽子式，再到轮回式，然后在另一侧重复。

力量瑜伽热身练习

正如第 4 章中所述，本章中的每个瑜伽序列都以典型的热身体式开始，让运动员思考自己所需的体式，帮助他们在自己的体育项目上获得成功并避免伤病。典型的热身体式如下。

体式	页码	时间
简易盘腿坐式	112	2 分钟
简易盘腿坐式，手臂上抬	113	2 分钟
坐姿猫牛式	113	2 分钟
仰卧对侧手碰脚式	132	2 分钟
仰卧脊柱扭转式（双腿夹瑜伽砖）	137	2 分钟
仰卧束角式	155	2 分钟
菱形式	156	2 分钟
滚动式	140	30 秒
站立前屈式	64	30 秒

橄榄球

　　橄榄球运动员通常被认为体格健壮并经过严格的训练，从而为运动场上激烈的比赛做好准备。橄榄球运动员的类型各不相同，从四分卫的思维战略位置到身体结实、强壮的边锋，再到捉摸不定、技术精湛的防守后卫和接球手。我列出了几个常规训练和例子，其中一些体式可以满足橄榄球运动中所有位置运动员的需求。

橄榄球：所有位置

　　不管位置如何，大部分橄榄球运动员都需要注意他们的背部和髋部。你需要关注他们的脊柱扭转、屈曲以及伸展。所有位置的运动员都需要强大的力量，因此要时刻谨记 PYFS 公式，持续锻炼他们的整体柔韧性，这一点很重要。

橄榄球运动中的常见伤病

　　腹股沟拉伤和劳损、腘绳肌拉伤和劳损、股四头肌拉伤、腹斜肌拉伤、足底筋膜炎、跟腱撕裂和拉伤、肩关节半脱位和不稳定、颈部拉伤。

与橄榄球动作紧密相关的瑜伽体式

蹲式（第 89 页）

　　大部分运动员都需要从静止姿势开始，蹲式能提升柔韧性和力量，让髋部和双腿做好准备。

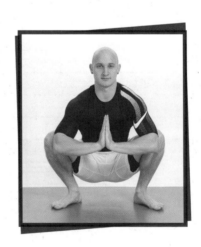

女神式（第 82 页）

本体式能深度打开腹股沟，减轻膝关节的压力、打开髋部，增强稳定性。

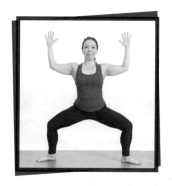

侧角伸展式（第 76 页）

本体式能打开身体侧面，获得更好的拉伸。

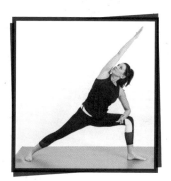

双脚前屈旋转式（第 84 页）

本体式能提升肩关节和胸部的柔韧性，并加强核心力量。

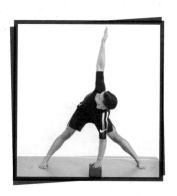

橙榄球

俯卧肩部拉伸式（第179页）

本体式能降低胸部拉伤和肩部受伤的风险，让运动员在遇到推搡或肢体接触时能迅速复原。本体式还能让运动员在双手着地摔倒时更好地吸收冲击力。

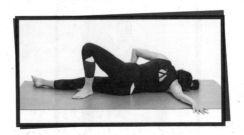

弓步旋转式（第108页）

本体式能提升髋屈肌的爆发力和柔韧性，打开背阔肌，促进深长的呼吸。

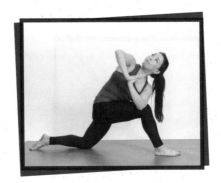

新月式（第79页）

本体式模仿跑步动作，延长脊柱以获得更深入的扭转，也可以打开双脚和双腿。

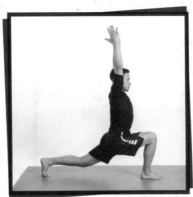

半英雄式（第124页）

本体式能够拉伸股四头肌，保持膝关节灵活性，打开踝关节和腘绳肌。

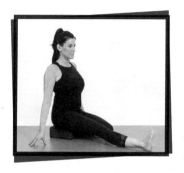

战士二式（第94页）

本体式有助于改善跑步动作和爆发力。

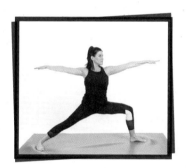

三角扭转式（第73页）

本体式能打开髂胫束，使膝关节更加灵活，并能打开髋关节。

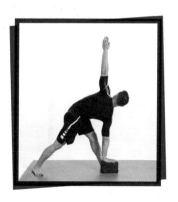

橄榄球

树式（第100页）

本体式能增强双脚和小腿上细小肌肉的力量，稳定踝关节并提升稳定性。

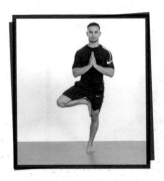

低位俯卧撑式（第160页）

本体式能加强胸部和肩关节的力量，提升关节和手腕的力量和稳定性。平板支撑式能够加强核心稳定性，并能很好地建立推动作的力量。

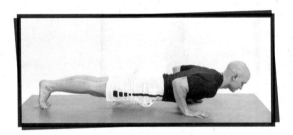

幻椅式（第68页）

本体式能促进背阔肌和胸廓的打开，同时加强下半身的力量。

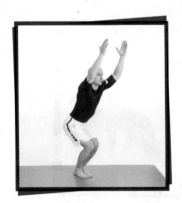

战士三式（第96页）

本体式能加强小腿的小肌肉的力量，有助于发展脚踝稳定性和平衡性。

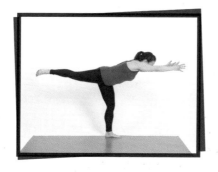

仰卧对侧手碰脚式（第132页）

本体式有助于增大活动范围，对踢球和腾空踢球等动作尤其有益。

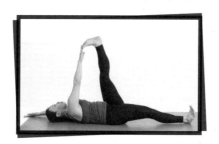

橄榄球：防守后卫和接球手

这些位置的运动员（以及其他位置运动员）需要出色的耐力、灵敏性和力量。强有力而柔韧的双腿非常重要，因为这些运动员需要以较快的速度进行爆发性奔跑。脚踝的整体性对于灵活地奔跑和运动都非常关键。腹部和背部的力量是进行扭转接球并在紧要时刻保持稳定的关键，更不用说平衡肩部和手臂对于伸展身体来接球的重要性了。手腕稳定性的需求常会被忽视，而这些位置上的运动员很可能会在比赛中摔倒，他们随时需要用手腕为摔倒做缓冲。如果手腕僵硬、难以弯曲，那么在摔倒时他们可能就不是站起来为下一次运动做准备，而是会骨折或撕裂。

防守后卫和接球手的常见伤病

膝关节扭伤和拉伤等、背部疾病、拉伤和椎间盘突出，手指骨折，手腕和脚踝拉伤、扭伤和骨折，颈部疼痛及僵硬。

橄榄球

适合防守后卫和接球手的 5 个最佳瑜伽体式

每周根据需求多次练习这 5 个最佳体式。探索这些体式，理解这些体式对你自身起到怎样的帮助作用，然后将这些体式用于赛后恢复或赛前热身。

仰卧对侧手碰脚式（第 132 页）

这是一个赛前预热髋关节窝和肩关节窝的有效体式，还能让呼吸与运动同步，预热腹部和躯干，对于你在运动场上快速、灵活地运动至关重要。推荐练习本体式 2 到 4 分钟。

弓步旋转式（第 108 页）

本体式能在加强腿部力量的同时拉伸股四头肌，加深背部的扭转。观察接球手的运动你就会发现，扭转对于接到一个不尽人意的传球有多么重要。正确地完成这个体式还能帮助你提高平衡性，从而让你能在跳起后安全着地，或在需要时让双脚保持站在地面上。推荐在两侧分别保持本体式 1 到 2 分钟。

平板支撑膝碰肘式（第 158 页）

平板支撑式本身可以提升腹部和髋屈肌的力量，但膝碰肘变式能加深腹部卷曲程度，加强腕关节的力量。强大的腹部力量能让你在运动场上处于被动姿势时支撑背部，并能锻炼姿势，增加氧气摄入量。推荐练习本体式 1 到 3 分钟，然后换侧进行。

俯卧肩部拉伸式（第 179 页）

练习这个瑜伽体式能让你深度打开前肩（肩部前侧），拉伸肱二头肌、颈部、脊柱，这些部位对于回身防守和接球都很重要。建议在两侧分别保持本体式 3 到 5 分钟。

蛙式（第 193 页）

这是一个长时间深度保持的体式。进入这个体式时，你会开始放松腹股沟和大腿内侧。大腿内侧需要足够的柔韧性才能跑步、急停和改变方向，且不易受伤。这是另一个能从各方向打开髋部、保护膝关节免受压力和扭伤的体式。推荐保持本体式 5 到 15 分钟。

适合防守后卫和接球手的瑜伽序列

体式	页码	时间 / 重复次数
开始前进行典型的热身体式		
滚动式	140	1 分钟
站立前屈式	64	1 分钟
蹲式	89	1 分钟
平板支撑式到前臂平板支撑式，再到平板支撑式	157、158、157	3 次，每次 10 秒
上犬式到下犬式并保持	173、170	1 分钟
*新月式（右脚在前）	79	1 分钟
弓步旋转式	108	1 分钟
战士二式（保持）	94	1 分钟
战士二式（右膝弯曲再伸直）	94	1 分钟
战士一式	92	1 分钟
胸部和腹部降低并靠近大腿，然后再回到战士一式	92	3 次
战士三式	96	1 分钟
站立，膝关节靠近胸部并保持，然后进入鸟王式（左腿在右腿上）	86	1 分钟
左腿向后伸展进入新月式	79	1 分钟
回到鸟王式，然后回到新月式，3 次		
站立，进入站立前屈式，然后进入低位俯卧撑式，再到上犬式，最后进入下犬式	64、160、173、170	1 次
从 * 的另一侧开始，每侧重复 1 到 3 次；最后一次下犬式之后，继续以下体式		
弓式	175	1 分钟
儿童式	186	30 秒
弓式	175	1 分钟
儿童式	186	1 分钟
俯卧肩部拉伸式	179	每侧 5 分钟
蛙式	193	5 分钟
勾脚趾英雄式	125	2 分钟

橄榄球

橄榄球：进攻和防守线锋、跑卫及后卫

这些位置（以及其他需要力量和稳定性的位置）上出色的运动员的下半身都具有极佳的力量和爆发力。他们的双腿、髋部和双脚都需要力量和柔韧性的完美平衡，才能最大限度发挥他们的爆发力。这些运动员需要柔韧的腕关节以做出强有力的推举动作而不受伤，还需要柔韧的胸部和肩部前侧吸收推力，保护肩关节免受伤害。

进攻和防守线锋、跑卫以及后卫的常见伤病

胸部撕裂和拉伤，腕关节疼痛和伤病，膝关节扭伤，足底筋膜炎，草皮趾，跟腱炎，背部疼痛、僵硬和拉伤。

进攻和防守线锋、跑卫及后卫的 5 个最佳体式

幻椅式（第68页）

幻椅式可以有效地加强背部和股四头肌的力量，打开小腿和跟腱。每次将幻椅式保持30至60秒，重复2到4次。

平背幻椅式（第69页）

幻椅式的平背变式能有效加强线锋的背部力量。比赛期间，在起始姿势中，运动员上半身的前倾幅度可能非常大，脊柱处于屈曲的位置。平背幻椅式能舒缓背部、增强脊柱后侧的力量，让腹肌保持强壮，为背部提供更全面的支撑。在两次幻椅式练习之间进行此变式，保持5到10次呼吸。

蹲式（第89页）

蹲式不仅能深度打开髋部，还能拉伸小腿和跟腱，并加强这些部位的力量，尤其是当你有耐心和毅力将这个姿势保持到极限时。运动员对这个深蹲体式熟悉后，就能伸展背部，深度锻炼髋部、腹股沟和大腿内侧的柔韧性。推荐保持本体式2到4分钟。

平板支撑式（第157页）

定期练习这个体式有很多好处。毫无疑问，它能增加腹部力量，增强你的稳定性。它还能增强胸部肌肉力量、拉伸腕关节及前臂屈肌和伸肌。如果你了解强有力的手腕在推挤、阻拦和阻止对手时的重要作用，你就会明白，当你的腕关节僵硬时，你的对手就会以让你很不舒服的方式推开你的手腕，还可能会令你的手腕受伤。就算臀部受伤，这个体式也方便练习。你的手腕将能够承受摔倒时的体重且受伤的风险更小。推荐练习本体式3到4次，每次1分钟。

反向桌式（第149页）

本体式提供的益处与前臂平板支撑式相同，但它还能打开肩部和胸部，拉伸股四头肌。同时，这个体式可以加强背部、胸部和肩部的力量。对于身材高大的人来说，要完成这个体式比较困难，但非常值得付出努力。每次保持本体式30至60秒，建议进行1到2次。

适合进攻和防守线锋、跑卫及后卫的瑜伽序列

体式	页码	时间/重复次数
开始前进行典型的热身体式		
滚动式	140	1分钟
滚动式到站立前屈式	140、64	10次，站立前屈式保持2次呼吸，然后重复
犁式	142	1分钟
滚动式到站立前屈式	140、64	1分钟
蹲式	89	1分钟
深蹲转体式	90	每侧1次
平板支撑式	157	1分钟
低位俯卧撑式到平板支撑式	160、157	3次
上犬式	173	1分钟
下犬式	170	1分钟
下犬踢腿式	172	1分钟
*半侧蹲式（右膝先弯曲）	106	每侧4次
金字塔式	74	30秒
三角扭转式	73	30秒
金字塔式	74	30秒
三角式	71	30秒

橄榄球

（续表）

体式	页码	时间 / 重复次数
回到金字塔式，然后回到三角式，重复 5 次		
站立前屈式到平板支撑式，再到手腕开放式	64、157、166	每个手腕位置保持 30 秒，重复 3 次
低位俯卧撑式到上犬式，然后到下犬式并保持	160、173、170	1 分钟
从 * 的另一侧开始，每侧重复 1 到 3 次		
跳至蹲式、跳回至平板支撑式，然后进入下犬式并保持	89、157、170	1 分钟
站立前屈式	64	1 分钟
身体降低到脚趾平衡式	70	30 秒
回到站立前屈式，然后再次进入脚趾平衡式，重复 10 次，每次保持 30 秒		
快乐婴儿式	153	1 分钟
髋屈肌开放式	199	5 分钟
蛙式	193	5 分钟
仰卧脊柱扭转式	136	每侧 3 至 5 分钟
仰卧肩部拉伸式	144	2 至 4 分钟
俯卧肩部拉伸式	179	2 至 4 分钟
辅助鱼式	195	5 分钟

足球

足球

　　足球运动员因其驰骋球场的出色耐力和有氧能力而闻名。他们需要有强壮而柔韧的脚踝和脚趾才能在球场上风驰电掣并踢出有力的一球。足球运动中常见的头球动作需要跳跃得很高才能做出，这就要求下半身有强大的爆发力。另外，还需要运动员拥有灵敏性，以巧妙地避开对方的防守人员。强壮而均匀的双腿、柔韧的腹股沟和健康的膝关节是关键。

足球运动中的常见伤病

　　跟腱疾病、背部扭伤和疼痛、髋部疾病、小腿和足部疼痛、腹斜肌拉伤、膝关节撕裂、腹股沟和大腿内侧拉伤、腕关节骨折和扭伤、足底筋膜炎、草皮趾。

与足球动作紧密相关的瑜伽体式

弓步旋转式（第108页）

弓步旋转式和其他弓步体式模仿了球场上的常见动作，让身体和背部为弓步踢球做好准备。该体式能打开踝关节，带来更大的爆发力，减少患足底筋膜炎的可能性，还能深度打开脊柱，增大活动范围和增强核心扭转爆发力。这个体式能从各方面打开运动员的双腿和髋部，还能加强腹部的力量和稳定性，提升平衡性。

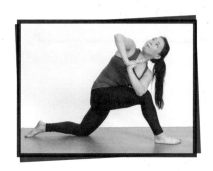

轮回式（第191页）

本体式能打开背阔肌，锻炼脊柱和颈部的扭转，让运动员能随时观察到背后的情况。

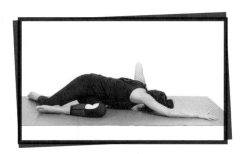

足球

仰卧手抓蹞趾式（第134页）

本体式能很好地打开腘绳肌，并能提升大腿内侧和腹股沟的柔韧性。

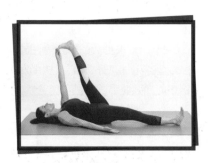

战士三式（第96页）

本体式能提升踝关节稳定性。加入站立平衡动作是因为其能加强踝关节力量和稳定性。

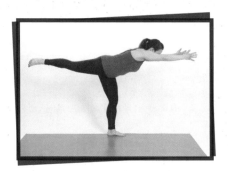

三角扭转式（第73页）

本体式能锻炼髂胫束，释放膝关节和髋部的紧张感，是常见的扭转踢球动作的完美准备体式。

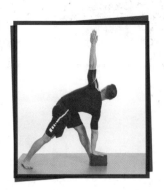

英雄式（第123页）

　　本体式能拉伸股四头肌和小腿，并能打开踝关节，以获得更大的推进力，此外还有助于让运动更加轻松。

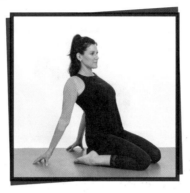

低位俯卧撑式（第160页）

　　这是一个很好的体式，特别是对于守门员来说，他们需要强壮的手腕和前臂来避免损伤。

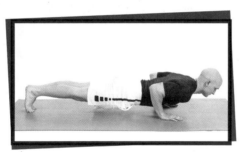

俯卧肩部拉伸式（第179页）

　　本体式对胸肌、肱二头肌和三角肌前束的柔韧性，以及脊柱的深度扭转非常有益。

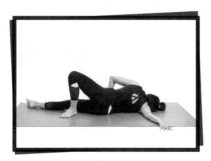

手腕开放式（第166页）

虽然足球运动员不常用手臂，但他们的身体常会腾空而摔倒。手腕开放式能锻炼肩部、手臂和手腕，有助于在摔倒时吸收冲击力。

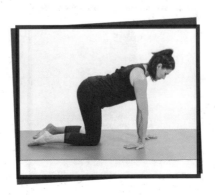

适合足球运动的 5 个最佳体式

三角式（第71页）

三角式能很好地拉伸足球运动员的大腿内侧和身体侧面，在帮助提升呼吸能力的同时加强核心力量和稳定性。其扭转变式对于打开长期僵硬的髂胫束和大腿外侧肌肉非常重要。三角扭转式能增强脊柱的扭转，脊柱扭转是足球比赛中一直都需要的。建议进行每个体式1到2分钟，每侧2到3次。

简易盘腿坐姿扭转式（第113页）

本体式是很好的赛前热身体式。坐下并扭转1到4分钟能加强脊柱的力量，改善脊柱扭转。它能确认身体哪一侧更难扭转，让你能够缓解这种不对称性。足球运动员的一侧扭转艰难就会面对造成盲侧的风险，球随时会从身体这一侧被抢走。

蹲式（第89页）

蹲式能深度拉伸髋部和腹股沟，让你获得更大的活动范围。此外，这个体式还能帮助延长跟腱和小腿，减轻这些部位的压力。

英雄式（第123页）

足球是一种快速有氧运动，因此保持腿的下半部分的柔韧性非常重要，包括胫骨、脚背（伸展）、小腿、跟腱、脚底和脚趾下方。保持这些部位的柔韧性和强壮能为奔跑、踢和球场上的其他动作保留力量。每个动作（勾脚趾和不勾脚趾）保持2分钟。

5. 鸽子式（第 188 页）

　　鸽子式是保持腹股沟和髋部打开的好方法。每天在每侧练习这个体式几分钟能维持柔韧、灵活的髋部。这个体式对保持髋部的柔韧性和减轻膝关节压力的重要性简直难以用语言描述。保持髋部在各个方向的柔韧性能减少膝关节受伤的风险。建议在每侧进行该体式 5 分钟。

适合足球运动的瑜伽序列

体式	页码	时间 / 重复次数
开始前进行典型的热身体式		
滚动式	140	1 分钟
滚动到站立前屈式并保持	64	1 分钟
蹲式	89	1 分钟
站立前屈式	64	1 分钟
蹲式	89	1 分钟
跳回到平板支撑式，然后进入低位俯卧撑式，再到上犬式，最后到下犬式	157、160、173、170	1 分钟
* 右脚向前至战士一式	92	30 秒
战士二式	94	30 秒
翻转战士式	95	30 秒
三角式	71	30 秒
翻转三角式	73	30 秒
战士一式到翻转三角式，重复 5 次		
站立分腿式（左腿在上）	98	30 秒
左膝尽量降低至右膝后方，回到站立分腿式，然后左膝再降低	98	5 次
左脚向后退一步，右腿放在左腿上形成鸟王式	86	1 分钟
右手握住右脚踇趾，右腿在体前伸直		1 分钟
将腿拉向右侧并保持		30 秒
将腿放回中间，放开踇趾，尽量保持腿抬高		10 秒
放下腿，然后摆动这条腿，进入战士三式	96	1 分钟
站立分腿式（右腿在上）	98	30 秒
站立前屈式	64	30 秒
蹲式	89	1 分钟

足球

（续表）

体式	页码	时间 / 重复次数
从 * 的另一侧开始，每侧重复 1 到 3 次，然后回到地面		
鸽子式	188	每侧 3 分钟
双鸽式	189	每侧 2 分钟
蛙式	193	5 分钟
勾脚趾英雄式	125	2 分钟
英雄式	123	2 分钟
仰卧脊柱扭转式	136	每侧 3 分钟
辅助鱼式	195	3 分钟

篮球

篮球

　　要在篮球运动中获得成功，运动员需要强壮的双腿来奔跑和进行有氧运动。强壮而柔韧的踝关节是快速转身和灵活防守的关键所在，能提升垂直跳跃的能力，同时保持健康和打开膝关节。所有运动员必须展现出灵敏、快速的反应，拥有灵活的脊柱和柔韧的腹股沟。

篮球运动中的常见伤病

　　下背部疾病、肩部拉伤、腹斜肌和腹部拉伤、股四头肌拉伤、腘绳肌拉伤、颈部疼痛、胸部僵硬、双腿沉重、膝关节拉伤。

与篮球动作紧密相关的瑜伽体式

蝗虫式（第 177 页）

　　本体式可以有效伸展背部，以做出强有力的扣篮动作。

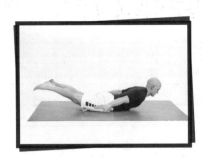

新月式（第 79 页）

本体式有助于提升运动员的腿部力量和柔韧性，它还有助于加大步幅，以便在球场上更快地驰骋。

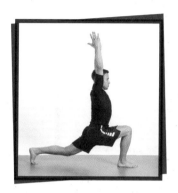

双脚前屈式（第 85 页）

本体式能让运动员在准备投篮时分腿幅度更大，站得更稳。

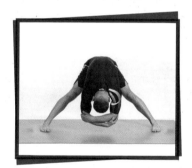

侧角伸展式（第 76 页）

本体式有助于扩大防守范围和优化投篮动作。

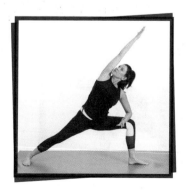

篮球

篮球

站立新月式（第63页）

本体式能打开体侧和肩部，以达到更好的延伸。

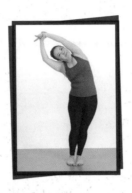

轮回式（第191页）

本体式有助于增强脊柱扭转和手臂延伸，以及颈部扭转，以达到更好的视野范围。

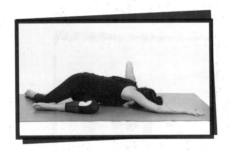

三角扭转式（第73页）

本体式有助于建立腹斜肌力量，减少受伤风险并增强力量、脊柱扭转和髂胫束柔韧性。

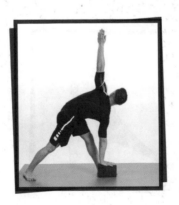

适合篮球运动的 5 个最佳体式

蝗虫式（第 177 页）

蝗虫式是加强脊柱前侧整体力量的良好选择。它实际上模仿了投篮前的腾空状态。蝗虫式的益处还在于它在地面上就能实现对背部的训练，其手臂伸展模仿了封盖投篮时的动作。重复 3 到 5 次，每次保持 30 到 60 秒。

弓式（第 175 页）

弓式也能拉伸脊柱前侧，建立背部肌肉的柔韧性。同时，弓式能促进深层股四头肌的拉伸，并改善髋屈肌的柔韧性。这两个部位对于腿部柔韧性和力量的平衡非常重要。打开股四头肌、髋屈肌和腘绳肌能让双腿达到整体平衡。重复 3 到 5 次，每次保持 30 到 60 秒。

蛙式（第 193 页）

篮球运动需要快速转向。保持腹股沟打开有助于快速移动和保护脆弱的膝关节。如果腹股沟柔韧一点，膝关节就会更安全。建议保持本体式 5 到 10 分钟。

英雄式（第 123 页）

英雄式（和勾脚趾英雄式）能继续打开股四头肌和保持膝关节的柔韧，以防摔跤时膝关节发生损伤。勾脚趾英雄式能让你打开跟腱、小腿、足底筋膜和脚趾，这些都是为了让你在蹬地时有更强大的爆发力。勾脚趾变式能打开小腿和踝关节上方，以获得整体稳定性。本体式每个版本（勾脚趾和不勾脚趾）保持 2 分钟。

战士一式（第 92 页）

对于篮球运动员来说，这是一个增强大腿力量、稳定膝关节并增大防守范围的有效体式；同时本体式还能加强背部力量。在战士一式中加入扭转动作能增强脊柱的扭转和摆脱不利局面的能力，进而提升比赛中的表现。每侧重复 3 次，每次保持 30 到 60 秒。

适合篮球运动的瑜伽序列

篮球

体式	页码	时间 / 重复次数
开始前进行典型的热身体式		
简易盘腿坐式，手臂上抬	113	2 分钟
滚动式	140	1 分钟
站立前屈式	64	1 分钟
幻椅式到站立前屈式，再回到幻椅式	68、64、68	每侧 10 秒，5 次
幻椅式至半莲花幻椅扭转式，再回到幻椅式	68、70、68	每种体式 5 次
平板支撑式	157	1 分钟
平板支撑脚趾蹬地式	158	1 分钟
平板支撑式到仰卧对侧手碰脚式	157、132	每侧 30 秒，2 次
低位俯卧撑式到上犬式，然后到下犬式并保持	160、173、170	1 分钟
* 右脚向前跨到右手外侧，进入蜥蜴式并保持	81	1 分钟
保持左手在地面上，向右侧扭转	81	1 分钟
右臂置于右腿上，左手向上向前，进入侧角伸展式	76	1 分钟
从 * 开始，每侧重复 3 次		
三角扭转式	73	30 秒
三角式	71	30 秒
从三角扭转式开始，共重复 3 次，然后降低到腹部高度		
蝗虫式	177	30 秒
俯卧雪天使式	178	1 分钟
弓式，侧弓式（右侧），弓式，侧弓式（左侧）	175、176	10 秒，每侧 3 次
儿童式	186	1 分钟
小狗伸展式	168	1 分钟
人面狮身式	181	1 分钟
从 * 的另一侧开始，每侧重复 1 到 3 次		
俯卧肩部拉伸式	179	每侧 2 分钟
快乐婴儿式	153	1 分钟
仰卧上伸腿式	150	2 分钟
轮回式	191	每侧 3 分钟
蛙式	193	5 分钟

棒球和垒球

这类运动需要在运动场上快速反应，因此你必须时刻准备着进行鱼跃和高难度动作。这种体育运动需要猛冲、扭转和持续的专注。运动员在每场比赛中都必须同时为进攻和防守做好准备，既进攻又防守。这种需求能同时发展身体健康和心理健康。

棒球和垒球：投手

投手必须在土墩上表现出极其镇定和沉着的举止。投手还需要有快速的反应能力，防止球被击中反弹回来伤到自己，并需要足够的爆发力投出一记快球或接垒。这个体式有助于使投手的髋部、双腿及双肩更具亲韧性且更强壮。投手的踝关节必须极其平衡和稳定。最明显的就是他们需要稳定的手肘和强壮的手腕，以精准地投出球。投手需要坚韧不拔的意志力，在最艰难的时刻保持冷静。

投手的常见伤病

肩部撕裂、肩部不稳定、髋部酸痛、双腿疲劳沉重、颈部拉伤和僵硬、肩袖问题、肘部问题、背部不平衡及拉伤、腘绳肌和腹股沟损伤。

与投掷动作紧密相关的瑜伽体式

单腿下犬式（第104页）

本体式能增强腿部柔韧性、踝关节稳定性及手腕和手臂的力量。

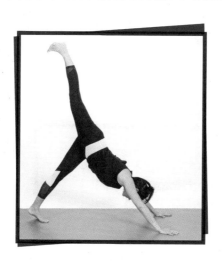

战士一式（第 92 页）

本体式能加强必要部位的力量并拉伸必要部位，以获得更好的投掷控制力。

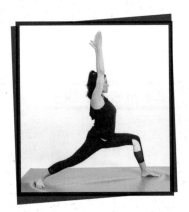

战士二式（第 94 页）

本体式能加强双腿、肩部和背部的力量。

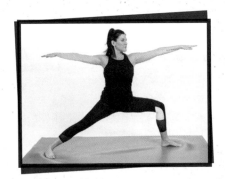

战士三式（第 96 页）

本体式有助于提升投手在投球后的跟随动作中需要的踝关节稳定性。

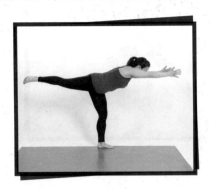

适合投手的 5 个最佳体式

英雄式（第 123 页）

本体式能打开投手的脚底，还能让足部更加柔韧和强壮，以便更好地蹬地。脚趾越柔软、灵活，蹬地动作就做得越好，在投掷动作中越能产生力量和速度。建议每种体式（勾脚趾和不勾脚趾）进行 2 分钟。

战士一式到战士三式（第 92 页和第 96 页）

将这些体式反复练习 5 到 10 次能锻炼投手的平衡性。它能建立踝关节的力量和稳定性，建立强壮的股四头肌和腘绳肌，并能锻炼深层臀部肌肉力量，帮助投手建立具有强大爆发性的臀部力量。

战士二式（第 94 页）

保持这个体式 1 到 3 分钟，不仅能锻炼在股四头肌和腘绳肌支撑下的强大的膝关节，还有助于打开腹股沟，防止拉伤和扭伤。练习者在这个体式中应当注意保持膝关节位于脚踝上方，学习以正确的形式保护膝关节。

简易盘腿坐式，手臂上抬（第 113 页）

重复这个体式 1 到 4 分钟有助于预热肩关节，为脆弱的关节建立功能性力量。它能帮助投手按照运动节律呼吸，振奋精神，为比赛做准备。

手腕开放式（第 166 页）

这是一个很好的体式，不仅能锻炼腹部和双腿，增强这些部位的力量，并为这些部位带来挑战，还能打开腕关节，扩大活动范围。扩大手腕的活动范围能让投手在大多数情况下都轻松地握球，并让手腕快速握紧。最后，这个体式有助于放松前臂屈肌和伸肌，这些肌肉在比赛之后或投手用力握球之后会变得紧张而僵硬。建议每侧进行本体式 3 次，每次 30 秒。

适合投手的瑜伽序列

体式	页码	时间 / 重复次数
开始前进行典型的热身体式		
滚动式	140	1 分钟
* 站立前屈式	64	1 分钟
站立后仰式	63	1 分钟
右腿向后滑动，进入新月式	79	1 分钟
在新月式中上下移动右膝	79	10 次
平板支撑式	157	30 秒
侧平板支撑式（右）	162	30 秒
平板支撑式	157	30 秒
低位俯卧撑式到上犬式，再到下犬式	160、173、170	1 次
跪立新月式（右脚向前迈，左膝向下）	80	1 分钟
站立前屈式	64	1 分钟
从 * 的另一侧开始，每侧重复 1 至 3 次；最后一次以下犬式结束		
** 右脚向前，进入战士一式	92	1 分钟
在战士一式中前后摆动手臂	92	每侧 10 次
平板支撑式到低位俯卧撑式，到上犬式，再到下犬式	157、160、173、170	1 次
从 ** 的另一侧开始重复		
*** 右脚向前跨步进入战士二式，到战士一式，再到战士三式并保持；左手触碰地面，回到战士三式，然后左手再次触碰地面	94、92、96	每个体式10秒，重复5次
站立前屈式	64	1 分钟
蹲式	89	1 分钟
平板支撑式到低位俯卧撑式，到上犬式，再到下犬式	157、160、173、170	1 分钟
从 *** 的另一侧开始重复		
手腕开放式	166	每侧30秒，重复2次
平板支撑膝碰肘式	158	1 分钟
身体降低进入弓式	175	1 分钟

（续表）

体式	页码	时间 / 重复次数
俯卧肩部拉伸式（手臂伸直，弯曲 90 度）	179	每个变式每侧 5 分钟
鸽子式	188	每侧 3 至 5 分钟
蛙式	193	3 至 5 分钟

棒球和垒球：捕手

　　捕手在比赛中是独一无二的。他们的位置是唯一面对整场的，因此，必须有足够的能力来引导整场比赛。捕手需要强壮而有爆发力的双腿，以便从深蹲姿势一跃而起，并施加巨大的扭转力以执行精准的投球。他们需要整体的柔韧性和力量，以及全神贯注的能力。

捕手的常见伤病

　　膝关节疾病、下背部拉伤和疼痛、肩部疾病。

与捕手动作紧密相关的瑜伽体式

蹲式（第 89 页）

　　本体式模仿了捕手的动作，能加强双腿和髋部的力量，并拉伸这些部位，还能加强背部力量。蹲式能显著锻炼膝关节、跟腱和脚踝，为长达九局的比赛做好准备。

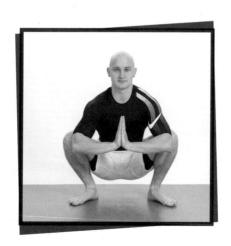

骆驼式（第127页）

本体式能打开股四头肌和髋屈肌，加强踝关节力量，让身体为接球做好准备。

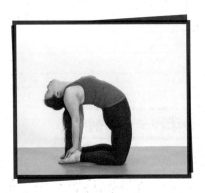

战士二式（第94页）

本体式有强化和拉伸的作用，模拟了向二垒投球的身体动作。

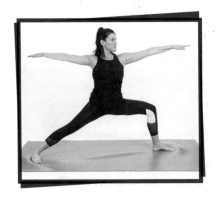

适合捕手的5个最佳体式

蹲式（第89页）

蹲式能打开髋部和下背部，为在垒板后的长时间比赛做好准备。这个体式能加强背部力量，减少下背部的负荷。本体式建议保持1到3分钟。

战士二式（第94页）

在两侧进行本体式能很好地加强双腿和大腿内侧的力量，并拉伸这些部位。它能锻炼背部和肩部，同时加强背部力量。建议每侧分别练习本体式1到3分钟。

战士三式（第96页）

本体式有助于锻炼出强健的踝关节并加强小腿力量。当捕手跳起来向二垒投球时，她需要柔韧的下半身吸收快速运动带来的冲击力。建议每侧分别保持本体式1到3分钟。

骆驼式（第127页）

这是一个拉伸捕手髋屈肌的基本体式。在比赛期间保持深蹲姿势必然会让髋部前侧变得僵硬，并对下背部产生压力。本体式能缓解这些压力与僵硬。建议进行本体式2到3次，每次1分钟。

弓式（第175页）

弓式是另一个加强髋屈肌力量，同时打开胸部和三角肌前束的有效体式。捕手要投出强有力的一球，身体前侧就必须灵活而柔软。建议进行本体式3次，每次1分钟。

适合捕手的瑜伽序列

体式	页码	时间/重复次数
开始前进行典型的热身体式		
滚动式	140	1分钟
站立前屈式	64	1分钟
站立后仰式	63	30秒
站立前屈式到幻椅式，再到站立前屈式	64、68、64	每次30秒，重复3次
平板支撑式到低位俯卧撑式，到平板支撑式，再到低位俯卧撑式	157、160	1次
上犬式	173	1分钟
下犬式	170	1分钟
*右脚向前进入半侧蹲式	106	每侧4次
战士一式	92	1分钟
战士二式	94	1分钟
手臂伸展画圈至垫子前侧，左腿抬起进入站立分腿式，然后换腿进行	98	1分钟
深蹲转体式	90	每侧1次
平板支撑式到手腕开放式	157、166	2分钟，每30秒改变一次手腕位置

（续表）

体式	页码	时间 / 重复次数
平板支撑脚趾蹬地式	158	1 分钟
低位俯卧撑式到平板支撑式，到低位俯卧撑式，再到平板支撑式	160、157	1 次
上犬式到下犬式	173、170	1 分钟
从 * 的另一侧开始，每侧重复 1 至 3 次		
平板支撑式	157	30 秒
弓式到儿童式	175、186	每次 10 秒，共 10 次
俯卧肩部拉伸式（手臂伸直，弯曲 90 度）	179	每个变式每侧 5 分钟
儿童式	186	1 分钟
髋屈肌开放式	199	5 分钟
辅助鱼式	195	5 分钟

棒球和垒球

棒球和垒球：内 / 外场手

内场手和外场手应当有很好的柔韧性，使他们能够在比赛中做出伸展上下半身的动作，以及下蹲至更低的接地滚球需达到的位置。这些运动需要保持髋部打开，并保证膝关节的安全。

内 / 外场手的常见伤病

腿部肌肉拉伤、下背部疼痛、肩部不稳定。

与内 / 外场手动作紧密相关的瑜伽体式

伸腿侧平板支撑式（第 163 页）

本体式能够延长身体，提升腿部柔韧性。

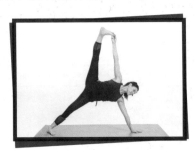

分腿式（第81页）

本体式模仿了一垒手的动作，并能加强柔韧性。

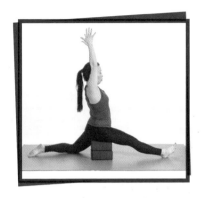

新月式（第79页）

本体式能够打开髋部和双腿，让身体为运动做好准备。

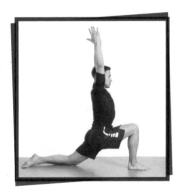

轮回式（第191页）

本体式能让身体为各方向的运动做好准备，提升脊柱扭转和延伸能力，以及颈部柔韧性。

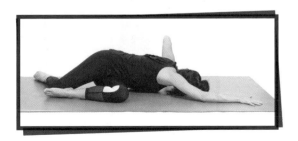

蝗虫式（第177页）

本体式能加强身体后侧和脊柱的力量，为鱼跃扑球做准备。

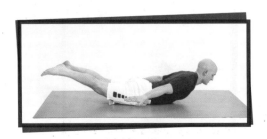

蹲式（第89页）

本体式有助于运动员为运动场中的姿势做好准备。

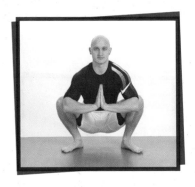

战士二式（第94页）

本体式能强化上半身和下半身的力量，以及增强下半身的柔韧性，并能极大地提升运动员的身体延伸能力。

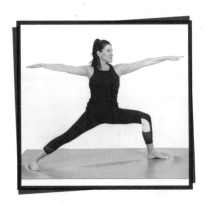

幻椅式（第68页）

本体式能加强腿部和核心力量，帮助运动员时刻做好准备。

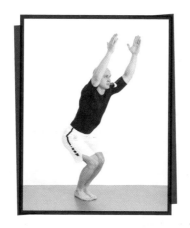

弓步旋转式（第108页）

本体式能加强髋部稳定性和脊柱扭转，提升运动员击球时的扭转能力。

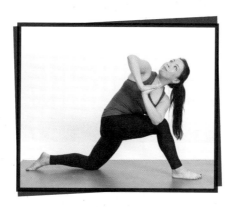

适合内／外场手的5个最佳体式

鸽子式（第188页）

这个体式对于运动员来说非常重要，它能打开髋部，提升速度、灵敏性并加大扭转，从而减少施加于膝关节的潜在压力。鸽子式能深度打开髋部，释放所有施加于坐骨神经的压力。建议每侧保持本体式5分钟。

棒球和垒球

棒球和垒球

蛙式（第 193 页）

　　蛙式能够让运动员在打开髋部的同时拉伸大腿内侧和腹股沟，这些都是棒球运动员经常会受伤的部位。应保持本体式 2 到 20 分钟。

靠墙站立前屈式（第 66 页）

　　这是坐姿前屈式的一个替代体式，但人们经常会做错，在你面朝墙壁前屈到一半的时候让重力发挥作用，它使你的双脚在身体斜靠在墙上时保持稳定。这能让你更快地深度拉伸腘绳肌，腘绳肌通常是在这个体式中带来阻力的肌肉。学习保持该体式 1 到 3 分钟，你会发现自己的意志力和专注力都由此得到提升。

牛面式（第 129 页）

　　棒球运动员需要强壮、打开且稳定的双肩。本体式着重于拉伸三角肌前束（肩部前侧），这通常是复杂的肩部和肩袖中最僵硬的部分。你还可以加入平板支撑式保持 1 分钟，增强对脆弱的肩关节的锻炼。建议每侧保持本体式 3 分钟。

简易盘腿坐姿扭转式（第 113 页）

　　本体式对垒球运动员加强脊柱向非主导侧的扭转有益。对称的柔韧性有助于增强身体的稳定性。强有力而深层的转动有利于运动中的扭转。本体式还能建立背部的力量，有助于呼吸和运动同步。所有运动员都能从呼吸能力的提升中受益，在最紧张的情况下让自己保持镇定。连续转体 2 分钟。

适合内／外场手的瑜伽序列

体式	页码	时间／重复次数
开始前进行典型的热身体式		
滚动式到站立前屈式并保持	140、64	1 分钟
平板支撑式到低位俯卧撑式，到上犬式，再到下犬式并保持	157、160、173、170	1 分钟
*右脚向前进入战士一式	92	30 秒
右腿伸直，向左转，进入双腿前屈式	85	1 分钟
站起来，快速拍打手臂		1 分钟
手臂伸直向前转动，进入平板支撑式，到低位俯卧撑式，再到上犬式，最后到下犬式	157、160、173、170	1 次
从 * 的另一侧开始，每侧重复 1 至 3 次；最后一次下犬式保持 1 分钟		
右脚向前跨至右手外侧，进入蜥蜴式	81	每侧 1 分钟

（续表）

体式	页码	时间 / 重复次数
蹲式	89	1 分钟
深蹲转体式	90	每侧 1 次
站立前屈式	64	1 分钟
站起来进入站立山式，然后到站立新月式	62、63	每侧 1 分钟
站立前屈式到平板支撑式，到低位俯卧撑式，到上犬式，再到下犬式	64、157、160、173、170	1 次
** 右脚向前进入战士二式	94	30 秒
侧角伸展式（右侧）	76	30 秒
战士一式	92	30 秒
新月式	79	30 秒
后脚向前跨出，进入树式	100	30 秒
从 ** 开始，共重复 5 次，最后一次树式保持 1 分钟		
蹲式	89	1 分钟
从 ** 的另一侧开始，每侧重复 1 至 3 次		
鸽子式	188	每侧 3 至 5 分钟
英雄式	123	2 分钟
勾脚趾英雄式	125	2 分钟
牛面式	129	每侧 2 分钟
蛙式	193	5 分钟

冰球

冰球

　　所有位置的冰球运动员都需要极强的平衡性、脚踝力量和稳定性、强壮的跟腱和双腿、柔韧的脊柱、打开的颈部、清晰的视野、强有力而打开的手腕和前臂，以及灵活的髋部。冰球运动还需要运动员以深度扭转的动作来接球和传球，需要专注力才能提升速度。

冰球运动中的常见伤病

　　背部疼痛和背部疾病、膝关节撕裂和拉伤、腹股沟拉伤、手腕伤病、肘关节肌腱炎、踝关节外伤、髋部紧张、前臂肌肉拉伤、背部不对称拉伤。

与冰球动作紧密相关的瑜伽体式

蛙式（第193页）

本体式锻炼腹股沟，为守门做准备。

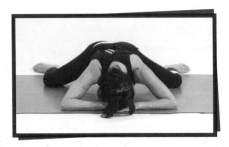

弓步旋转式（第108页）

本体式对建立腿部力量、加强脊柱扭转有很大的好处。

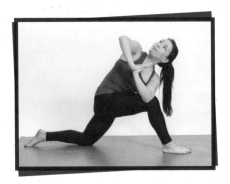

鸟王式（第86页）

本体式有助于提升平衡性和踝关节稳定性。

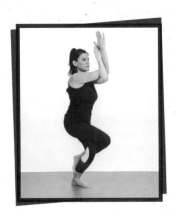

船式（第 121 页）

本体式能很好地加强腹部力量。

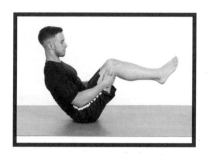

半侧蹲式（第 106 页）

本体式能打开腹股沟，提升平衡性和腿部力量。

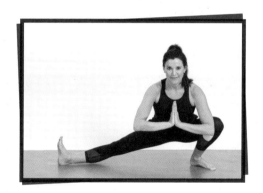

冰球

适合冰球运动的 5 个最佳体式

三角式（第 71 页）

冰球运动对运动员双腿的要求很高，因此三角式对冰球运动员很有帮助。三角式能打开双腿，同时还能加强背部和腹斜肌的力量，让运动员具有更强的爆发力，在球场上能任意转向。建议每侧保持本体式 1 分钟。

三角扭转式（第 73 页）

三角扭转式和三角式的益处相同，而且还能提升髂胫束的柔韧性。髂胫束打开的程度越大，膝关节和背部承受的压力就越小，尤其是在冰上做强力扭转或旋转动作的时候。建议每侧保持本体式 1 分钟。

弓步旋转式（第 108 页）

本体式让你有更多的时间去锻炼以加强脊柱扭转，这个动作对于冰球运动至关重要。强有力而深层的扭转能提升运动员比赛时在各方向上的反应能力。建议每侧保持本体式 1 分钟。

反向桌式（第 149 页）

反向桌式有两个好处：首先它能打开髋屈肌，有助于稳定和放松骨盆，缓解下背部压力；其次它能打开腕关节和前臂，让运动员能更好地控制球棍，提升手腕能力，在冰上摔倒时可吸收冲击力。这个体式还能打开胸部，提升撞击力量。僵硬的胸部会限制活动范围。重复本体式 10 次，每次保持 10 秒。

冰球

蛙式（第 193 页）

蛙式非常适合长时间待在冰上的运动。滑冰运动对大腿内侧要求较高。在比赛前后保持 5 分钟蛙式有助于释放紧张感、增大步幅。

适合冰球运动的瑜伽序列

体式	页码	时间 / 重复次数
开始前进行典型的热身体式		
滚动式	140	1 分钟
滚动式到深蹲屈体式并保持；做完最后一次，尝试从深蹲屈体式站起来	91	每侧 3 次
站立前屈式	64	1 分钟
平板支撑式到低位俯卧撑式，到上犬式，再到下犬式	157、160、173、170	1 次
*右脚向前跨步进入金字塔式（膝关节弯曲和伸展）	74	1 分钟
三角式到三角扭转式，再到三角式	71、73、71	每侧 30 秒，重复 3 次
手臂伸直向前进入站立前屈式并保持	64	1 分钟
蹲式（手臂高举过头顶）	89	1 分钟
蹲式到踮脚站立	89	10 次
站立前屈式	64	1 分钟
平板支撑式到低位俯卧撑式，到上犬式，再到下犬式	157、160、173、170	1 次

（续表）

体式	页码	时间 / 重复次数
右脚向前进入新月式	79	30 秒
弓步旋转式	108	30 秒
进入坐立姿势，然后到反向桌式	149	15 次
反向平板支撑式	148	15 次
滚动至手膝跪位，然后进入平板支撑式，到低位俯卧撑式，到上犬式，再到下犬式，然后立刻下压身体进入平板支撑式	157、160、173、170、157	1 次
从 * 的另一侧开始，每侧重复 1 至 3 次		
鸽子式 4 字变式	189	每侧 3 分钟
蛙式	193	5 分钟
仰卧脊柱扭转式	136	每侧 3 分钟
俯卧肩部拉伸式	144	每侧 3 分钟
辅助鱼式	195	5 分钟
髋屈肌开放式	199	5 分钟

网棒球

网棒球

　　网棒球运动员需要强壮的双腿和极佳的耐力。此外，他们还需要强壮而柔韧的手腕和前臂帮助自己精确地控制球棍。柔韧的脊柱、打开的颈部和灵敏性能帮助他们提升在运动场上的速度和准确性。

网棒球运动中的常见伤病

　　腕关节疾病、背部僵硬和疼痛、肩部撕裂、膝关节问题、腹股沟拉伤、髋部僵硬、颈部疾病。

与网棒球动作紧密相关的瑜伽体式

蝗虫式（第 177 页）

　　本体式有助于运动员的拉伸，对防守和得分都非常有益。

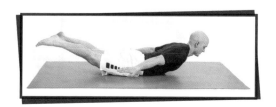

新月式（第79页）

本体式能加强双腿力量，让腹股沟为较大的步幅和较快的速度做好准备。

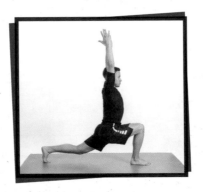

弓步旋转式（第108页）

本体式有助于提高爆发力以便在运动场上变向，对进球得分和防守大有裨益。

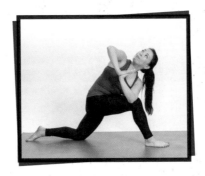

女神式（第82页）

本体式能提升双腿和髋部的柔韧性，有助于保护膝关节。

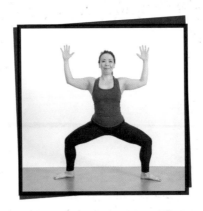

适合网棒球运动的 5 个最佳瑜伽体式

站立新月式（第 63 页）

本体式模仿运动场上的大幅度力量动作，能加强腹斜肌的力量，改善脊柱的横向运动。它还模仿了比赛中的打开双肩的完全伸展姿势。每侧保持本体式 1 分钟。

三角扭转式（第 73 页）

网棒球运动员在每次比赛中都要奔跑数千米，导致双腿僵硬，因此打开髂胫束对网棒球运动员非常重要。双腿打开的程度越高，对膝关节的保护作用就越好，让膝关节有更多的空间进行扭转和转向。建议每侧保持本体式 1 分钟。

战士一式（第 92 页）

战士一式是另一种在手臂伸展过头的同时加强腿部和背部力量，以及柔韧性的体式。长时间保持这个姿势可以让运动员获得在运动场上短跑冲刺所需的力量。

上犬式（第 173 页）

在上犬式中加入手腕开放式也对网棒球运动员非常有益。它能让背部得到完全的伸展，打开并拉伸手腕和前臂，让运动员更好地控制球棍。本体式还能打开胸部，平衡身体前弯以及快速奔跑中含胸控制身前球棍的重复动作。建议保持本体式 1 分钟。

儿童式（第 186 页）

本体式能让网棒球运动员在运动场上奔跑数千米后放松下背部，还能缓和背部的拉伸，放松髋部。建议保持本体式 2 分钟。

网棒球

适合网棒球运动的瑜伽序列

网棒球

体式	页码	时间 / 重复次数
开始前进行典型的热身体式		
简易盘腿坐式，手臂上抬	113	1 分钟
滚动式	140	1 分钟
站立前屈式	64	1 分钟
双腿前屈式到女神式	85、82	每次 30 秒，重复 5 次
双脚前屈旋转式，向右侧扭转	84	30 秒
右臂放在背后，肩部略向右偏		30 秒
双脚前屈旋转式，向左侧扭转	84	30 秒
左臂放在背后，肩部略向左偏		30 秒
手臂伸直，站在垫子前端进入平板支撑式，到低位俯卧撑式，到上犬式，再到下犬式	157、160、173、170	1 次
* 右脚向前跨一步，左膝跪下，进入新月式	79	30 秒
保持新月式，膝关节抬起、落下	79	10 次
保持新月式，向右侧扭转	79	30 秒
新月式到战士三式	79、96	每次 10 秒，重复 5 次
平板支撑式到低位俯卧撑式，到上犬式，再到下犬式	157、160、173、170	1 次
平板支撑式到手腕开放式	157、166	每个手腕姿势 30 秒，共 2 分钟
下犬式	170	1 分钟
从 * 的另一侧开始，每侧重复 1 至 3 次		
身体降低，腹部着地，进入蝗虫式	177	1 分钟
弓式	175	1 分钟
俯卧肩部拉伸式	179	每侧 3 分钟
轮回式	191	每侧 3 分钟

排球

排球运动员需要极佳的灵敏性做扑球动作，需要打开的髋关节吸收冲击力，需要强健而柔韧的脚踝蹬地起跳，还需要肩关节具有很大的活动范围。此外，排球运动员的手腕打开的程度必须足够大，以便在反复摔跤的过程中吸收冲击力。

排球运动中的常见伤病

踝关节伤病、膝关节问题、腕关节问题、背部拉伤、颈部问题、肩部问题。

与排球动作紧密相关的瑜伽体式

站立新月式（第63页）

本体式能打开体侧，让运动员更好地伸展，并在球场上更好地防守。

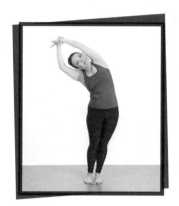

蝗虫式（第177页）

本体式能拉伸肩部、打开背部，让运动员做出难度较高的扑救动作。

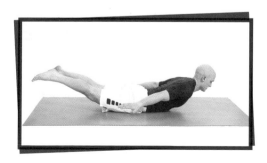

排球

新月式（第79页）

本体式有助于塑造强壮的双腿和柔韧的髋屈肌，让运动员更具爆发力和力量。

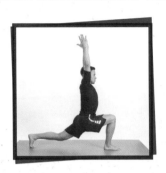

半侧蹲式（第106页）

本体式能以不同的角度打开髋部，运动员在比赛中经常遇到类似的情况。

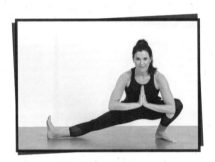

适合排球运动的5个最佳体式

蝗虫式（第177页）

蝗虫式是增强背部延伸和背部力量的最佳选择之一。这个体式能拉伸腹部和胸腔，增加呼吸深度。建议每次保持本体式30秒，重复5次。

弓式（第175页）

弓式的益处建立在蝗虫式之上，它增加了股四头肌拉伸和深层背部伸展的强度。建议每次保持本体式1分钟，重复3次。

半侧蹲式（第106页）

半侧蹲式能保护膝关节的整体性，打开髋部，同时加强背部力量。最初，这个体式在非比赛情况下很难单独完成，但随着练习的增加，就会做得更加轻松和深入。每侧保持本体式30秒，重复4次。

排球

平板支撑式（第 157 页）

平板支撑式能拉伸手腕并加强腹部力量。它让运动员集中注意力于呼吸，保持坚定和专注。建议保持本体式 1 分钟。

下犬式（第 170 页）

下犬式能释放背部压力，深度打开胸部、肩部和腘绳肌。本体式中，你可以让双脚向外踏，增加跟腱、小腿和脚趾的柔韧性，为弓步救球提高爆发力。建议保持下犬式 1 分钟。

适合排球运动的瑜伽序列

体式	页码	时间 / 重复次数
开始前进行典型的热身体式		
* 单腿下犬式（右腿在上）	104	10 秒
金字塔式（右脚在前）	74	1 分钟
向左转进入半侧蹲式	106	每侧 4 次
新月式	79	1 分钟
弓步旋转式	108	1 分钟
新月式到战士三式，再到平板支撑式	79、96、157	5 次
手腕开放式，到低位俯卧撑式，到上犬式，再到下犬式	166、160、173、170	1 次
蹲式	89	1 分钟
站立前屈式	64	1 分钟
从 * 的另一侧开始，每侧重复 1 至 3 次		
身体降低，腹部着地，进入蝗虫式	177	重复 5 次，每次 30 秒
儿童式	186	1 分钟
小狗伸展式	168	1 分钟
鸽子式	188	每侧 5 分钟
轮回式	191	每侧 3 分钟
儿童式	186	10 次呼吸
辅助鱼式	195	5 分钟

排球

摔跤

均匀的背部力量对所有摔跤选手都有好处；柔韧的髋部能保护他们的膝关节；柔韧的脊柱对柔韧性、伸展和扭转都有益处。摔跤运动员必须有强壮而柔韧的颈部，以避免做出各种扭曲动作时感到难受及发生与扭转相关的伤病。此外，打开的手腕和强有力的抓握、极强的整体力量和持久力，以及出色的意志力都能帮助摔跤运动员在最艰难的时刻一举获胜。

摔跤运动中的常见伤病

颈部拉伤、背部拉伤、膝关节撕裂、踝关节伤病、肩部和腘绳肌拉伤。

与摔跤动作紧密相关的瑜伽体式

英雄式（第123页）

本体式能让脚踝和股四头肌为比赛做好准备，让摔跤运动员摆脱尴尬的扭曲状况，避免仰卧。

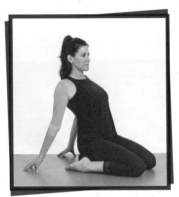

桥式（第146页）

本体式能让运动员回想起自己在场上的位置，还能打开髋屈肌和背部。

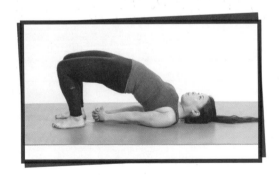

双脚前屈旋转式（第84页）

本体式能加强腿部柔韧性并增大肩部活动范围。摔跤运动员需要出色的肩部柔韧性。比赛中对手会努力将你置于被动的位置来打败你，你必须能忍受这种扭曲且不让自己的肩部受到伤害。

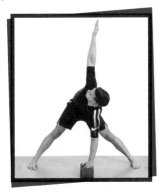

摔跤

勾脚趾英雄式（第125页）

本体式对脚和腿部的力量、柔韧性以及爆发力很有帮助，有助于做蹬地动作。

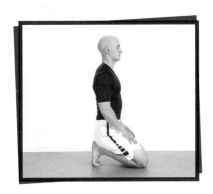

适合摔跤运动的5个最佳体式

下犬式（第170页）

很明显，摔跤运动员需要整体柔韧性，否则你的对手会利用你柔韧性不足的弱点。下犬式能够拉伸胸部、肩部和腘绳肌，建立手臂和肩部的力量，提升关键动作的力量和精准性。建议保持下犬式1至2分钟。

桥式（第146页）

桥式是打开颈部后侧的良好体式。摔跤运动员常会处于威胁颈部安全的姿势下。桥式能让运动员打开双肩和胸部，拉伸脊柱前侧。建议每次保持本体式1分钟，重复3次。

反向平板支撑式（第148页）

这是一个比较高级的体式，但与摔跤运动员是"天作之合"。它能在充分打开脊柱前侧的同时用手腕、手臂和肩部支撑体重，让摔跤运动员能够轻松地摆脱尴尬的姿势。建议保持本体式10到15次呼吸。

战士三式（第96页）

虽然摔跤运动员可能并不会在比赛中做这个体式，但本体式对建立踝关节和深层臀肌的力量、稳定性以及柔韧性非常重要，同时还能训练平衡性。强壮的双腿、股四头肌和柔韧而有力的脚踝对于摆脱和逃离困境，使运动员重新稳定身体并站立起来非常重要。建议每侧保持本体式1分钟。

俯卧肩部拉伸式（第179页）

每位摔跤运动员都应当在练习中长时间地保持这个体式。它能打开胸部、肩部和肱二头肌，以获得更大的活动范围，由此能让摔跤运动员忍受自己所处的姿势。本体式还有助于加强脊柱扭转，让你从棘手的情况下摆脱出来，避免被压住。建议每侧保持本体式3到4分钟。

适合摔跤运动的瑜伽序列

体式	页码	时间/重复次数
开始前进行典型的热身体式		
滚动式	140	1分钟
站立前屈式	64	1分钟
蹲式	89	1分钟
平板支撑式到低位俯卧撑式，到上犬式，再到下犬式	157、160、173、170	1次
从下犬式转为坐立姿势，然后进入犁式	142	1分钟
向后滚动至下犬式	170	5次

摔跤

（续表）

体式	页码	时间 / 重复次数
* 右脚向前进入半侧蹲式	106	每次保持30秒，每侧 4 次
新月式	79	30 秒
弓步旋转式	108	30 秒
放松进入新月式，然后跨步进入战士三式	79、96	30 秒
站起来，使膝关节靠近胸部		30 秒
战士三式	96	30 秒
新月式到战士三式	79、96	每次 10 秒，重复 5 次
站起来，伸展腿		1 分钟
战士三式	96	30 秒
新月式	79	30 秒
蜥蜴式	81	30 秒
蹲式	89	1 分钟
深蹲转体式	90	每侧 1 次
站立前屈式	64	1 分钟
平板支撑式到上犬式，再到下犬式	157、173、170	重复 1 分钟
从 * 的另一侧开始，每侧重复 1 至 3 次		
蛙式	193	5 分钟
勾脚趾英雄式	125	2 分钟
英雄式	123	2 分钟
快乐婴儿式	153	1 分钟
仰卧上伸腿式	150	3 分钟
犁式	142	2 分钟
肩倒立式	202	2 分钟
半头倒立式	204	1 分钟

摔跤

高尔夫

高尔夫运动员需要有良好的手部抓握能力和打开的前臂、对称的背部肌肉，以及背部力量。他们还需要打开的髋部和深层的脊柱旋转带来强有力的身体扭转。最后，他们还需要柔韧的颈部、清晰的视力、冷静的心态和平静的呼吸以对抗高压环境。

高尔夫运动中的常见伤病

背部问题、失衡问题、髋部和手腕僵硬、颈部拉伤、精神挑战。

与高尔夫动作紧密相关的瑜伽体式

弓步旋转式（第108页）

本体式能提高整体平衡性和稳定性，加强脊柱扭转，让运动员具有更强大的爆发力。

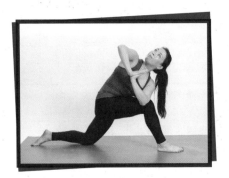

蜥蜴式（第81页）

本体式有助于加深扭转动作和颈部的旋转，帮助运动员追踪球滚动的路径。

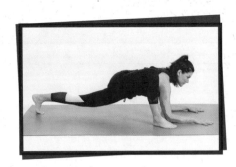

蹲式（第89页）

本体式能打开腹股沟和大腿内侧，有助于缓解膝关节压力，释放脊柱压力，以获得更好的扭转。

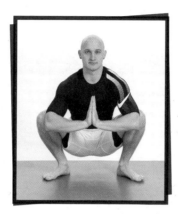

适合高尔夫运动的5个最佳体式

鸽子式（第188页）

对于高尔夫运动员来说，拥有强健且打开的髋部非常重要，它有助于扭转和击球。高尔夫运动员身体两侧始终保持开放，不陷入高尔夫运动产生的失衡状况非常重要。鸽子式是深度拉伸髋部、提升股四头肌柔韧性的首选体式。建议每侧保持本体式5分钟。

勾脚趾英雄式（第125页）

想象一下击球之后的身体姿势，这时运动员是脚趾后侧着地的。勾脚趾英雄式正能为这种时刻做准备。建议保持本体式2分钟。

船式（第121页）

本体式不仅能加强高尔夫运动员的核心力量，还能增强背部力量、改善姿势，让运动员在承受巨大压力时更好地呼吸。建议练习本体式3次，每次1分钟。

反向平板支撑式（第148页）

本体式是一个很好的适合高尔夫运动的综合体式。它能打开胸部和肩部前侧，让运动员获得更好的体态并加深脊柱扭转。它还能加强手臂力量、打开手腕、减轻手腕压力，并提高抓握力。本体式对加强双腿爆发力也略有益处。建议练习本体式3次，每次1分钟。

弓步旋转式（第108页）

本体式能加强双腿的爆发力和力量，同时加强脊柱扭转，让运动员在击球时获得更多的爆发力。建议每侧保持本体式1分钟。

适合高尔夫运动的瑜伽序列

体式	页码	时间/重复次数
开始前进行典型的热身体式		
滚动式	140	1分钟
站立前屈式	64	1分钟
站立山式	62	5次呼吸
站立新月式（向左和向右）到站立后仰式	63	每次1分钟，重复3次
向前弯曲进入平板支撑式，到低位俯卧撑式，再到上犬式	157、160、173	重复1分钟
下犬式	170	1分钟
* 在下犬式中，右臂握住左腿外侧并扭转		1分钟
下犬式	170	1分钟
单腿下犬式（交替踢腿）	104	2分钟
接上一个动作，进入站立分腿式（右腿在上），然后弯曲右膝，将其移至左膝后侧，保持左脚踩地，尽量降低右脚，然后起身回到站立分腿式	98	1分钟
坐立，进入牛面式，左腿在上	129	3分钟
猫牛式	183	1分钟
小狗伸展式	168	1分钟
穿针引线式	184	每侧1分钟，重复2次
下犬式	170	1分钟
从 * 的另一侧开始，每侧重复1至3次		
站立前屈式	64	1分钟
脚趾平衡式	70	1分钟
脚趾平衡式到站立	70	10次
蹲式	89	2分钟
滚动式	140	1分钟
桥式	146	1分钟

高尔夫

（续表）

体式	页码	时间 / 重复次数
快乐婴儿式	153	1 分钟
仰卧上伸腿式	150	3 分钟
髋屈肌开放式	199	2 至 4 分钟
辅助鱼式	195	3 至 5 分钟

挥拍类运动

挥拍类运动员需要优秀的灵敏性、脚踝力量和稳定性，以及出色的脊柱扭转能力，以进行强有力的发球。此外，敏锐的头脑也能帮助运动员在球场上取得胜利。运动员维持有力抓握的能力、强健的前臂、强有力且打开的手腕及轻盈的步伐都会提高自己在运动场上的胜率，并延长停留在运动场上的时间。

挥拍类运动中的常见伤病

跟腱炎；手腕拉伤、扭伤和骨折；踝关节不稳定；双腿僵硬；背部问题；脊柱和颈部扭转度差；膝关节问题；腹股沟拉伤；腘绳肌损伤；膝关节损伤；肘关节问题。

与挥拍类动作紧密相关的瑜伽体式

骆驼式（第 127 页）

本体式能打开髋屈肌，增强背部的伸展度，缓解肩部压力。

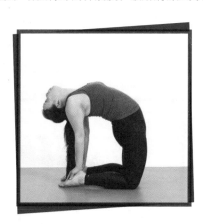

挥拍类运动

轮回式（第191页）

　　本体式能增强脊柱扭转的能力，能加强爆发力、拉伸体侧和颈部侧面，让运动员更好地伸展和追踪球的轨迹。

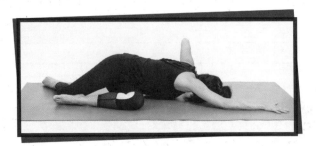

战士二式（第94页）

　　本体式能让双腿迈出强有力的步伐。此外，战士二式还能增大运动员的手臂伸展幅度。

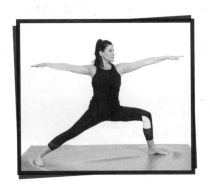

弓步旋转式（第108页）

　　本体式对平衡性、柔韧性和整体力量都有好处，能让运动员延伸身体，快速恢复以参加下一次比赛。

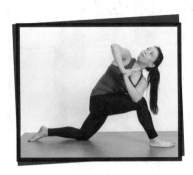

挥拍类运动

适合挥拍类运动的 5 个最佳体式

坐姿脊柱扭转式（第 138 页）

这是预热脊柱并让呼吸与动作同步的最佳体式之一。比赛前练习这个体式很重要，因为挥拍类运动需要脊柱在各个方向都有出色的活动范围，尤其是扭转程度。本体式能让你在任何时候都看得出自己在哪一侧有局限，然后相应地打开身体这一侧。建议保持本体式 1 到 3 分钟。

简易盘腿坐式，手臂上抬（第 113 页）

这个体式也是很好的比赛前进行的热身体式。手臂上抬能预热肩关节。这对在所有挥拍类运动中降低受伤风险、提升柔韧性，以及提升球场上的爆发力都很重要。建议保持本体式 2 分钟。

新月式（第 79 页）

弓步是挥拍类运动中必不可少的，因为其是这类运动中常见的姿势。运动员不到 1 分钟就要进行一次弓步。因此，保持身体打开并能够承受这种姿势很重要，这样就不会拉伤肌肉或在做完弓步后感到极度酸痛。本体式能打开髋屈肌、股四头肌、踝关节和小腿，并拉伸躯干。向前滚动的变式（即第 81 页最后一段介绍的体式）能打开脚底、脚趾底、跟腱和小腿，让运动员以更强大的爆发力蹬地并加快速度。建议每侧保持本体式 1 分钟。

辅助鱼式（第 195 页）

本体式是很好的被动拉伸体式，能增强背部的伸展和力量。建议保持本体式 5 分钟。

平板支撑式（第 157 页）

本体式可同时加强核心和腿部的力量，拉伸脚踝和足底筋膜并打开手腕。提高手腕的完整性对于产生爆发力很重要，还能在你摔倒时保护手腕。建议重复本体式 2 次，每次保持 1 分钟。

适合挥拍类运动的瑜伽序列

挥拍类运动

体式	页码	时间 / 重复次数
开始前进行典型的热身体式		
简易盘腿坐式，手臂上抬	113	2 分钟
滚动式	140	1 分钟
站立前屈式	64	1 分钟
幻椅式到站立前屈式，然后回到幻椅式	68、64、68	每个体式保持 10 秒，重复 5 次
幻椅扭转式（右侧和左侧）	69	每个体式保持 10 秒，重复 5 次
站立新月式	63	每侧 1 分钟
站立后仰式	63	1 分钟
站立前屈式	64	1 分钟
平板支撑式到侧平板支撑式，再到平板支撑式	157、162、157	每个体式保持 10 秒，每侧重复 5 次
降低腹部至眼镜蛇俯卧撑式	174	2 分钟
小狗伸展式	168	30 秒
骆驼式	127	30 秒
前臂平板支撑式到前臂侧平板支撑式	158、164	每个体式保持 10 秒，每侧重复 5 次
海豚式	172	1 分钟
海豚俯卧撑式	172	1 分钟
小狗伸展式	168	30 秒
下犬式到上犬式（勾脚趾）	170、173	1 分钟
儿童式	186	30 秒
重复 1 至 3 次		
英雄式	123	2 分钟
勾脚趾英雄式	125	2 分钟
坐姿前屈式	118	4 分钟
坐姿双腿前屈式	119	4 分钟
仰卧脊柱扭转式	136	每侧 3 分钟
仰卧肩部拉伸式	144	每侧 3 分钟
辅助鱼式	195	5 分钟

滑雪

　　滑雪运动员需要出色的耐力、优秀的呼吸能力和控制力，以对抗各种恶劣的天气。滑雪运动员的成功关键在于良好的膝关节稳定性、强壮而灵活的髋部、强健的背部和强有力的核心。滑雪运动员需要做出持续的波浪形动作来适应不稳定的路面。高级别的运动员还需要关注意志力和呼吸来征服令人生畏的道路。

滑雪运动中的常见伤病

　　前交叉韧带和膝关节问题、下背部拉伤和僵硬、股四头肌拉伤、腘绳肌和髋部僵硬、踝关节和跟腱损伤、脚抽筋、颈部僵硬。

与滑雪动作紧密相关的瑜伽体式

幻椅扭转式（第69页）

　　本体式模仿了滑雪中常见的姿势，有助于双腿和背部做好准备，以完成微妙的侧向动作。

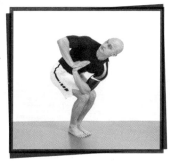

幻椅式（第68页）

　　本体式模仿了滑雪运动员的动作，能增强腿部力量和脊柱柔韧性。

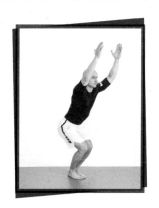

战士二式（第94页）

本体式对腿部力量和核心稳定性很有帮助，这两方面都是滑雪运动员取得胜利的关键因素。

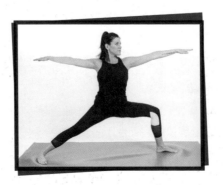

半侧蹲式（第106页）

本体式对腿部和大腿内侧柔韧性有益，有助于保护膝关节。

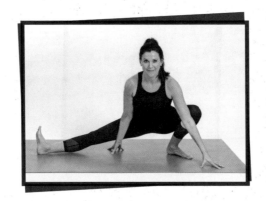

适合滑雪运动的 5 个最佳体式

幻椅式（第68页）

本体式（和幻椅扭转式）模仿了滑雪的姿势，能加强腿部、背部以及大腿内侧的力量，还能拉伸跟腱。增强扭转能让运动员释放背部积聚的张力，这是滑雪运动员需要的动作。建议保持本体式1分钟。

战士一式（第92页）

本体式可以建立腿部整体力量和柔韧性，同时能加强核心力量。战士一式也是很好的体式，建议保持本体式1分钟锻炼耐力。

三角式（第71页）

滑雪运动员需要柔韧的双腿，三角式能够很好地打开腹股沟和大腿内侧，同时能加强这些部位的力量。建议每侧保持本体式1分钟。

辅助鱼式（第195页）

大部分时候，滑雪运动员的前屈动作会为他们的背部带来压力，辅助鱼式有助于减轻该动作带来的负面影响。它还能打开胸部和脊柱前侧，以及肩部和颈部前侧。这个体式可以很好地放松髂屈肌。这些肌肉在滑雪过程中持续收缩，常会导致过度劳损。建议保持本体式5分钟。

平板支撑式（第157页）和手腕开放式（第166页）

平板支撑式的多重体式不仅能建立对滑雪运动员很重要的核心力量，还能练就强壮的手臂并打开手腕和前臂，让运动员能更加轻松地抓握滑雪杆。增加手腕转动的动作能加大伸展幅度，同时让腹肌进一步发力。建议保持本体式2分钟，一次转一侧手腕，每次保持30秒。

适合滑雪运动的瑜伽序列

体式	页码	时间/重复次数
开始前进行典型的热身体式		
滚动式	140	1分钟
猫牛式	183	1分钟
站立前屈式到幻椅式，然后回到站立前屈式	64、68、64	每个体式10秒，重复5次
幻椅式到幻椅扭转式（左侧和右侧），然后回到幻椅式	68、69、68	每个体式10秒，重复3次
站立前屈式	64	1分钟
站立分腿式（交替踢腿）	98	1分钟
回到平板支撑式	157	30秒
低位俯卧撑式到上犬式，再到下犬式	160、173、170	5次
降低膝关节至坐立姿势，然后进入船式	121	1分钟

滑雪

体式	页码	时间 / 重复次数
船式（进阶式 3）	122	1 分钟
反向平板支撑式到坐立姿势，反向平板支撑式到坐立姿势	148	重复 1 分钟
英雄式	123	2 分钟
*鸽子式（右腿）	188	5 分钟
坐姿脊柱扭转式	138	1 分钟
坐姿单腿前屈式	119	3 分钟
双鸽式	189	3 分钟
牛面式	129	3 分钟
从 * 的另一侧开始，整个练习重复 1 至 3 次		

游泳

游泳运动员需要较大的肩部活动范围和出色的对称性，让自己轻松地游在泳道内；需要柔韧的脚踝推动自己向前运动；需要具有出色爆发力的双腿、良好的颈部扭转度和出色的呼吸控制力。

游泳运动中的常见伤病

肩部问题、背部僵硬、腹部拉伤、颈部僵硬、胸部和背部拉伤。

与游泳动作紧密相关的瑜伽体式

轮回式（第 191 页）

本体式能打开脊柱、胸部、肩部和颈部，让运动员轻松划水。

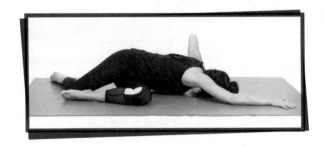

俯卧肩部拉伸式（第 179 页）

本体式能让肩部和胸部做好准备，以获得较大的整体活动范围。

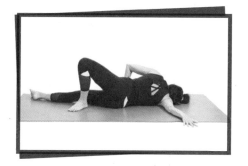

反向平板支撑式（第 148 页）

本体式能打开胸部和肩部以获得更大的活动范围，让手腕更有力量。

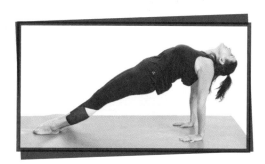

侧角伸展式（第 76 页）

本体式对身体侧面和肩部侧面的柔韧性很有帮助，有助于加强双腿力量。

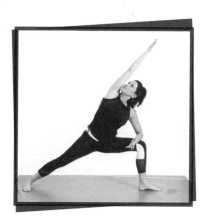

站立前屈式（第64页）

本体式对腿部柔韧性有益，能加强蹬腿力量。

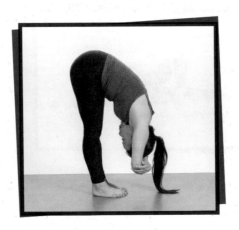

适合游泳运动的5个最佳体式

俯卧肩部拉伸式（第179页）

本体式能增大肩部和胸部的活动范围，还能提升运动员对抗水中阻力的力量。建议每侧保持本体式5分钟。

辅助鱼式（第195页）

本体式能改善蛙泳和自由泳等泳姿中胸部向前收缩的习惯性动作。本体式能打开背部、颈部、脊柱和胸部。辅助鱼式还有助于增加肺活量，这对游泳运动十分有益。建议保持本体式5分钟。

鸽子式（第188页）

虽然下半身活动范围不是游泳运动中最常被关注的因素，但腿部力量确实能影响成败。打开的髋部和股四头肌能让运动员获得最大的力量以抵抗水中的阻力。建议每侧保持本体式2分钟。

战士二式（第94页）到直角伸展式（第77页）

保持战士二式能打开腹股沟和大腿内侧，并加强双腿和髋部的力量。身体降低进入直角伸展式并轮转手臂，这模仿了游泳中的动作，让肩部的速度得到提升。建议每侧保持本变式2分钟。

轮回式（第191页）

　　本体式是打开颈部和整个脊柱的好方法，同时依靠地面支撑身体能让身体完全放松下来。这个独特的体式能拉伸颈部，使下颌接触肩部，以达到完全的扭转。这有助于在游泳过程中将头转向侧面吸气。像这种能让你轻松打开颈部的体式并不多，而轮回式就是其中一个。它能打开脊柱，帮助你用脚蹬泳池壁进行转向。建议每侧保持本体式4分钟。

适合游泳运动的瑜伽序列

体式	页码	时间/重复次数
开始前进行典型的热身体式		
简易盘腿坐式，手臂上抬	113	2分钟
手臂向肩部正前方伸出，手腕努力弯曲		1分钟
将简易盘腿坐式，手臂上抬和手腕弯曲重复3次		
猫牛式	183	2分钟
滚动式	140	1分钟
站立前屈式	64	1分钟
保持站立前屈式，十指交叉，双手放在头下牵引颈部		1分钟
保持站立前屈式，十指交叉放在下背部，手臂上抬		1分钟
身体降低至平板支撑式，再到手腕开放式	157、166	每30秒改变一次手腕位置，保持2分钟
低位俯卧撑式到上犬式，再到下犬式	160、173、170	1次
*右脚向前跨步进入战士一式	92	30秒
保持战士一式，转动手臂（向前转和向后转）	92	每个动作1分钟
战士二式	94	30秒
翻转战士式	95	30秒
战士二式	94	30秒
保持战士二式，十指在颈部后侧交叉，手肘相互靠近再远离	94	1分钟
侧角伸展式	76	1分钟
侧角伸展式，左臂向前转动	76	1分钟
侧角伸展式，左臂向后转动	76	1分钟

（续表）

体式	页码	时间 / 重复次数
平板支撑式到低位俯卧撑式，到上犬式，再到下犬式	157、160、173、170	1 次
勾脚趾英雄式	125	2 分钟
英雄式	123	2 分钟
从 * 的另一侧开始，每侧重复 1 至 3 次		
简易盘腿坐式，手臂动作同牛面式	112、129	每侧 2 分钟
俯卧肩部拉伸式（手臂伸直，弯曲 90 度）	179	每个变式每侧 3 分钟
仰卧肩部拉伸式	144	每侧 3 分钟
小狗伸展式	168	1 分钟
儿童式	186	1 分钟
轮回式	191	每侧 4 分钟

跑步（侧边竖排）

跑步

　　跑步运动员需要出色的自律性和精神控制力、优于平均水平的呼吸控制力、极具柔韧性的腘绳肌、柔韧的股四头肌和髋屈肌、灵活的踝关节和双脚，以及打开的脚趾，还需要良好的背部伸展性。

跑步运动中的常见伤病

　　腘绳肌拉伤、股四头肌拉伤、跟腱撕裂、肩部僵硬和疲劳、足底筋膜炎、下背部问题和拉伤。

与跑步动作紧密相关的瑜伽体式

勾脚趾英雄式（第 125 页）

　　本体式能缓解很多与跑步相关的足部问题，如抽筋、足底筋膜炎和跟腱疼痛。本体式能加强蹬地的爆发力。

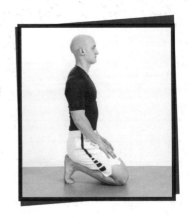

新月式（第 79 页）

本体式能增大步幅，加强双腿力量。新月式还能加强背部力量，拉伸髋屈肌。

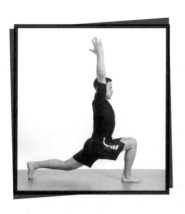

跑步

适合跑步运动的 5 个最佳瑜伽体式

半侧蹲式（第 106 页）

跑步运动员需要习惯做这个体式，它能深度打开大腿内侧和腹股沟，还能拉伸跟腱、小腿和深层髋部。跑步前后练习这个体式很重要。建议每侧进行本体式 3 次，每次保持 30 秒。

靠墙站立前屈式（第 66 页）

很多人更愿意练习坐姿前屈式。从我的经验看，靠墙站立前屈式让运动员感到挫败且经过多年练习进步也不明显，这是因为他们一直在使用错误的练习方法，并且过度拉伸了背部。拉伸腘绳肌对于跑步运动员非常重要。身体前屈，让背部抵住墙面能深度打开腘绳肌。定期练习这个体式，每侧保持 3 到 5 分钟，很快就能看到进步。

英雄式（第 123 页）

英雄式（勾脚趾和不勾脚趾）能保持膝关节良好的灵活性，同时拉伸股四头肌。首先进行不勾脚趾的英雄式，保持 2 到 3 分钟，你可以拉伸到其他方式难以触及的小腿深处，还能打开脚背，增大脚踝的活动范围，以获得更快的速度和做出更有利的蹬地动作。勾脚趾英雄式能打开跟腱和足底筋膜（脚底、足弓）和脚趾底部，并且能增大脚踝的活动范围，让跑步更加顺畅、轻松。建议保持每种体式 2 分钟。

鸽子式 4 字变式（第 189 页）

鸽子式是跑步运动员喜爱的体式，因为它能放松髋部和臀部，缓解坐骨神经痛。弯曲腿后侧能增强股四头肌拉伸，打开股四头肌和深层髋屈肌，增大活动范围。这些益处都有助于舒缓背部的压力。只要让髋部保持开放和灵活，你的膝关节承受的压力就最小。建议每侧保持本体式 5 分钟。

髋屈肌开放式（第 199 页）

这个拉伸动作能放松深层髋屈肌，增大髋部的活动范围，让下背部和腘绳肌的压力和牵引力最小化，这些压力都是跑步运动员每天要面对的棘手问题。建议保持本体式 5 分钟。

适合跑步运动的瑜伽序列

体式	页码	时间 / 重复次数
开始前进行典型的热身体式		
滚动式	140	1 分钟
站立前屈式	64	1 分钟
蹲式	89	1 分钟
站立前屈式	64	1 分钟
蹲式	89	1 分钟
身体下降至平板支撑式	157	1 分钟
低位俯卧撑式到上犬式，再到下犬式	160、173、170	1 分钟
在下犬式中，抬高脚趾，下压脚跟	170	10 次
* 右脚向前跨步进入战士一式	92	30 秒
战士二式	94	30 秒
三角式	71	30 秒
金字塔式	74	30 秒
向左转，进入双脚前屈式，身体前屈一半，保持背部平直	85	5 次
站立，伸直手臂向前挥，身体降低进入平板支撑式		
身体降低进入平板支撑式，到侧平板支撑式（右），再到侧平板支撑式（左）	157、162	每个体式30秒，重复3次
平板支撑式到低位俯卧撑式，到上犬式，再到下犬式	157、160、173、170	1 分钟

（续表）

体式	页码	时间 / 重复次数
从 * 的另一侧开始，每侧重复 1 至 3 次		
** 右脚向前跨步进入战士二式	94	30 秒
三角式到金字塔式	71、74	每个体式 30 秒，重复 3 次
直角伸展式	77	30 秒
半月式	78	30 秒
站立分腿式，右脚在下，左腿抬起	98	30 秒
站立前屈式	64	30 秒
平板支撑式到侧平板支撑式（脚跟向右，左臂和左腿在上）	157、162	每个体式 30 秒，重复 1 次
保持侧平板支撑式，弯曲左膝并放在右膝前方，同时脚下压，上提髋部，拉伸髂胫束	162	1 次
平板支撑式到低位俯卧撑式，到上犬式，再到下犬式	157、160、173、170	1 次
从 ** 的另一侧开始重复		
坐姿前屈式	118	4 分钟
坐姿双腿前屈式	119	4 分钟
坐姿脊柱扭转式到牛面式	138、129	每个体式每侧 2 分钟
猫牛式（坐姿）	183	1 分钟
小狗伸展式	168	1 分钟
鸽子式 4 字变式（左）	189	每个体式 2 分钟
轮回式（左）	191	3 分钟
鸽子式 4 字变式（右）	189	每个体式 2 分钟
轮回式（右）	191	3 分钟
勾脚趾英雄式	125	2 分钟
蛙式	193	5 分钟

跑步

自行车

自行车运动员的脊柱前后侧具有极强的不平衡性。他们需要改善背部拉伸情况，打开髋屈肌，锻炼强有力而灵活的踝关节，并打开胸部以获得最佳的肺活量。他们还需要优秀的有氧能力、强健的核心和出色的专注力，以跟进自己在长时间比赛中的路线。

自行车运动中的常见伤病

手腕伤病、前臂僵硬、髋屈肌拉伤、下背部疼痛、肩部和胸部疾病。

与自行车动作紧密相关的瑜伽体式

鸟王式（第86页）

本体式有助于发展整体柔韧性。由于该体式用一条腿站立，所以可以提高平衡性。

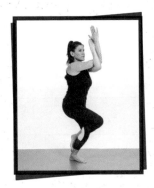

幻椅式（第68页）

本体式能很好地加强腿部和背部的力量。自行车运动员在比赛期间背部会长时间保持紧张，因此背部力量非常重要。

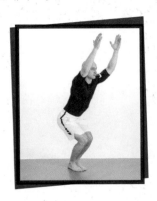

金字塔式（第74页）

本体式对腿部和腘绳肌柔韧性非常有益，且能提升自行车运动员蹬自行车的爆发力，尤其是山地自行车运动中需要的爆发力。

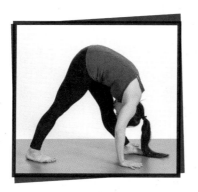

站立前屈式（第64页）

本体式对腿部柔韧性和颈部牵引很有帮助。运动员经常会忽视颈部的护理，但是他们对颈部的伸展需求高，因此需要给予颈部柔韧性、力量和扭转同样的重视。

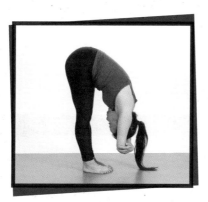

适合自行车运动的 5 个最佳瑜伽体式

猫牛式（第183页）

这个瑜伽动作能打开脊柱、肋骨、肺部和颈部，让你真正达到由内而外地预热。在自行车上长时间保持骑行姿势会过度拉伸背部，让腹部变得脆弱，但这个体式能让两者变得平衡，让你的呼吸前所未有地顺畅，改善背部和腹部问题。建议保持本体式2分钟。

自行车

俯卧肩部拉伸式（第 179 页）

本体式能拉伸三角肌前束或肩部前侧，让你在不骑自行车的时候也能保持正确的姿势。建议每侧进行本体式 2 至 3 分钟，并感受胸部的放松。

弓式（第 175 页）

弓式对打开髋屈肌和股四头肌非常重要。它还具有打开脊柱前侧和拉伸胸部的双重作用，脊柱前侧常会因为骑自行车而变得僵硬。如果要选择一个体式每天练习，那么弓式是必选项。建议重复本体式 4 次，每次保持 10 次呼吸。

勾脚趾英雄式（第 125 页）

勾脚趾英雄式有助于延长跟腱、拉伸脚底和脚趾底，以及小腿。一开始练习这个体式可能会让人觉得不舒服，但能渐渐理解它的重要性。不勾脚趾的英雄式能打开小腿和踝关节上方。本体式能让踝关节整体变得开放、灵活、柔韧而强健。每个变式练习 2 分钟。

仰卧上伸腿式（第 150 页）

如果你经历了一整天的训练后，双腿重得像灌了铅一样，那么这个体式可能会成为你的最爱。在骑自行车前后练习这个体式，能让双腿恢复活力，加快你的节奏。另外它还能适度拉伸腘绳肌。建议保持本体式 2 分钟。

适合自行车运动的瑜伽序列

体式	页码	时间 / 重复次数
开始前进行典型的热身体式		
简易盘腿坐式，手臂上抬	113	2 分钟
滚动式	140	1 分钟
站立前屈式	64	1 分钟
平板支撑式到手腕开放式	157、166	每个手腕姿势 30 秒，共 2 分钟
低位俯卧撑式到上犬式，再到下犬式	160、173、170	1 分钟
* 右脚向前进入新月式	79	1 分钟
保持新月式，在下背部后侧十指交叉，向前快速屈体，让右耳靠近右小腿内侧	79	1 分钟

（续表）

体式	页码	时间 / 重复次数
保持新月式，身体站直，十指在下背部后侧交叉，然后背部向下	79	5 次
向左转，双脚分开站立，十指仍在下背部后侧交叉		1 分钟
从双脚分开站立开始，站直，然后下背部向下，手指保持在下背部后侧交叉		3 次
站在垫子前端进入幻椅式，然后到站立前屈式，保持十指在下背部后侧交叉	68、64	3 次
松开手臂，弯曲身体进入站立前屈式	64	1 分钟
平板支撑式到低位俯卧撑式，然后腹部落地	157、160	1 次
弓式到侧弓式	175、176	每个体式 20 秒，重复 3 次
下犬式，然后进入蹲式	170、89	1 分钟
蹲式到站立位	89	10 次
从 * 的另一侧开始，每侧重复 1 至 3 次		
站立前屈式	64	30 秒
滚动式	140	20 秒
犁式	142	2 分钟
肩倒立式	202	2 分钟
鸽子式	188	3 分钟
双鸽式	189	3 分钟
俯卧肩部拉伸式	179	3 分钟
从鸽子式的另一侧开始重复		
勾脚趾英雄式	125	2 分钟
英雄式	123	2 分钟
髋屈肌开放式	199	4 分钟
辅助鱼式	195	4 分钟

自行车

综合格斗

综合格斗（Mixed Martial Arts，MMA）运动员需要快速爆发的能量，极度柔韧的双腿和髋部，以及强壮且灵活的踝关节。他们还需要出色的肩部和颈部活动范围，以及身体两侧相等的力量。

MMA 运动中的常见伤病

腘绳肌拉伤、髋部疾病、背部拉伤、颈部伤病、肩部不稳定。

与 MMA 动作紧密相关的瑜伽体式

战士二式（第 94 页）

本体式有助于猛冲和拉伸运动，能让运动员在比赛中做出强有力的踢腿动作。

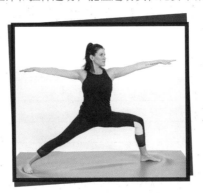

骆驼式（第 127 页）

本体式能让背部为过度伸展做好准备。运动员在比赛中躲避对方的拳击或踢腿时，或在吸收对方的一拳或一脚带来的冲击力时，常会让背部过度伸展。

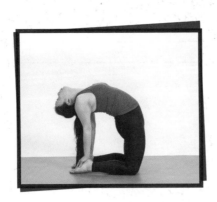

桥式（第146页）

本体式让背部为过度伸展和躲避踢腿做好准备。此外，背部需要具有各方向的柔韧性才能在比赛中配合错综复杂的步伐。

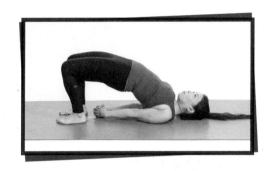

仰卧手抓蹈趾式（第134页）

本体式能打开腘绳肌，为强有力的踢腿动作做准备。

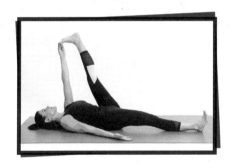

鸽子式（第188页）

本体式能打开髋关节，让踢腿动作做得更加从容。

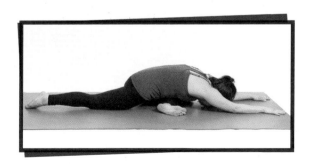

综合格斗

适合 *MMA* 运动的 *5* 个最佳体式

战士三式（第96页）

这个体式能让踝关节做好准备，以提供更好的稳定性和支撑。此外，它能加强双腿力量并拉伸双腿，让双腿获得更大的活动范围和踢腿力量。建议每侧保持本体式1分钟。

站立分腿式（第98页）

本体式能打开髋部和腘绳肌，在本体式的基础上增加重复踢腿动作能增强臀部力量。建议每侧保持本体式1分钟。

半侧蹲式（第106页）

本体式能拉伸腹股沟和大腿内侧，减轻膝关节内侧的压力，同时加强腹部和背部的力量。建议每侧重复本体式4次，每次30秒。

俯卧肩部拉伸式（第179页）

俯卧肩部拉伸式能增强胸部、肩部的柔韧性和扩大相应活动范围，提升拳击动作的爆发力，并吸收冲击力，降低受伤风险。它有助于增强脊柱扭转，让运动员轻松地做出旋转踢腿动作。建议每侧保持本体式5分钟。

轮回式（第191页）

本体式能打开背阔肌，改善延伸性，加深脊柱扭转，提升猛冲的能力和爆发力，还能打开颈部，拓宽视野。建议每侧保持本体式5分钟。

适合 *MMA* 运动的瑜伽序列

体式	页码	时间 / 重复次数
开始前进行典型的热身体式		
滚动式	140	1 分钟
站立前屈式	64	1 分钟
蹲式	89	1 分钟
站立前屈式到平板支撑式，到低位俯卧撑式，到上犬式，再到下犬式	64、157、160、173、170	1 次
* 右脚向前跨步进入新月式	79	1 分钟
保持新月式，左膝落地，然后转身	79	10 次
战士一式到战士二式，再到战士三式	92、94、96	每个体式 1 分钟
舞王式到舞王伸腿式	102、103	每个体式 30 秒，重复 3 次
站立分腿踢腿式（左腿）	99	1 分钟
站立前屈式	64	1 分钟
平板支撑式到低位俯卧撑式，到上犬式，再到下犬式	157、160、173、170	1 次
从 * 的另一侧开始重复		
站立前屈式	64	1 分钟
蹲式	89	1 分钟
半侧蹲式	106	换侧 4 次
蛙式	193	1 分钟
下犬式	170	1 分钟
俯卧肩部拉伸式	179	每侧 3 分钟
仰卧肩部拉伸式	144	每侧 2 分钟
腹式呼吸		2 分钟

综合格斗

拿来即用的瑜伽序列

为了激励你成为一名体育力量瑜伽教师，本章提供了一些瑜伽序列。你可以直接使用，也可以各取其中一部分结合起来。建议保持体式的时间和重复次数可根据情况自行调整。首要原则就是要贴合你的运动员的需要，而不仅仅是死记硬背或根据你的个人喜好安排。

在上课前我应该背下所有练习吗

首先，我坚定地认为我的教师们从来不会打小抄，否则这会削弱你的权威性，让你失去运动员的信任。其次，你要知道即将听课的运动员是谁，这样才能提高你的课程效率。但你并不一定总会提前知道这些信息。作为一名体育力量瑜伽教师，你应当对瑜伽有很好的研究，了解运动员的需求，最重要的是，将他们的比赛和需求结合起来应用于他们的身体。

典型的热身体式

正如第4章中讨论的，运动员在练习深入的瑜伽体式之前进行热身是非常重要的。以下热身体式能让肌肉和关节为瑜伽练习做好准备，让你洞察运动员的失衡情况，从而更好地设计当天的课程。很多典型的热身体式可以被看作评估体式，这会让你的课程十分高效。

体式		时间
简易盘腿坐姿扭转式		2分钟

（续表）

体式		时间
仰卧对侧手碰脚式		2分钟
膝关节靠近胸部，转动脚踝		1分钟
仰卧脊柱扭转式，双腿夹瑜伽砖		2分钟
仰卧束角式，双脚靠近身体		2分钟
仰卧束角式，双脚远离身体		2分钟

手臂和肩部瑜伽序列

　　以下序列能同时加强手臂和肩部的力量和柔韧性，让你感受到整个身体、思想和呼吸是一个整体。强壮且灵活的手臂有助于支撑脆弱的肩关节，保护背部和颈部，并让手臂运动更加有力。

手臂和肩部瑜伽序列 1

体式	页码	时间 / 重复次数
开始前进行典型的热身体式		
低位俯卧撑式到上犬式，再到下犬式	160、173、170	1次
*右脚向前跨步，左膝向下，进入新月式	79	1分钟
新月扭转式	81	1分钟
保持新月式，手臂向上伸直，然后回到中间，再到新月扭转式	79、81	1分钟

（续表）

体式	页码	时间 / 重复次数
保持新月式，手臂再次向上，双臂向后画一个大圈	79	1 分钟
保持新月式，十指在下背部后侧交叉，双手向下滑动至左大腿后侧	79	30 秒
保持新月式，在下背部后十指交叉，向前快速屈体，让右耳靠近右小腿内侧	79	1 分钟
保持新月式，十指仍在下背部后侧交叉，上半身快速向前弯曲，右耳靠近右踝，交叉的手臂向上	79	30 秒
保持新月式，归位，放松并向上举起手臂，然后回到胸前中部，向右扭转	79	1 分钟
从 * 开始，共重复 3 次		
保持新月式，胸部和腹部靠近右大腿，双手向房间前方延伸	79	3 次呼吸
从新月式进入战士三式	96	1 分钟
站立分腿式（左腿在上）	98	30 秒
回到战士三式	96	1 分钟
回到新月式，然后从 * 开始，每侧重复 3 次		
战士三式到站立分腿式，右腿向前，左腿在上	98	1 分钟
抬起左腿，手倒立		时间尽量长
站立前屈式	64	1 分钟
蹲式	89	1 分钟
蹲式到站立位	89	10 次
树式，左脚抬起	100	30 秒
左脚进入半莲花树式	101	30 秒
半莲花树式到半莲花幻椅式	101、70	30 秒
放松，身体降低到低位俯卧撑式，到上犬式，再到下犬式	160、173、170	1 次
左脚向前进入新月式，从头开始，另一侧重复 2 至 4 次		
牛面式	129	每侧 3 分钟
俯卧肩部拉伸式	179	每侧 3 分钟
香蕉式	198	每侧 2 分钟

手臂和肩部瑜伽序列 2

体式	页码	时间 / 重复次数
开始前进行典型的热身体式		
滚动至下犬式	170	1 分钟
右脚向前跨步进入新月式，手臂上举	79	30 秒
保持新月式，伸直双腿，放下手臂	79	30 秒
身体降低，回到新月式，手臂向两侧伸直	79	30 秒
身体降低至低位俯卧撑式，然后腹部接触地面进入眼镜蛇俯卧撑式	160、174	30 秒
下犬式	170	1 分钟
从头开始，另一侧重复		
* 右脚向前跨步进入战士一式	92	1 分钟
战士一式，手臂动作同牛面式（左臂在上）	92、129	30 秒
战士二式，手臂动作同牛面式	94、129	30 秒
战士一式，手臂动作同牛面式	92、129	30 秒
战士二式，手臂动作同牛面式	94、129	30 秒
双脚平行，进入双腿前屈式，手臂动作同牛面式	85、129	1 分钟
抬起一半，背部挺直，手臂动作同牛面式	129	30 秒
弯曲回到双腿前屈式，手臂动作同牛面式	85、129	30 秒
抬起一半，背部挺直，手臂动作同牛面式	129	30 秒
站直，放松手臂，手臂向垫子前端伸展，身体降低进入平板支撑式，然后到低位俯卧撑式	157、160	1 次
眼镜蛇俯卧撑式	174	30 秒
下犬式	170	1 分钟
儿童式	186	1 分钟
从 * 开始重复另一侧		
平板支撑式	157	30 秒
前臂平板支撑式	158	30 秒
平板支撑式	157	30 秒
前臂平板支撑式	158	30 秒
平板支撑式	157	30 秒
侧平板支撑式（右侧）	162	30 秒
平板支撑式	157	30 秒
侧平板支撑式（左侧）	162	30 秒

（续表）

体式	页码	时间 / 重复次数
前臂平板支撑式	158	30 秒
海豚式	172	30 秒
海豚俯卧撑式	172	30 秒
俯卧肩部拉伸式	179	每侧 3 分钟
滚动至背部着地，进入仰卧脊柱扭转式	136	每侧 3 分钟
仰卧肩部拉伸式	144	每侧 3 分钟
挺尸式	197	30 秒

手臂和肩部瑜伽序列 3

体式	页码	时间 / 重复次数
开始前进行典型的热身体式		
简易盘腿坐式，手臂上抬	113	2 分钟
滚动式	140	30 秒
** 站立前屈式	64	1 分钟
蹲式	89	1 分钟
站立前屈式	64	1 分钟
蹲式	89	1 分钟
滚动至站立，进入鸟王式（右腿在左腿上），手臂伸展像走钢丝一样，身体上下颤动	86	1 分钟
鸟王式	86	1 分钟
伸展右腿进入战士一式，手臂保持鸟王式	92、86	1 分钟
保持战士一式，身体前屈，耳朵靠近膝部，手臂保持鸟王式	92、86	30 秒
保持战士一式，身体抬起向后弯，手臂保持鸟王式	92、86	3 次
手臂伸展进入战士一式	92	30 秒
双脚平行进入双腿前屈式，双手在下背部后侧十指交叉	85	1 分钟
站立起来，进入战士一式，双手保持在下背部后侧十指交叉	92	1 分钟
* 保持战士一式，双手滑动至右腿后侧	92	30 秒
保持战士一式，前弯，双臂高举过头顶	92	30 秒

（续表）

体式	页码	时间 / 重复次数
从 * 开始，共重复 3 次；最后一次之后站立起来进入战士一式，双手放到地面上，下压地面，进入平板支撑式	92、157	
低位俯卧撑式（低位平板支撑式）到上犬式，再到下犬式	160、173、170	3 次
向前跳，进入站立前屈式	64	1 分钟
滚动至站立，进入站立后仰式	63	30 秒
从 ** 开始重复另一侧		

手臂和肩部瑜伽序列 4

体式	页码	时间 / 重复次数
开始前进行典型的热身体式		
滚动式	140	30 秒
站立前屈式	64	30 秒
平板支撑式到低位俯卧撑式，到上犬式，再到下犬式	157、160、173、170	30 秒
上犬式到下犬式	173、170	21 次
向前跳，进入站立前屈式	64	30 秒
站立新月式	63	每侧 30 秒，重复 3 次
回到中间，弯曲进入站立前屈式	64	30 秒
滚动式	140	30 秒
站立前屈式	64	30 秒
幻椅式到站立前屈式	68、64	每侧 30 秒，重复 3 次
回到幻椅式，双手在背后十指交叉	68	30 秒
放松手臂，向前弯曲进入站立前屈式	64	30 秒
滚动式	140	30 秒
站直，进入幻椅式，然后进入幻椅扭转式	68、69	每侧 30 秒，重复 3 次
滚动式	140	30 秒
仰卧肩部拉伸式	144	每侧 30 秒

（续表）

体式	页码	时间 / 重复次数
滚动式	140	30 秒
站立前屈式	64	30 秒
幻椅扭转式	69	每侧 30 秒，重复 3 次
滚动式	140	30 秒
下犬式	170	2 分钟
单臂下犬式	171	每侧 30 秒，重复 2 次
向前跨步，进入站立前屈式	64	30 秒
幻椅扭转式	69	每侧 30 秒，重复 3 次
滚动式	140	30 秒
平板支撑式到前臂平板支撑式	157、158	每侧 30 秒，重复 4 次
平板支撑式到手腕开放式	157、166	每 30 秒改变一次手腕位置，重复 3 次
下犬式	170	2 分钟
向前跨步，进入站立前屈式	64	1 分钟
幻椅式，双手在下背部后侧十指交叉	68	1 分钟
幻椅式，前弯，进入站立前屈式，双手在下背部后侧十指交叉	68、64	30 秒
幻椅式和幻椅前弯动作重复 3 次		
滚动式	140	30 秒
犁式	142	2 分钟
慢慢伸展开，再进入滚动式	140	30 秒
站立前屈式	64	30 秒
滚动式	140	30 秒
回到手膝跪位，进入猫牛式	183	每侧 5 次呼吸，重复 5 次
从头开始，重复 1 至 3 次		
轮回式	191	每侧 5 分钟

手臂和肩部瑜伽序列 5

体式	页码	时间 / 重复次数
开始前进行典型的热身体式		
滚动式	140	15 次
站立起来，进入站立后仰式	63	30 秒
站立前屈式	64	30 秒
*保持站立前屈式，双手在下背部后侧十指交叉，手臂向前向上抬	64	30 秒
放松手臂，进入幻椅式	68	30 秒
站立前屈式	64	3 次呼吸
低位俯卧撑式到上犬式，再到下犬式	160、173、170	30 秒
站立前屈式	64	30 秒
从头开始，重复 3 次		
双手落地，右脚向后一步进入新月式	79	30 秒
保持新月式，向左扭转	79	30 秒
保持新月式，双手放回左腿内侧的地面上	79	30 秒
平板支撑式到低位俯卧撑式，到上犬式，再到下犬式	157、160、173、170	1 次
右腿向前跨步进入新月式	79	30 秒
保持新月式，向右扭转	79	30 秒
双手回到地面，向前一步进入站立前屈式	64	30 秒
从 * 开始重复 1 至 3 次，最后一次进入站立山式	62	
向后，进入平板支撑式，然后进入下犬式	157、170	1 分钟
** 右脚向前迈步，落在右手外侧		30 秒
身体降低进入平板支撑式，然后左脚向前迈步，落在左手外侧	157	30 秒
右脚迈步动作、平板支撑式和左脚迈步动作重复 3 次		
右脚向前迈步，落在右手外侧，右臂伸展、扭转打开		30 秒
右臂放在背后，右肩前后滚动		30 秒
右臂画圈落在右脚内侧，打开呈直角伸展式	77	30 秒
左臂向后勾住右大腿，左肩（前后）绕环		每侧 30 秒，3 次
身体降低进入平板支撑式	157	30 秒

（续表）

体式	页码	时间 / 重复次数
下犬式	170	30 秒
从 ** 开始重复另一侧，最后一个下犬式保持 1 分钟		
*** 右脚向前跨步，落在双手之间，向左转，进入双腿前屈式	85	1 分钟
滚动至站立，双臂放在背后，一侧手接触对侧手肘，进入站立后仰式	63	30 秒
向前弯曲进入站立前屈式，双臂保持在背后	64	30 秒
身体抬起一半，背部挺直		30 秒
前弯，然后身体抬起一半		3 次
站直，放松手臂，伸向天空，进入站立后仰式	63	30 秒
半前屈，背部挺直，手臂保持延伸		30 秒
降低身体至站立前屈式	64	30 秒
前弯，然后身体抬起一半		3 次
从站立前屈式开始，让左臂下垂并向右扭转，右臂向上抬起	64	30 秒
右臂向后勾住左大腿，右肩（前后）绕环		每侧 30 秒
放松手臂，从 *** 开始重复另一侧		
站在垫子前端，进入站立前屈式，手臂保持牛面式（右臂在上）	64、129	1 分钟
站直，手臂向上伸，然后手臂进入牛面式（左臂在上），前弯进入站立前屈式	129、64	1 分钟
从头开始，重复 2 至 4 次		

腹部瑜伽序列

　　腹部瑜伽序列能建立整体力量、平衡性、稳定性以及强化腹部肌肉。很多运动员都会从这些序列中受益，例如，需要让身体为不熟悉的姿势做好准备的运动员、即使受到一个方向的强大惯性作用也需要突然急转向的运动员，以及 MMA 运动员和摔跤运动员等需要核心保护脊柱的运动员。

腹部瑜伽序列 1

体式	页码	时间 / 重复次数
开始前进行典型的热身体式		
滚动式	140	1 分钟
低位俯卧撑式到上犬式，再到下犬式	160、173、170	1 分钟
*** 右脚向前跨步进入新月式	79	1 分钟
半侧蹲式	106	每侧 4 次
新月式	79	30 秒
* 新月扭转式，向右扭转	81	1 分钟
保持新扭转月式，向右扭转，右臂顺时针画圈	81	30 秒
右手放在右脚内侧，形成直角伸展式	77	1 分钟
保持直角伸展式，左臂顺时针画圈	77	30 秒
从 * 开始，共重复 3 次		
双手落下进入蜥蜴式	81	1 分钟
平板支撑式	157	1 分钟
前臂平板支撑式	158	1 分钟
平板支撑式	157	30 秒
前臂平板支撑式	158	30 秒
** 脚跟向左落下，进入前臂侧平板支撑式	164	1 分钟
前臂侧平板支撑式，髋部着地	165	30 秒
前臂平板支撑式	158	30 秒
从 ** 开始，共重复 3 次		
海豚式	172	1 分钟
海豚俯卧撑式	172	1 分钟
下犬式	170	1 分钟
从 *** 开始重复另一侧，然后从头开始重复 1 至 3 次，最后一次下犬式后，身体降低进入平板支撑式		
**** 从平板支撑式开始，落下（左和右）脚跟	157	每侧 3 次
侧平板支撑式（右侧）	162	30 秒
保持侧平板支撑式，左肘碰左膝	162	10 次
身体降低进入平板支撑式，然后进入下犬式	157、170	30 秒
蹲式	89	1 分钟
站立前屈式	64	1 分钟

（续表）

体式	页码	时间/重复次数
身体降低进入平板支撑式到低位俯卧撑式，到上犬式，再到下犬式	157、160、173、170	1 分钟
从 **** 开始，另一侧重复 1 至 3 次（每侧还可以再增加次数，平板支撑式可以全部为前臂平板支撑式）		
人面狮身式	181	3 分钟
小狗伸展式	168	2 分钟
桥式	146	30 秒，重复 3 次
髋屈肌开放式	199	3 分钟
辅助鱼式	195	5 分钟

腹部瑜伽序列 2

体式	页码	时间/重复次数
开始前进行典型的热身体式		
滚动式，最后一次滚动后进入站立前屈式	140、64	1 分钟
站直，进入幻椅式	68	30 秒
幻椅扭转式（右侧）	69	30 秒
幻椅式	68	30 秒
幻椅扭转式（左侧）	69	30 秒
幻椅式	68	30 秒
从第一次幻椅式开始重复 4 次		
站立前屈式	64	1 分钟
平板支撑式	157	1 分钟
前臂平板支撑式	158	1 分钟
前臂侧平板支撑式（右侧）	164	1 分钟
前臂侧平板支撑式，髋部着地	165	30 秒
前臂平板支撑式	158	30 秒
侧平板支撑式（左侧）	162	1 分钟
侧平板支撑式，髋部着地	165	30 秒
前臂平板支撑式	158	30 秒
下犬式	170	1 分钟
坐姿，滚动式	140	1 分钟

（续表）

体式	页码	时间 / 重复次数
下腹部扭转式	141	每侧 2 至 3 次
站立前屈式	64	30 秒
滚动式	140	30 秒
仰卧脊柱扭转式，双腿夹瑜伽砖，左膝放在右膝上	137	2 分钟
反向桌式	149	1 分钟
仰卧脊柱扭转式，双腿夹瑜伽砖，左膝放在右膝上	137	2 分钟
桥式	146	1 分钟
坐立起来，进入反向平板支撑式	148	1 分钟
滚动式	140	30 秒
仰卧脊柱扭转式，双腿夹瑜伽砖，左膝放在右膝上	137	2 分钟
滚动式	140	30 秒
船式	121	1 分钟
船式（进阶式 3）	122	1 至 2 分钟
双腿移动到腹部上方，进入人面狮身式	181	3 分钟
下犬式	170	1 分钟
犁式	142	2 分钟
髋屈肌开放式	199	5 分钟

腹部瑜伽序列 3

体式	页码	时间 / 重复次数
开始前进行典型的热身体式		
滚动式，最后一次滚动后，进入站立前屈式	140、64	1 分钟
* 平板支撑式	157	1 分钟
平板支撑式到手腕开放式	157、166	每 1 分钟改变 1 次手腕位置
保持平板支撑式，右膝靠近右肘，然后左膝靠近左肘	157	每侧 30 秒，重复 4 次
低位俯卧撑式到上犬式，再到下犬式	160、173、170	10 次

（续表）

体式	页码	时间 / 重复次数
站立前屈式	64	1 分钟
保持站立前屈式，双手在下背部十指交叉，手臂向上拉伸	64	1 分钟
手臂放松，滚动至站立，进入站立后仰式	63	30 秒
站立新月式	63	每侧 30 秒，重复 2 次
站立后仰式	63	30 秒
站立前屈式	64	30 秒
身体降低进入平板支撑式，到低位俯卧撑式，到上犬式，再到下犬式	157、160、173、170	3 次
右脚向前跨步，向左转进入半侧蹲式（右膝弯曲，左腿伸直）	106	30 秒
回到前端，双手分别放在右脚两侧，进入站立分腿式（左腿在上）	98	1 分钟
来到站立前屈式，降低髋部进入滚动式	64、140	1 分钟
桥式	146	30 秒，重复 3 次
下腹部扭转式	141	每侧 2 分钟
滚动至平板支撑式	157	1 分钟
从 * 开始重复，然后从头开始重复 3 至 5 遍		
挺尸式上抬腿	198	3 分钟
挺尸式交替抬腿	198	3 分钟
髋屈肌开放式	199	5 分钟
辅助鱼式	195	5 分钟

腹部瑜伽序列 4

体式	页码	时间 / 重复次数
开始前进行典型的热身体式		
滚动式	140	30
站立前屈式到平板支撑式，到低位俯卧撑式，到上犬式，再到下犬式，然后回到站立前屈式	64、157、160、173、170、64	2 分钟
* 下犬式	170	30 秒

（续表）

体式	页码	时间 / 重复次数
右脚向前跨步，进入新月式	79	30 秒
新月扭转式	81	30 秒
身体降低进入平板支撑式，腹部落地进行眼镜蛇俯卧撑式	157、174	2 分钟
回到下犬式，从 * 的另一侧开始，每侧重复 3 次		
前臂平板支撑式	158	1 分钟
保持前臂平板支撑式，膝关节交替抬起靠近上臂	158	1 分钟
小狗伸展式	168	30 秒
平板支撑式	157	1 分钟
下犬式	170	1 分钟
坐立，进入船式	121	1 分钟
束角式	114	1 分钟
坐姿山式，手臂上举	116	1 分钟
从船式开始重复 3 次		
桥式	146	每次 30 秒，重复 3 次
仰卧脊柱扭转式	136	每侧 3 分钟
仰卧香蕉式	198	每侧 3 分钟

腹部瑜伽序列 5

体式	页码	时间 / 重复次数
开始前进行典型的热身体式		
滚动式	140	5 次
站立前屈式	64	3 次呼吸
下犬式	170	1 分钟
* 左腿抬起进入单腿下犬式	104	1 分钟
右腿向前跨步进入战士二式	94	1 分钟
翻转战士式	95	30 秒
直角伸展式	77	30 秒
翻转战士式	95	30 秒
直角伸展式	77	30 秒
半月式	78	1 分钟

（续表）

体式	页码	时间 / 重复次数
站立分腿式（左腿在上）	98	1 分钟
站立前屈式	64	1 分钟
保持脚尖站立，站直，再弯曲进入站立前屈式	64	1 分钟
骆驼式	127	30 秒
船式	121	30 秒
船式（进阶式 3）	122	30 秒
下犬式	170	30 秒
从 * 开始重复另一侧		
滚动式	140	30 秒
桥式	146	每次保持 5 次呼吸，重复 3 次
身体落到地面上，仰卧，然后滚动坐立起来，再仰卧		2 分钟
仰卧脊柱扭转式	136	每侧 3 分钟
下腹部扭转式	141	每侧 3 分钟
桥式上提	147	3 分钟
下腹部扭转式	141	每侧 3 分钟

臀部和背部瑜伽序列

强有力的臀部和稳定的背部是速度、爆发力和保护脊柱的基础。需要专注于跑步、扭转和爆发性跳跃的运动员可以考虑使用以下练习。

臀部和背部瑜伽序列 1

体式	页码	时间 / 重复次数
开始前进行典型的热身体式		
滚动式，最后一次滚动后进入站立前屈式	140、64	1 分钟
平板支撑式	157	3 次呼吸
低位俯卧撑式到上犬式，再到下犬式	160、173、170	1 次
* 右脚向前跨步进入战士二式	94	1 分钟

体式	页码	时间 / 重复次数
伸直右腿进入三角式	71	1 分钟
直角伸展式	77	1 分钟
向前跨步进入半月式	78	1 分钟
放松，回到站立分腿式（左腿在上）	98	3 次呼吸
站立分腿踢腿式（左腿）	99	1 分钟
弯曲左膝并置于右膝后，然后踢左腿，回到站立分腿式	98	5 次
站立前屈式	64	30 秒
蹲式	89	1 分钟
身体抬起一半至背部平直，右臂放在右大腿下方，进入深蹲扭转式	91	1 分钟
站直，保持手臂夹紧		10 次呼吸
放松，手臂上举，然后前弯进入站立前屈式	64	3 次呼吸
低位俯卧撑式到上犬式，再到下犬式	160、173、170	4 次呼吸
从 * 的另一侧开始，每侧重复 2 至 4 次		
鸽子式	188	每侧 4 分钟
双鸽式	189	每侧 3 分钟
牛面式	129	每侧 3 分钟

臀部和背部瑜伽序列 2

体式	页码	时间 / 重复次数
开始前进行典型的热身体式		
站立山式	62	1 分钟
*站立前屈式	64	1 分钟
身体下落至平板支撑式	157	30 秒
侧平板支撑式（右侧）	162	30 秒
平板支撑式	157	30 秒
侧平板支撑式（左侧）	162	30 秒
平板支撑式	157	30 秒
低位俯卧撑式到上犬式，再到下犬式	160、173、170	1 分钟

（续表）

体式	页码	时间 / 重复次数
右脚向前跨步至新月式	79	1 分钟
战士二式	94	1 分钟
战士一式	92	1 分钟
保持战士一式，向右扭转	92	30 秒
身体下落至平板支撑式，到低位俯卧撑式，到上犬式，再到下犬式	157、160、173、170	1 分钟
双膝跪地进入勾脚趾英雄式	125	30 秒
骆驼式	127	30 秒
下犬式	170	30 秒
向前进入蹲式	89	30 秒
蹲式至站立位	89	10 次
站立时，双手在头后十指交叉，进入站立后仰式	63	30 秒
从 * 的另一侧开始，每侧重复 2 至 4 次		
滚动式	140	30 秒
仰卧束角式，使用瑜伽砖	155	3 分钟
仰卧脊柱扭转式	136	每侧 3 分钟
快乐婴儿式	153	30 秒
辅助鱼式	195	4 分钟

臀部和背部瑜伽序列 3

体式	页码	时间 / 重复次数
开始前进行典型的热身体式		
滚动式，最后一次滚动后进入站立前屈式	140、64	1 分钟
平板支撑式到低位俯卧撑式，到上犬式，再到下犬式	157、160、173、170	4 次
* 右脚向前跨步至双手之间，向左转进入半侧蹲式；换侧练习	106	每侧 4 次
面朝垫子前端，弯曲身体进入金字塔式，右腿在前	74	1 分钟
左腿向上抬进入站立分腿式	98	1 分钟
站立分腿踢腿式	99	1 分钟
放下左腿进入站立前屈式	64	5 次呼吸
右腿绕过左腿进入鸟王式	86	1 分钟

（续表）

体式	页码	时间 / 重复次数
在鸟王式中跳动	86	30 秒
右腿向前迈，进入新月式，手臂保持鸟王式	79、86	30 秒
保持新月式，胸部上提，手臂上举	79	30 秒
保持新月式，双手回到心脏位置，向左扭转	79	30 秒
保持新月式，膝关节抬离地面，向左扭转	79	30 秒
回到中间，身体降低进入平板支撑式	157	30 秒
低位俯卧撑式到上犬式，再到下犬式	160、173、170	3 次
保持下犬式	170	1 分钟
从 * 的另一侧开始，每侧重复 2 至 5 次		
蹲式	89	1 分钟
蹲式至站立位	89	1 分钟
背部着地，进入滚动式	140	1 分钟
弓式	175	每次 30 秒，3 次
儿童式	186	30 秒
蛙式	193	5 分钟

臀部和背部瑜伽序列 4

体式	页码	时间 / 重复次数
开始前进行典型的热身体式		
滚动式	140	30 秒
平板支撑式到低位俯卧撑式，到上犬式，再到下犬式	157、160、173、170	3 次
* 右脚向前跨步进入战士二式	94	30 秒
翻转战士式	95	30 秒
直角伸展式，左臂在上，右臂在下	77	30 秒
左臂在面前画圈		5 次
三角式	71	30 秒
左臂在空中画圈		5 次
左转，双脚站立，前弯进入双腿前屈式，快速归位	85	1 分钟

（续表）

体式	页码	时间 / 重复次数
站立时，手臂伸直向前，回到垫子前端进入站立分腿式（左腿在上）	98	1 分钟
站立分腿踢腿式（左腿）	99	30 秒
站立前屈式	64	5 次呼吸
幻椅式	68	30 秒
保持幻椅式，双臂向后挥动	68	5 次
站直，进入站立后仰式，手臂姿势同牛面式	63、129	5 次呼吸
手臂保持牛面式，前弯进入站立前屈式，然后放松，甩手	129、64	5 次呼吸
从 * 的另一侧开始，每侧重复 3 次		
** 右脚向前进入新月式	79	5 次呼吸
保持新月式，胸部和腹部靠近右大腿	79	每次 5 次呼吸，重复 3 次
弓步向前蹬腿，后脚收回	81	10 次
保持新月式，在下方的膝关节落地，向右扭转	79	30 秒
回到中心，进入战士三式	96	30 秒
新月式到战士三式	79、96	3 次
站立分腿式（左腿在上）	98	30 秒
站立前屈式	64	30 秒
蹲式	89	1 分钟
从 ** 的另一侧开始，每侧重复 1 至 2 次		
辅助鱼式	195	5 分钟

如果我教的是一个混合班——运动员来自不同的项目，那么我该怎么办

　　将班上运动员按照不同运动项目和位置进行划分是最好的，但有时候这个方法行不通。我建议让运动员们投票选出当天最想要训练的部位。如果还不行，最好的应变计划是锻炼髋部和背部。

腿部和髋部瑜伽序列

　　这些充满挑战的高强度的腿部锻炼体式序列能持续考验你的精神力量。强壮而柔韧的髋部有助于保护膝关节，健壮而灵活的双腿能帮助运动员在运动场上驰骋。双腿和髋部更强壮对每个运动员都有好处，但以下练习对跑步运动、跳跃运动和力量运动尤其有益。

腿部和髋部瑜伽序列 1

体式	页码	时间 / 重复次数
开始前进行典型的热身体式		
仰卧束角式	155	2 分钟
滚动式	140	1 分钟
站立前屈式	64	1 分钟
* 右腿上抬进入站立分腿式	98	30 秒
右脚向前落在双手之间的地面上，进入向左的半侧蹲式	106	每侧 2 次
双腿前屈式	85	1 分钟
身体抬起一半，背部挺直		30 秒
身体弯曲回到双腿前屈式	85	1 分钟
站立，转向垫子前侧，手臂伸直落下，进入平板支撑式	157	1 分钟
低位俯卧撑式到上犬式	160、173	1 分钟
下犬式	170	1 分钟
身体降低进入平板支撑式	157	5 次呼吸
平板支撑式到仰卧对侧手碰脚式	157、132	每侧 1 分钟
平板支撑式中，弯曲左腿，靠近右臂，保持，然后换侧	157	每侧 30 秒
下犬式，然后进入站立前屈式	170、64	1 分钟
树式（左腿在上）	100	1 分钟
树式中，右腿向前伸出	100	1 分钟
树式（右腿在上）	100	1 分钟
树式中，左腿向前伸出	100	1 分钟
回到平板支撑式，进入低位俯卧撑式，到上犬式，再到下犬式	157、160、173、170	1 分钟

（续表）

体式	页码	时间 / 重复次数
从 * 的另一侧开始重复		
** 站直，身体降低进入 4 字幻椅式，左腿盘起	70	1 分钟
保持 4 字幻椅式，含胸	70	1 分钟
保持 4 字幻椅式，挺胸	70	1 分钟
脚趾平衡式	70	30 秒
从 ** 的另一侧开始重复 1 至 4 次		
鸽子式	188	每条腿 5 分钟
蹲式	89	2 分钟
滚动式	140	1 分钟
髋屈肌开放式	199	3 分钟
辅助鱼式	195	5 分钟

腿部和髋部瑜伽序列 2

体式	页码	时间 / 重复次数
开始前进行典型的热身体式		
下犬式	170	1 分钟
蹲式	89	1 分钟
下犬式到蹲式	170、89	3 次
* 右脚向前跨步进入新月式，左膝在下	79	1 分钟
保持新月式，向右扭转	79	1 分钟
新月式中回到正位	79	30 秒
保持新月式，双手放在右腿内侧的地面上，进入蜥蜴式	79、81	2 分钟
保持左手在地面上，向右侧扭转	81	1 分钟
向后坐，进入半英雄式（右腿伸直）	124	1 分钟
回到蜥蜴式	81	1 分钟
半英雄式，勾脚趾	124	1 分钟
双腿下压，站立起来进入蹲式	89	1 分钟
身体降低至桌式，然后进入平板支撑式，到低位俯卧撑式，再到上犬式	157、160、173	1 次
下犬式	170	1 分钟

（续表）

体式	页码	时间 / 重复次数
从 * 的另一侧开始，每侧重复 2 至 3 次		
半侧蹲式	106	每侧 20 秒，重复 2 次
* 仰卧，右膝靠近胸部		1 分钟
半快乐婴儿式（右腿）	200	1 分钟
保持握住脚趾，右腿向天空伸直		1 分钟
保持握住脚趾，右腿向右侧伸展		1 分钟
换手握住脚趾，让右腿跨过身体		1 分钟
腿回到中间，膝关节靠近胸部		5 次呼吸
从 * 的另一侧开始重复		
双膝靠近胸部		5 次呼吸
双腿向上伸直		1 分钟
双腿向两侧打开		1 分钟
双腿进入仰卧束角式	155	1 分钟
快乐婴儿式	153	30 秒
从 * 开始重复 1 至 3 次		
束角式，双膝向上、向下运动	114	2 分钟
** 双膝靠近胸部，然后放下双膝，进入仰卧脊柱扭转式，手臂放在两侧	136	3 分钟
弯曲右肘，进入仰卧肩部拉伸式	144	3 分钟
回到中间，从 ** 的另一侧开始重复		
髋屈肌开放式	199	5 分钟
辅助鱼式	195	5 分钟

腿部和髋部瑜伽序列 3

体式	页码	时间 / 重复次数
开始前进行典型的热身体式		
滚动式	140	1 分钟
平板支撑式到侧平板支撑式	157、162	每侧 30 秒，重复 2 次
平板支撑式到低位俯卧撑式，再到眼镜蛇俯卧撑式	157、160、174	1 分钟

（续表）

体式	页码	时间 / 重复次数
下犬式	170	30 秒
低位俯卧撑式到上犬式，再到下犬式	160、173、170	30 秒
* 右脚向前跨步进入新月式，左膝在下	79	30 秒
保持新月式，双膝落地，扭转	81	30 秒
有控制地向后坐，进入半英雄式	124	30 秒
直立回到新月式，然后进入战士三式	79、96	30 秒
回到新月式，身体向下进入半英雄式，直立回到新月式，共重复 3 次		
从新月式开始，膝关节下落进入骆驼倾斜式	128	1 分钟
臀部坐在脚跟上，进入英雄式，手臂向上抬起，然后身体直立	123	10 次
平板支撑式到低位俯卧撑式，然后腹部落地进入弓式	157、160、175	30 秒
上犬式到下犬式	173、170	30 秒
从 * 的另一侧开始重复 2 次		
站立前屈式到蹲式	64、89	30 秒
平板支撑式到侧平板支撑式	157、162	每次 30 秒，每侧重复 3 次
回到平板支撑式，腹部着地进入眼镜蛇俯卧撑式	157、174	1 分钟
骆驼式	127	30 秒
下犬式	170	1 分钟
** 右脚向前跨步，落在右手外侧，进入蜥蜴式	81	1 分钟
保持左手在地面上，向右侧扭转	81	1 分钟
身体下落至平板支撑式，从 ** 的另一侧开始重复		
蹲式	89	1 分钟
深蹲扭转式	91	每侧 30 秒
蹲式至站立位	89	1 分钟
身体下落至英雄进阶式	124	5 分钟
到桌式，然后进入猫牛式	183	1 分钟
穿针引线式	184	每侧 30 秒，重复 2 次
儿童式	186	1 分钟
蛙式	193	5 分钟
辅助鱼式	195	5 分钟

腿部与臀部瑜伽序列 4

体式	页码	时间 / 重复次数
开始前进行典型的热身体式		
滚动式	140	10 次
平板支撑式到低位俯卧撑式，到上犬式，再到下犬式	157、160、173、170	10 次呼吸
* 右脚向前跨步进入新月式，左膝在下	79	30 秒
保持新月式，向右扭转	79	30 秒
回到中间，左膝弯曲再伸直		30 秒
放松，进入战士三式，再到新月式	96、79	4 次
站立分腿式（右腿在上）	98	1 分钟
左膝放在右膝后侧，向下进入坐姿脊柱扭转式	138	每侧 2 分钟
仰卧，进入滚动式	140	30 秒
站立前屈式	64	30 秒
平板支撑式到低位俯卧撑式，到上犬式，再到下犬式	157、160、173、170	30 秒
从 * 的另一侧开始重复		
** 右脚向前跨步进入新月式	79	30 秒
保持新月式，双手放到胸前中部，向右扭转	79	30 秒
回到中间，胸部和腹部靠近右大腿，然后直立回到战士三式	96	5 次
站立分腿式（左腿在上）	98	30 秒
舞王式	102	30 秒
放松左腿，让其跨过右大腿进入 4 字幻椅式，双手呈祈祷式	70	1 分钟
站立前屈式	64	30 秒
向后回到平板支撑式到低位俯卧撑式，到上犬式，再到下犬式	157、160、173、170	30 秒
从 ** 的另一侧开始，每侧重复 2 至 4 次		
盘腿坐姿前屈式	119	每侧 1 分钟
下腹部扭转式	141	每侧 3 分钟
仰卧脊柱扭转式	136	每侧 3 分钟
仰卧束角式	155	3 分钟
仰卧上伸腿式	150	2 分钟

腿部和髋部瑜伽序列 5

体式	页码	时间 / 重复次数
开始前进行典型的热身体式		
滚动式	140	10 次
站立前屈式	64	30 秒
身体下降至平板支撑式	157	30 秒
低位俯卧撑式到上犬式，再到下犬式	160、173、170	1 次
站立前屈式	64	30 秒
* 站直，抓住右腿进入舞王式	102	30 秒
在舞王式中用左手点地	102	5 次
放松，回到站立前屈式	64	30 秒
身体下落至平板支撑式，到低位俯卧撑式，到上犬式，再到下犬式	157、160、173、170	1 次
站立前屈式	64	30 秒
站直，抓住左腿进入舞王式	102	30 秒
身体下落至平板支撑式，到低位俯卧撑式，腹部下落进入眼镜蛇俯卧撑式	157、160、174	1 分钟
弓式	175	30 秒
上犬式到下犬式	173、170	1 分钟
站立前屈式	64	30 秒
从 * 开始，共重复 3 次		
** 坐姿前屈式	118	2 分钟
英雄式	123	3 分钟
半英雄式，左腿弯曲	124	1 分钟
保持半英雄式，双手抱住小腿，右膝靠近胸部	124	5 次呼吸
保持半英雄式，向上伸直右腿，然后下落	124	1 分钟
从 ** 开始重复		
*** 半英雄式，左腿弯曲	124	1 分钟
坐姿单腿前屈式（右腿伸直）	119	1 分钟
右腿靠近胸前，然后指向天空		每侧 5 次呼吸
降低腿部，进入坐姿单腿前屈式	119	10 次呼吸
从 * 的另一侧开始，每侧重复 2 次**		
鸽子式	188	每侧 5 分钟

（续表）

体式	页码	时间 / 重复次数
束角式	114	3 分钟
菱形式	156	3 分钟
辅助鱼式	195	5 分钟

扭转瑜伽序列

　　扭转动作能促进脊柱的扭转。当脊柱能够深度扭转时，就能抵消运动员在运动中承受的部分冲击力。网球运动员和高尔夫运动员，还有需要快速、高效扭转的运动员会从这些序列中受益。

扭转瑜伽序列 1

体式	页码	时间 / 重复次数
开始前进行典型的热身体式		
滚动式	140	10 次
下犬式	170	1 分钟
*单腿下犬式（右腿在上）	104	10 次呼吸
右脚向前迈步，落在右手外侧，进入蜥蜴式，保持左手在地面上，向右侧扭转	81	1 分钟
直角伸展式	77	1 分钟
新月扭转式，然后回到直角伸展式	81、77	3 次
双手落下，进入单腿下犬式（右腿在上）	104	
保持单腿下犬式，弯曲双膝并通过扭转打开，进入朝天犬式	104、105	30 秒
右腿向前回到双手中间，进入三角式，左臂向上	71	1 分钟
三角扭转式	73	1 分钟
三角式	71	30 秒
半月式	78	2 分钟
站立前屈式	64	1 分钟
从 * 的另一侧开始，每侧重复 2 至 4 次		
滚动式	140	10 次

（续表）

体式	页码	时间 / 重复次数
快乐婴儿式	153	30 秒
俯卧肩部拉伸式	179	每侧 3 分钟
儿童式	186	1 分钟
蛙式	193	5 至 10 分钟

扭转瑜伽序列 2

体式	页码	时间 / 重复次数
开始前进行典型的热身体式		
滚动式	140	10 次
平板支撑式	157	30 秒
身体下落至低位俯卧撑式，到上犬式，再到下犬式	160、173、170	5 次
保持下犬式	170	1 分钟
* 单腿下犬式，右腿在上，然后降低身体回到平板支撑式	104、157	5 次呼吸
保持平板支撑式，右膝靠近右肘	157	5 次呼吸
右膝画圈		3 次
单腿下犬式，然后弯曲膝关节并通过扭转打开	104	30 秒
朝天犬式	105	30 秒
回到单腿下犬式	104	5 次呼吸
右膝画圈		3 次
单腿下犬式（右腿在上）	104	30 秒
保持单腿下犬式，弯曲膝关节并通过扭转打开	104	30 秒
朝天犬式	105	30 秒
回到单腿下犬式，然后身体下落进入平板支撑式，右膝靠近前额	104、157	3 次
右膝画圈		3 次
单腿下犬式（右腿在上）	104	30 秒
保持单腿下犬式，弯曲膝关节并通过扭转打开	104	30 秒
朝天犬式	105	30 秒
回到单腿下犬式，然后身体下落进入平板支撑式	104、157	5 次呼吸
脚跟向右落下，进入侧平板支撑式，左臂向上	162	30 秒

（续表）

体式	页码	时间 / 重复次数
保持侧平板支撑式，左腿向上，抬高臀部，左脚落在身前	162	30 秒
回到侧平板支撑式	162	30 秒
平板支撑式到前臂平板支撑式	157、158	每个体式30秒，重复 4 次
前臂侧平板支撑式（右侧）	164	5 次呼吸
保持侧平板支撑式，然后右髋落下点地	162	10 次
前臂平板支撑式	158	30 秒
儿童式	186	1 分钟
下犬式	170	7 分钟
从 * 的另一侧开始，每侧重复 2 至 4 次		
小狗伸展式	168	2 分钟
髋屈肌开放式	199	5 分钟
仰卧上伸腿式	150	2 分钟
仰卧分腿式	151	2 分钟
辅助鱼式	195	5 分钟

扭转瑜伽序列 3

体式	页码	时间 / 重复次数
开始前进行典型的热身体式		
滚动式	140	10 次
身体降低进入平板支撑式，到低位俯卧撑式，到上犬式，再到下犬式	157、160、173、170	5 次呼吸
* 右脚向前迈步，落在右手外侧，进入蜥蜴式，保持左手在地面上，向右侧扭转，然后手臂画圈进入侧角伸展式	81、76	每次 1 分钟，重复 4 次
身体下落至平板支撑式	157	30 秒
低位俯卧撑式到上犬式，再到下犬式	160、173、170	1 次
从 * 的另一侧开始，每侧重复 4 次		
** 右脚向前跨步，向左转，进入半侧蹲式	106	每侧 30 秒，每侧重复 3 次
金字塔式	74	30 秒

（续表）

体式	页码	时间 / 重复次数
三角式到三角扭转式	71、73	每侧 30 秒，重复 4 次
站立分腿式（左腿在上）	98	30 秒
战士三式	96	30 秒
半月式	78	30 秒
站立时左手抓左脚趾，伸直腿		30 秒
战士三式	96	30 秒
半月式	78	30 秒
站立分腿式（左腿在上）	98	30 秒
舞王式	102	30 秒
战士三式	96	30 秒
站立分腿式（左腿在上）	98	30 秒
战士三式	96	30 秒
树式（左腿在上）	100	1 分钟
迈出腿，进入蹲式	89	1 分钟
蹲式到站立山式	89、62	10 次
站立前屈式	64	1 分钟
身体下落至平板支撑式，到低位俯卧撑式，到上犬式，再到下犬式	157、160、173、170	1 次
从 ** 的另一侧开始，每侧重复 1 至 2 次		
鸽子式	188	5 分钟
轮回式	191	5 分钟
俯卧肩部拉伸式	179	3 分钟
从鸽子式的另一侧开始重复		

扭转瑜伽序列 4

体式	页码	时间 / 重复次数
开始前进行典型的热身体式		
平板支撑式	157	5 次呼吸
低位俯卧撑式（低位平板支撑式）到上犬式，再到下犬式	160、173、170	5 次呼吸
保持下犬式，右臂在下，抓住左踝并扭转	170	每侧 1 分钟

（续表）

体式	页码	时间 / 重复次数
身体下落至平板支撑式	157	5 次呼吸
侧平板支撑式（右侧）	162	1 分钟
保持侧平板支撑式，手臂在面前画圈	162	5 次
平板支撑式到低位俯卧撑式，到上犬式，再到下犬式	157、160、173、170	5 次呼吸
平板支撑式到侧平板支撑式（左侧）	157、162	1 分钟
保持侧平板支撑式，手臂在面前画圈	162	5 次
平板支撑式到低位俯卧撑式，到上犬式，再到下犬式	157、160、173、170	5 次呼吸
双膝向下移，身体向后坐，进入英雄式	123	1 分钟
保持英雄式，扭转	123	每个动作 1 分钟
在英雄式中，双脚交叉，滚动至船式	121	30 秒
保持船式，双膝前后移动	121	1 分钟
* 仰卧，左腿伸直，右膝弯曲靠近胸部		30 秒
左手抓住右踝外侧，伸直腿，然后扭转		每侧 1 分钟
船式	121	30 秒
在船式中尽量打开身体	121	30 秒
抬起身体进入反向平板支撑式	148	30 秒
从 * 的另一侧开始重复		
臀部落到地面上，翻转身体，进入平板支撑式，到低位俯卧撑式，到上犬式，再到下犬式	157、160、173、170	5 次呼吸
站立前屈式	64	1 分钟
** 站立分腿式（交替踢腿）	98	2 分钟
战士三式（右侧）到站立分腿式	96、98	3 次
站立前屈式	64	1 分钟
从 ** 的另一侧开始重复		
*** 滚动至幻椅式	68	5 次呼吸
幻椅扭转式（右侧）	69	30 秒
幻椅式	68	5 次呼吸
幻椅扭转式（左侧）	69	30 秒
从 *** 开始重复 1 至 4 次		
坐姿前屈式	118	3 分钟

（续表）

体式	页码	时间 / 重复次数
坐姿双腿前屈式	119	3 分钟
坐姿侧弯式	119	每侧 2 分钟
坐姿前屈式	118	1 分钟
束角式	114	2 分钟
辅助鱼式	195	5 分钟

扭转瑜伽序列 5

体式	页码	时间 / 重复次数
开始前进行典型的热身体式		
滚动式	140	30 秒
* 单腿下犬式（左腿上抬），右脚趾踩地，上下震动	104	10 次
在单腿下犬式中，左膝向前靠近鼻子	104	10 次
在单腿下犬式中，扭转并打开身体，进入朝天犬式	104、105	30 秒
回到单腿下犬式，然后左脚向前跨步进入战士二式	104、94	1 分钟
手臂伸直画圈，右手放在地面上，后脚跟抬起，进入向左扭转的蜥蜴式	81	1 分钟
重复战士二式至向左扭转的蜥蜴式	94、81	重复 3 次，每次 30 秒
平板支撑式到侧平板支撑式（右侧），左手在上，然后抬腿	157、162	1 分钟
放松，身体落下至平板支撑式	157	30 秒
侧平板支撑式（换侧）	162	每侧 30 秒，重复 4 次
平板支撑式到低位俯卧撑式，再到上犬式	157、160、173	1 次
下犬式	170	1 分钟
跳到站立前屈式	64	30 秒
鸟王式，左腿在右腿上，左臂在下	86	1 分钟
保持鸟王式，尽量降低身体	86	3 次呼吸
回到鸟王式	86	30 秒

（续表）

体式	页码	时间 / 重复次数
保持鸟王式，尽量降低身体	86	3 次呼吸
站直，降低至站立前屈式，到平板支撑式，到低位俯卧撑式，再到上犬式	64、157、160、173	1 次
下犬式	170	1 次
从 * 的另一侧开始，每侧重复 1 至 4 次		
滚动式	140	30 秒
快乐婴儿式	153	30 秒
仰卧脊柱扭转式	136	每侧 3 分钟
犁式	142	2 分钟
肩倒立式	202	2 分钟
仰卧上伸腿式	150	2 分钟
辅助鱼式	195	5 分钟

全身瑜伽序列

所有运动员都可以使用完全打开身体、加强力量和拉伸全身的练习。如果某天运动员的身体感觉良好，身上没有紧张点需要专门处理，那你就可以使用全身练习。练习这些体式时，要关注身体的对称性和深长的呼吸。

全身瑜伽序列 1

体式	页码	时间 / 重复次数
开始前进行典型的热身体式		
滚动式	140	1 分钟
简易盘腿坐姿扭转式	113	每侧 30 秒
简易盘腿坐式，手臂上抬	113	每次 30 秒；重复 2 次
保持简易盘腿坐式，手臂向外伸直，手腕弯曲	112	30 秒
* 仰卧，双膝之间夹一块瑜伽砖，进入仰卧脊柱扭转式	137	1 分钟
仰卧束角式，双膝反复上下运动	155	1 分钟
滚动式	140	10 次

（续表）

体式	页码	时间 / 重复次数
站立前屈式	64	30 秒
幻椅式并向前弯曲身体	68	每次 30 秒，重复 5 次
幻椅扭转式	69	每次 30 秒，每侧重复 5 次
身体下落至平板支撑式	157	1 分钟
平板支撑脚趾蹬地式	158	30 秒
平板支撑式到仰卧对侧手碰脚式	157、132	30 秒
从 * 开始重复 2 次		
低位俯卧撑式到上犬式，再到下犬式	160、173、170	30 秒
** 右脚向前跨步，落在右手外侧，略向右扭转，左手放在地面上		30 秒
右臂向房间前方延伸		30 秒
右手落到地面上，放在右脚内侧，打开呈直角伸展式	77	1 分钟
扭转胸部，打开呈三角式	71	30 秒
三角扭转式	73	30 秒
身体下落进入平板支撑式，到低位俯卧撑式，到上犬式，再到下犬式	157、160、173、170	1 次
身体下落，腹部着地进入俯卧雪天使式	178	30 秒
弓式	175	30 秒
从弓式滚动至侧弓式	175、176	每侧 2 次
俯卧雪天使式	178	30 秒
儿童式	186	1 分钟
下犬式	170	1 分钟
从 ** 的另一侧开始重复		
仰卧脊柱扭转式，使用瑜伽砖	137	每侧 1 分钟
俯卧肩部拉伸式	179	每侧 4 分钟
轮回式	191	每侧 4 分钟
蛙式	193	5 分钟
半快乐婴儿式	200	每侧 2 分钟

全身瑜伽序列 2

体式	页码	时间 / 重复次数
开始前进行典型的热身体式		
滚动式	140	30 秒
下犬式	170	30 秒
* 右脚向前跨步进入战士一式	92	1 分钟
战士二式	94	1 分钟
翻转战士式	95	1 分钟
手臂伸直向前进入平板支撑式	157	3 次呼吸
低位俯卧撑式到上犬式，再到下犬式	160、173、170	30 秒
从 * 的另一侧开始，每侧重复 3 次		
在下犬式中，向前跳至蹲式	89	1 分钟
背部下落，进入坐姿双腿前屈式	119	2 分钟
双腿并拢进入滚动式	140	10 次
站立前屈式	64	30 秒
向后跳，回到平板支撑式	157	5 次呼吸
低位俯卧撑式到上犬式，再到下犬式	160、173、170	5 次呼吸
从 * 开始重复，每侧重复 3 次，最后一次下犬式后身体下落至平板支撑式		
** 在平板支撑式中，弯曲右膝，右脚向上踢	157	30 秒
侧平板支撑式（左），右膝靠近右肘	162	10 次
平板支撑式到低位俯卧撑式，到上犬式，再到下犬式	157、160、173、170	1 次
从 ** 的另一侧开始重复		
跳至蹲式，保持深蹲的同时向右扭转	89、90	1 次
身体下落至坐姿双腿前屈式	119	3 分钟
双腿并拢进入滚动式	140	30 秒
从 * 开始，每侧重复 3 次		
平板支撑式到低位俯卧撑式，到上犬式，再到下犬式	157、160、173、170	1 次
向前跨步进入站立前屈式，然后进入站立分腿式，交替踢腿	64、98	1 分钟

（续表）

体式	页码	时间 / 重复次数
回到站立前屈式，到平板支撑式，到低位俯卧撑式，到上犬式，再到下犬式	64、157、160、173、170	1 次
向前跨步进入蹲式，抓住脚踝，跳跃	89	10 次
身体下落至坐姿双腿前屈式	119	3 分钟
从 * 开始，每侧重复 2 次		
** 站立分腿式（右腿在上）	98	30 秒
战士三式到舞王式	96、102	5 次
从 ** 的另一侧开始重复		
蹲式	89	30 秒
平板支撑式到低位俯卧撑式，到上犬式，再到下犬式	157、160、173、170	1 分钟
滚动式	140	30 秒
鸽子式（右）	188	4 分钟
双鸽式	189	2 分钟
鸽子式（左）	188	4 分钟
双鸽式	189	2 分钟
俯卧肩部拉伸式	179	每侧 3 分钟
辅助鱼式	195	5 分钟

全身瑜伽序列 3

体式	页码	时间 / 重复次数
开始前进行典型的热身体式		
滚动式	140	10 次
下犬式	170	30 秒
* 右脚向前跨步，落在右手外侧，进入蜥蜴式	81	每侧 30 秒，每侧重复 3 次
向右手外侧跨步，进入三角式	71	1 分钟
三角扭转式	73	1 分钟
三角式到三角扭转式	71、73	每个体式 30 秒，重复 3 次
站直回到战士三式，右腿支撑	96	30 秒

（续表）

体式	页码	时间 / 重复次数
左腿在右腿上，进入鸟王式	86	30 秒
战士三式到鸟王式	96、86	3 次
站立分腿式（左腿在上）	98	30 秒
左腿收在右腿后侧，进入坐姿脊柱扭转式	138	30 秒
滚动式	140	10 次
向后跳至平板支撑式，到低位俯卧撑式，到上犬式，再到下犬式	157、160、173、170	1 分钟
从 * 的另一侧开始，每侧重复 3 至 5 次		
** 身体向前至平板支撑式，然后右腿向前进入鸽子式	157、188	5 次呼吸，每侧 2 分钟
鸽子式（右）	188	4 分钟
保持鸽子式，双手在下背部后侧十指交叉，手臂上举再落下	188	3 次
从 ** 的另一侧开始重复		
勾脚趾英雄式	125	2 分钟
英雄式	123	4 分钟
犁式	142	2 分钟
肩倒立式	202	2 分钟
快乐婴儿式	153	1 分钟
仰卧脊柱扭转式	136	每侧 3 分钟

全身瑜伽序列 4

体式	页码	时间 / 重复次数
开始前进行典型的热身体式		
滚动式	140	1 分钟
快乐婴儿式	153	5 次呼吸
保持快乐婴儿式，双腿开合	153	2 分钟
双膝靠近胸部，进入滚动式	140	1 分钟
*** 滚动至站立前屈式	64	1 分钟
幻椅式	68	30 秒
幻椅扭转式（右转）	69	30 秒
幻椅式	68	30 秒

（续表）

体式	页码	时间 / 重复次数
幻椅扭转式（左转）	69	30 秒
保持幻椅式，手臂做蛙泳动作	68	1 分钟
保持幻椅式，双手在背后十指交叉，打开胸部	68	5 次呼吸
保持幻椅式，弯曲身体进入站立前屈式，双手在背后十指交叉	68、64	1 分钟
上半身回正，进入幻椅式，双手保持在背后十指交叉	68	1 分钟
保持幻椅式，双手来到胸前中部，向左扭转	69	30 秒
回到中间进入幻椅式，手臂做仰泳动作	68	1 分钟
双手以不同于日常习惯的方式十指交叉，与正常习惯相反，然后进入站立前屈式	64	1 分钟
放松，进入站立山式，回到站立前屈式	62、64	5 分钟
身体下落至平板支撑式，再到手腕开放式	157、166	每 30 秒 改变 1 次手腕姿势，每个手腕姿势重复 2 次
平板支撑脚趾蹬地式	158	1 分钟
低位俯卧撑式到上犬式，再到下犬式	160、173、170	5 次呼吸
* 右脚向前跨步进入战士二式	94	30 秒
左臂向上，保持直角伸展式	77	30 秒
保持直角伸展式，左臂画圈	77	10 次
保持直角伸展式，左臂弯曲至背后，打开肩部和胸部	77	30 秒
战士二式	94	30 秒
站在垫子前端进入新月式	79	30 秒
新月扭转式	81	30 秒
回到战士二式	94	30 秒
从 * 的另一侧开始，每侧重复 3 次		
** 右腿伸直进入三角式	71	30 秒
保持三角式，左臂放在背后	71	30 秒
站直，进入翻转三角式	73	30 秒
保持翻转三角式，右臂向上举过头顶，左手同时向上举，与右手合十	73	5 次呼吸
三角式	71	30 秒

（续表）

体式	页码	时间 / 重复次数
从 ** 开始，每侧重复 2 至 3 次		
站直，双脚平行，宽腿站立，面向左侧		2 分钟
左腿向左跨出，左脚向外转，进入女神式，然后躯干前后转动	82	2 分钟
伸直双腿，转向房间前侧，进入战士一式	92	5 次呼吸
保持战士一式，双臂进入牛面式	92、129	30 秒
金字塔式，手臂动作同牛面式	74、129	30 秒
身体抬起一半，背部挺直，然后再向下弯曲		3 次
战士三式，手臂动作同牛面式	96、129	30 秒
左腿不要触碰地面，站直，左膝靠近胸部，然后将左腿向外伸直		30 秒
左膝靠近胸部，然后左腿向后伸，进入战士三式	96	30 秒
站直，膝靠近胸部，然后左腿向后伸，进入战士三式	96	每个体式 30 秒，重复 3 次
蹲式，手臂动作同牛面式	89、129	1 分钟
蹲式至站立位	89	10 次
深蹲转体式	90	每侧 1 分钟
站立前屈式	64	1 分钟
从 *** 的另一侧开始，每侧重复 1 至 3 次		
犁式	142	2 分钟
肩倒立式	202	2 分钟
快乐婴儿式	153	1 分钟
靠墙倒立式	206	1 至 4 组
鸽子式	188	每侧 3 分钟
俯卧肩部拉伸式	179	每侧 3 分钟

全身瑜伽序列 5

体式	页码	时间 / 重复次数
开始前进行典型的热身体式		
站立山式到站立前屈式	62、64	30 秒
身体下落至平板支撑式	157	30 秒
低位俯卧撑式到上犬式，再到下犬式	160、173、170	30 秒

（续表）

体式	页码	时间 / 重复次数
* 右脚向前跨步进入战士一式	92	30 秒
身体下落至平板支撑式	157	30 秒
低位俯卧撑式到上犬式，再到下犬式	160、173、170	30 秒
左脚跨步进入战士一式	92	30 秒
身体下落至平板支撑式	157	30 秒
低位俯卧撑式到上犬式，再到下犬式	160、173、170	1 分钟
儿童式	186	1 分钟
滑动至上犬式，然后回到儿童式	173、186	30 秒
下犬式	170	30 秒
跳至站立前屈式	64	30 秒
站立后仰式	63	30 秒
站立前屈式	64	30 秒
向后跳，进入平板支撑式，到低位俯卧撑式，到上犬式，再到下犬式	157、160、173、170	30 秒
右脚跨步至战士一式	92	30 秒
战士二式	94	30 秒
身体下落至平板支撑式，到低位俯卧支撑式，到上犬式，再到下犬式	157、160、173、170	30 秒
右脚向前跨步进入战士一式	92	30 秒
战士二式	94	30 秒
身体下落至平板支撑式，到低位俯卧撑式，到上犬式，再到下犬式	157、160、173、170	30 秒
身体下落，腹部落地，至眼镜蛇俯卧撑式	174	1 分钟
下犬式	170	30 秒
站立前屈式	64	30 秒
站立后仰式	63	30 秒
站立前屈式	64	30 秒
身体下落至平板支撑式，到低位俯卧撑式，到上犬式，再到下犬式	157、160、173、170	30 秒
从 * 的另一侧开始，每侧重复 2 至 5 次		
下犬式到上犬式	170、173	2 分钟

（续表）

体式	页码	时间 / 重复次数
坐姿，然后进入反向桌式，髋部上下移动	149	2 分钟
挺尸式，腿抬起	198	2 分钟
滚动至双腿落地，进入平板支撑式，到低位俯卧撑式，到上犬式，再到下犬式	157、160、173、170	1 次
站立前屈式	64	30 秒
站立后仰式	63	30 秒
站立前屈式	64	30 秒
身体下落至平板支撑式，到低位俯卧撑式，到上犬式，再到下犬式	157、160、173、170	1 次
右脚向前跨步至战士一式，到战士二式，到翻转战士式，到直角伸展式，到战士二式，到平板支撑式，到低位俯卧撑式，到上犬式，再到下犬式	92、94、95、77、94、157、160、173、170	1 次呼吸 1 个体式，每侧重复 3 至 5 次
跳到蹲式	89	1 分钟
蹲式到站立山式	89、62	3 分钟
站立前屈式	64	1 分钟
滚动式	140	1 分钟
鸽子式（右侧）	188	3 分钟
双鸽式	189	3 分钟
鸽子式（左侧）	188	3 分钟
双鸽式	189	3 分钟
辅助鱼式	195	5 分钟

练习多久可以观察到运动表现有所不同

　　持续每周练习 2 到 4 次，在 3 个月以内，你的运动员就会感到打开的程度更大、更强壮、更柔韧，在恢复期的恢复过程也会更好。要鼓励运动员为了自己的成功而持续投入练习。

10 恢复序列

恐复练习是在比赛之前进行的使身体做好准备或在比赛之后进行的让身体恢复活力，同时又不增加身体负担的运动。恢复练习中使用的体式应当谨慎，并要长时间保持，让身体沉浸其中并完全舒展开来。呼吸是恢复的基础，每个体式都随着呼吸逐步放松。这些练习也可以从典型的热身体式开始，让身体做好准备。发挥你的创造性，并且关注你的运动员的需求。

适合长时间保持的最佳体式如下。

犁式能打开脊柱后侧，减少颈部压力和受伤风险，并促进淋巴引流。

辅助鱼式能纠正不良姿势，打开胸椎，改善呼吸，以及拉伸胸部和肩部。

靠墙站立前屈式能打开腘绳肌和脊柱后侧。

鸽子式能增强髋部深层肌肉的柔韧性，减少膝关节压力，以及增强下半身力量。

蛙式能锻炼大腿内侧，可也减少膝关节压力，增大髋部活动范围。

英雄式能拉伸脚踝、股四头肌，以及保护膝关节健康。

勾脚趾英雄式能打开足底筋膜，减少脚部抽筋，并拉伸跟腱、小腿和双脚，有助于运动员获得更大的蹬地爆发力，让运动员在场上的运动更加灵活。

仰卧脊柱扭转式能提升脊柱扭转度，扩大视野，提升脊柱健康。

俯卧肩部拉伸式能增强胸部和肩部前侧的柔韧性，避免肩部过度使用。

仰卧上伸腿式有助于淋巴引流，让双腿更加轻盈、步伐更轻快。

仰卧束角式能打开腹股沟，放松背部，保护膝关节。

什么是长时间深度保持

这是阴瑜伽中的一种保持方式，一般需要保持 1 到 10 分钟。你应当在进行恢复的时候和你的运动员经历运动后感到身体酸痛的时候大量运用这种方法。这种保持方式对提升柔韧性很有帮助。

运动热身的力量瑜伽

本章中所有瑜伽序列都以典型的热身体式开始，让运动员通过练习所需的体式帮助他们在运动中成长并避免伤病。典型的热身体式如下。

体式	页码	时间 / 重复次数
简易盘腿坐姿扭转式	113	2 分钟
简易盘腿坐式，手臂上抬	113	2 分钟
猫牛式	183	2 分钟
仰卧对侧手碰脚式	132	2 分钟
仰卧脊柱扭转式（双腿间夹瑜伽砖）	137	2 分钟
仰卧束角式	155	2 分钟
菱形式	156	2 分钟
滚动式	140	30 秒
站立前屈式	64	30 秒

恢复效果最好的三个体式是什么

那一定是能帮助淋巴引流的仰卧上伸腿式、有助于背部健康和颈部安全的辅助鱼式，以及对髋部和双腿有益的鸽子式。

恢复瑜伽序列 1

体式	页码	时间 / 重复次数
开始前进行典型的热身体式		
站立前屈式	64	1 分钟
蹲式	89	1 分钟
站立前屈式	64	1 分钟

（续表）

体式	页码	时间 / 重复次数
下犬式	170	2 分钟
手膝跪位		
平板支撑手腕扭转式	158	重复 2 次，每次 30 秒
勾脚趾英雄式	125	2 分钟
仰卧脊柱扭转式	136	每侧 4 分钟
髋屈肌开放式	199	5 分钟
仰卧束角式（脚踩瑜伽砖）	156	2 分钟
仰卧束角式	155	2 分钟
滚动式	140	1 分钟
* 鸽子式，右腿	188	4 分钟
轮回式	191	4 分钟
双脚前屈旋转式	84	3 分钟
坐姿前屈式	118	3 分钟
从 * 的另一侧开始重复		

恢复瑜伽序列 2

体式	页码	时间 / 重复次数
开始前进行典型的热身体式		
站立前屈式	64	1 分钟
蹲式	89	1 分钟
站立前屈式	64	1 分钟
蹲式	89	1 分钟
下犬式	170	2 分钟
下犬式、上犬式	170、173	2 分钟
眼镜蛇俯卧撑式	174	2 分钟
俯卧雪天使式	178	2 分钟
小狗伸展式	168	2 分钟
穿针引线式	184	每侧 2 分钟
* 新月式，右侧	79	2 分钟
鸽子式	188	3 分钟

（续表）

体式	页码	时间 / 重复次数
轮回式	191	4 分钟
从 * 的另一侧开始重复		
蛙式	193	5 分钟
仰卧脊柱扭转式	136	每侧 5 分钟

恢复瑜伽序列 3

体式	页码	时间 / 重复次数
开始前进行典型的热身体式		
滚动式	140	1 分钟
站立前屈式	64	1 分钟
蹲式	89	1 分钟
站立前屈式	64	1 分钟
蹲式	89	1 分钟
下犬式	170	1 分钟
小狗伸展式	168	1 分钟
人面狮身式	181	2 分钟
俯卧肩部拉伸式	179	每侧 4 分钟
儿童式	186	2 分钟
勾脚趾英雄式	125	2 分钟
英雄式	123	4 分钟
蛙式	193	5 分钟

恢复瑜伽序列 4

体式	页码	时间 / 重复次数
开始前进行典型的热身体式		
站立，右手握住左腕，进入站立新月式	63	每侧 1 分钟
站立前屈式	64	1 分钟
下犬式	170	2 分钟
* 新月式（右膝在下）	79	1 分钟
左腿向后，身体降低至低位俯卧撑式，到上犬式，再到下犬式	160、173、170	1 分钟

（续表）

体式	页码	时间 / 重复次数
从 * 的另一侧开始重复		
站立前屈式	64	1 分钟
滚动式	140	10 次
站立前屈式	64	1 分钟
深蹲扭转式	91	2 分钟
滚动式	140	10 次
仰卧束角式	155	3 分钟
坐姿前屈式	118	5 分钟
仰卧束角式	155	3 分钟
髋屈肌开放式，使用两块瑜伽砖	199	5 分钟
降低身体，使用一块瑜伽砖进行仰卧上伸腿式	150	2 分钟
仰卧分腿式	151	2 分钟
仰卧上伸腿式	150	1 分钟
** 保持在瑜伽砖上，右膝运动到胸前，左腿在地面上延伸		1 分钟
半快乐婴儿式（右腿）	200	1 分钟
从 ** 的另一侧开始，每侧重复 2 次		
双腿放下，双脚放平		
髋屈肌开放式	199	5 分钟
大腿之间夹瑜伽砖，双膝靠近胸部（从左到右）		2 分钟
犁式	142	3 分钟
快乐婴儿式	153	1 分钟

恢复瑜伽序列 5

体式	页码	时间 / 重复次数
开始前进行典型的热身体式		
桥式	146	1 分钟
轮回式	191	1 分钟
快乐婴儿式	153	1 分钟
仰卧肩部拉伸式	144	每侧 4 分钟

体式	页码	时间 / 重复次数
双腿之间夹一块瑜伽砖，进行仰卧脊柱扭转式	137	2 分钟
鸽子式	188	每侧 4 分钟
勾脚趾英雄式	125	2 分钟
英雄式	123	4 分钟
髋屈肌开放式，使用瑜伽砖	199	5 分钟
仰卧上伸腿式	150	2 分钟
仰卧分腿式	151	2 分钟
辅助鱼式	195	5 分钟

如果我的运动员无法在建议时长内保持体式怎么办

　　没有关系，这种情况在开始时很常见。要确保你的运动员尽到自己的全力，而不是因为不舒服就有所保留。运动中的成功涉及学习如何在不舒适的情况下获得舒适。这正是鼓励你的运动员锻炼自己意志力和专注力的好时机。如果他们放弃这个体式也没关系，运动员有时候会因为不擅长某个体式和感到难堪很快放弃。只要鼓励他们尽量保持，切身感受即可。

体育力量瑜伽宣言

不要急于找退路

在不舒适中寻找舒适

痛苦是暂时的

你所想的，就会成为你自己

呼吸

审视自我

不要南辕北辙

说出来，大声说出来

要提问

这里没有做不到，没有应该，也没有试试看

你只是暂时没做到

再过两周就一定没问题

力量 + 柔韧性 = 爆发力

牢记在心里，每天告诉自己

试试看就是给将来的失败找借口

无所畏惧

改变你的习惯，你自然会变得专注

彻底改变

观察、体会、感受

保持积极

从现在开始

痛苦的最大形式就是依附

不要再被动地反应

关于作者

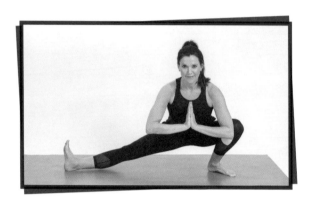

　　格温·劳伦斯（Gwen Lawrence）是一名认证按摩治疗师（LMT），曾在多支职业运动队中担任随队瑜伽教练，包括纽约巨人队、纽约尼克斯队、纽约洋基队、纽约城足球俱乐部、纽约红牛队和纽约游骑兵队。她投身健身行业20余年，还是曼哈顿维尔学院的兼职教授，同时是企业家、企业主、物理治疗师、瑜伽学校校长、课程编写者、演讲者、瑜伽教练、作家和视频课程制作者。劳伦斯拥有艺术与舞蹈学士学位，同时是一名注册物理治疗师、注册瑜伽教师和注册瑜伽治疗师。她还是美国瑜伽教师协会和美国瑜伽联盟的成员。

　　劳伦斯因将瑜伽作为运动员训练中不可或缺的一部分而在专业体育运动领域享有盛名。她在多年前研发的体育力量瑜伽训练系统™被 *ESPN Magazine* 称为"最佳运动医学创新"。她教授的正念练习（运动员正念练习）的学员包括来自纽约巨人队和纽约尼克斯队的教练与运动员、纽约州的教师、NCAA 大学运动员及精英高中运动员。另一个她喜爱的工作是与退伍军人合作，帮助他们应对创伤后应激障碍（Posttraumatic Stress Disorder，PTSD），重新回归正常生活。

　　劳伦斯已经在超过18个国家举办了研讨班。她是 Gaia TV 的官方发言人，Lululemon 的两届代言人，还担任 Kulae、Prismsport 和 Torq-King 的代言人。她的作品发表于 *Men's Health*、*Women's Health*、*Fithess Magazine*、*Shape Magazine*、*Yoga Magazine*、*Details Magazine* 及 Shape、ESPN 和 ESPNW 官网，她还是 ESPNW 官网的月度嘉宾。现在，她定期参加 NBC 的 *Today Show*、*The Dr. Oz Show*、*Good Day New York* 及多个电视新闻和全国广播节目。另外，她还主持自己的节目：*The Better Man Show*。

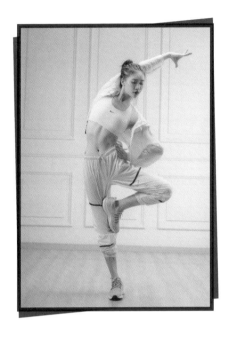

　　舒思瑶，中国国家艺术体操队教练、前队长；2011 年，荣获亚洲艺术体操锦标赛团体全能亚军和 5 球 3 带 2 圈冠军；2014 年，荣获艺术体操世界杯匈牙利站团体 3 球 2 带冠军，这是中国国家艺术体操队在世界杯赛场上的首枚团体项目金牌；2015 年，荣获亚洲艺术体操锦标赛团体全能冠军和 5 带冠军；2016 年，代表中国出征第 31 届夏季奥林匹克运动会；曾因做出高难度一字马动作而被誉为"一字马女神"。